Resilience:
The Science of Mastering Life's Greatest Challenges

レジリエンス:
人生の危機を
乗り越えるための科学と
10の処方箋

スティーブン・M・サウスウィック
デニス・S・チャーニー●著

森下 愛●訳　西 大輔　森下博文●監訳

岩崎学術出版社

Resilience
The Science of Mastering Life's Greatest Challenges

by

Steven M. Southwick, M.D. & Dennis S. Charney, M.D.

訳者まえがき

さまざまなストレスや困難な出来事、トラウマにより私達の日々の生活は影響を受けます。何の問題もなく日々をすごすことができればそれが理想かもしれませんが、人生において何らかの困難に直面しない人はいませんし、重大なトラウマ体験をする人も少なくありません。あなたはこれまでにストレスや困難な出来事に直面した時、どのように対処してこられたでしょうか？　意識したことはないかもしれませんが、いくつか自分なりの対処方法があるではないでしょうか？

著者のサウスウィックとチャーニーは、ともに精神科医で長年にわたるトラウマサバイバーの治療と研究からレジリエンス研究を展開してきました。彼らは多くの人にインタビューを行う中で、逆境からのサバイバーたちが共通の対処方法を用いていることに注目しました。本書では、それらのストレスや困難な状況に対処するための方法を「一〇の処方箋」として、豊富な具体例と、トラウマの心理学的、生物学的、社会的影響などの最新研究とともに紹介しています。序章はレジリエンスについての概要、第一章から第十章で十のレジリエンス要因とそれを高めるための「処方箋」、そして終章がレジリエンスの実践という構成です。前から順に読むのもよし、興味の持てそうなレジリエンス要因から読まれるのもよいでしょう。著者らはこの本のためにインタビューをした多くの人がインスピレーションの源で、彼らのストーリーがこの本の核だと述べています。さまざまな困難な状況やトラウマを乗り越えた人たち、過酷な状況を生き延びるために訓練を受けた軍人などが登場します。あなた自身や身近な人と同じような体験をした人や、参考になる例が見つかるのではないかと思います。彼らがどのようにしてその状況を乗り越えたのか、そのための力を得た方法を知ることで学ぶことがあるでしょう。あなた自身がすでに多くのレジリエンスを身につけていることにあらためて気づくかもしれませんし、逆境を乗り越えてきた人たちに対してあらためて尊敬の念がわいてくるかもしれません。

レジリエンスの科学的な研究は、困難な環境で育った子どもたちの中にその状況を乗り越え成功する人もいるのはなぜかという問いに始まった比較的新しい分野ですが、近年では、ライフスパン全般にわたるストレスやトラウマを生き延びた人に対象を広げ、さらに、トラウマや困難な出来事に直面する中での強さを育むことや人間的成長というパラダイムシフトもはじまっています。このようなことも念頭に置きながら本書を読み進めていかれるとよいかもしれません。

著者らは、自分にあったレジリエンスを高める方法を見つけることが重要だということを強調しています。生まれつきレジリエンスが他の人よりも高い人はいますが、レジリエントであるためには特別な遺伝子を持っている必要はありません。誰もが訓練をすることによりレジリエンスを高めることができるのです。筋肉が運動をすることで鍛えられていくように、レジリエンスは、練習を繰り返すことによって獲得していくことができるものです。また、レジリエンスの要因はひとつではありません。いくつかの自分にあった方法をみつけて、こつこつと実践していくことが重要です。そうすることで、現在の困難を乗り越えるための力となり、また今後直面することになるかもしれない出来事に備えることができるでしょう。

私は著者の一人であるチャーニーの所属するマウントサイナイ医科大学の気分障害・不安障害の臨床研究部門で研究

に携っています。二〇一二年に本書が出版されてすぐにこの本を読み、彼がこの本の出版に際して学内で行った講演を何度か聞く中でぜひ日本語に翻訳したいと思いました。レジリエンスは生きていく上でかかせないもので、レジリエンスやその高め方を知ることは誰にとっても役に立つことだからです。また、本書は具体例が多く読みやすいだけでなく、科学的研究に基づいた内容で、一般の方から専門家まで多くの方に読んでいただけるのではないかと考えました。

最後になりましたが、岩崎学術出版社、小寺美都子さんの企画の段階からあたたかなサポートと適切なアドバイス、レジリエンスの疫学・臨床研究に従事されている西大輔先生と脳の発達の基礎研究者である夫の森下博文の監訳のサポートを得て、この翻訳書を完成できたことをとても感謝しています。

森下　愛

謝辞

この本は、私たちがインタビューをすること、そしてその内容の一部を読者と共有することを許可してくれた多くのすばらしい人たちの寛大な協力なしに完成させることはできなかった。勇敢な彼ら・彼女らは、それまでの人生で経験した極限の痛みとそれに対する挑戦を語ってくれた。その経験の深い部分について話し合うことは彼らにとって非常に困難なことだったが、彼らは語ることを選択した。そうすることで彼らが体験したこととそこから得た洞察が、他の人の役に立つかもしれないからである。彼らのストーリーと助言がこの本の核となり魂となった。彼らのような優れた人たちにインタビューを行い学ぶことができたことを光栄に思う。彼らは私たちのロールモデルとなった。同じように読者の方々にとっても彼らがロールモデルとなることを願っている。彼らはトンネルの向こうに見える明かりを探すことを教えてくれた。逆境を成長と知恵を得るための好機とみなすこと、自分自身の中での最高の道徳と倫理観に従うこと、お互いに支え合う人たちとの強い個人的関係を育むこと、自分自身の身体、感情、認知、スピリチュアルすべての面を厳しく鍛えること、自分の成長と自身のレジリエンスに対する責任を引き受けることである。彼らは最良の自分自身を追求する方法を示してくれた。そして誰もが、自分が思っているよりもずっと強くレジリエントであることを教えてくれた。

この本の制作を助けてくれた編集者、執筆者の方々にも感謝したい。特に、執筆の早い段階でレジリエンスについて書くことを助けてくれたリサ・バーガーに感謝の意を述べたい。リサはすばらしい編集者でライターである。キャシー・シュフロ、カラ・バスキン、マルシア・サウスウィックは専門家の視点から文体、編集への助言をしてくれた。私たちはエルサ・パテーソンと共に仕事をする幸運にも恵まれた。彼女は才能ある学者でありライターであり編集者である。

エルサは、リサーチ、執筆、編集すべての面で多大な貢献をしてくれた。

多くの友人と同僚がレジリエンスについてのアイデアをまとめるのを助けてくれた。彼らは原稿の下書きを読み、重要な指摘や編集をしてくれた。すべての章を見直し編集をしてくれたバーナデット・ロウサート、ジーン・ステルマン、クリスティナ・ベイカーにも感謝したい。ポール・モリセイ、ロン・デュマン、エリック・ジャクソン、ジョアン・ソープ、ロブ・ピエトザク、アン・グレーバー、キャサリン・チルズ、ロリ・デービスは特定の章に関するアドバイスと編集をしてくれた。

最後に、この本を編集し出版してくださった、ケンブリッジ大学出版社の多くの方々に感謝の意を表する。


スティーブン・M・サウスウィック、デニス・S・チャーニー

目次

第四章　信仰とスピリチュアリティ――罪悪感、赦し、回復

レジリエンス：人生の危機を乗り越えるための科学と10の処方箋

序章　レジリエンスとは何か？

多くの人は、人生の中のある時点で、一度ならず数回のトラウマを経験する。暴力犯罪、ドメスティック・バイオレンス、児童虐待、重大な交通事故、愛する人の急死、慢性疾患、自然災害、そして戦争。もしあなたが強運のもち主であれば、これらを経験することはないかもしれない。しかし、かなりの確率でいつか経験することになるだろう。およそ九〇％の人が、人生において少なくとも一回の深刻なトラウマ的な出来事を経験すると推定されている(54)。

トラウマ的な出来事は、予想もしないような形で私たちの人生に影響を与える。もし同じ出来事に遭遇したとしても、まったく同じ反応が出る人はいない。人によっては、その出来事のストレスが慢性的に数年続くかもしれない。そういう人たちは、外見が変わったり、不機嫌になったり、道徳心がなくなったり、気分が沈んだり、皮肉屋になったり、怒りっぽくなったりするかもしれない。うつ病やＰＴＳＤ（外傷後ストレス性障害）を発症する人もいるだろう。彼らは恐怖、侵入的な記憶と悪夢に数日、数カ月どころか数年苛まされるかもしれない。また、世界を安全な場所だと信じることができず、まるで他の危険がすぐそこに迫っているかもしれないと、必要以上に警戒するかもしれない。体験した痛みを麻痺させ、記憶を遠ざけるために、酒や薬物に手を出す人もいるかもしれない。

それにもかかわらず、多くの人は、トラウマを乗り越え、目的のある生活を続けていく方法を見つけ出していく。厳しい試練の時期の後、彼らは苦しむかもしれないが、しばらくすると回復し、前進する。トラウマがなかったかのような人もいる。また、その苦痛をいつも感じるが、健康的に対処する方法を見つけ出す人もいる。サバイバーの中には、トラウマ的な体験が、自分を以前よりむしろ強く、賢く成長させたという人もいる。彼らは、その悲惨な出来事を体験したことをきっかけとして、生きていることに感謝し、家族や友人との関係が親密になり、人生により大きな意味を見出し、新たな使命《ミッション》に取り組むようになったという。ホロコーストの生存者で、精神科医フランクルの弟子のルカスはこんなことを言っている。「運命が強いる出来事は、その人に重くのしかかり、破壊する恐れがあると同時に、その人を高める可能性も秘めている。」(38)

9・11以後のレジリエンス

とてもよく晴れた二〇〇一年九月一一日の朝、四五歳のジミー・デュンはニューヨーク郊外のウェストチェスター郡で、アマチュアゴルフ選手権参加権を得ることを目指してゴルフをしていた。彼と他のゴルファーたちは、飛行機が世界貿易《ワールドトレード》センターに突っ込んだことを知り呆然とした。ジミーの所有する金融サービス会社のサンドラー社は世界貿易《ワールドトレード》センター2（通称サウスタワー）にあったため、彼のショックはいや増した。状況の詳細が明らかになるにつれ、彼の恐怖は確信となった。サウスタワーに突っ込んだ飛行機は七八階から八四階を燃やし、それより上の階にいた数百名が閉じ込められた。(22) サンドラー社は一〇四階にあった。

ジミーは信じられない気持ちでテレビを見ていたが、世界貿易センターで働く何千人もの人、訪問者、警察官、消防士、救急医療士、近くにいた人たちは、何が起こっているのかよくわからないままに、命を救うために戦っていた。サンドラー社のサバイバーの一人カレン・フィッシュマンは、ノースタワーに最初の飛行機が突っこみ、巨大なまばゆい光の玉が彼女のオフィスの窓の外から飛び込んできた直前の朝八時四五分にサウスタワーにあるオフィスに到着した。震えて彼女は席を立ち、廊下に出て、「ここから逃げだす」という同僚二人とともに階段に向かった。(11)

「なぜ出て行くのか、自分でもわかりませんでした」とカレンはのちに語った。「それが意識的に決めたことだったかどうかわかりません。本能的なものでした。その瞬間に目撃したことからそうしたのです。」数名のサンドラー社の社員が避難したが、残りの人たちはオフィスに残り、自分の無事を家族や同僚に電話で伝えた。しかし、隣のビルで起こったことの恐怖から皆動転し、ＣＥＯのハーマン・サンドラーは「逃げたい人は逃げるように」と言った。

影響があったのはノースタワーだけで、サウスタワーから避難する必要はないと放送があった時、カレンは六四階にたどり着いていた。しかし階段は人でいっぱいで、戻ることは人の流れに逆らうことになるため、彼女はそのまま降り続けた。

カレンはユナイテッド・エアライン一七五便がサウスタワーに突っ込んだ九時三分、六二階にいた。同じ時、彼女の四二階上のオフィスにいたサンドラー社の同僚は、夫と電話で話していた。「オーマイゴッド」が夫の聞いた最後の言葉だった。ある投機家《トレーダー》は妻に電話してこう言った。「どこもかしこも煙が充満していて、つぎつぎに人が死んでいっている。」[11]

生き残った人たちはのちに、飛行機がビルに衝突した時、ビルがどんなに大きく揺れ、曲がり、壁や天井からパネル、配管、電線などが落ちてきたかについて語った。停電になり、場所によってはスプリンクラーのスイッチが入り、人々が下りていっていた階段を濡らした。当然、カレンを含む誰一人としてビルが崩壊しつつあるなど知る由もなかった。ある意味幸運だったのは、避難は比較的秩序立っていて慎重だったことだ。のちに避難した人が語ったことには、階段を踏み外し足を挫くことのないように、みんな自分のペースで進んだそうである。[16]

カレンと同僚のマーク・フィッツギボンは、サウスタワーが崩壊した九時五九分に地上階に到達し、マンハッタンのアップタウン方面へと向かった。彼らは燃えているタワーから十分に離れた。タワーは、周りの超高層ビルに少し視界をさえぎられて、ぼんやりと見えた。その出来事を目撃した多くの人々と同様、彼らもビルが全壊したとは信じられなかった。爆発による煙か、燃えている階より上だけが崩壊したのだと思っていた。マークはカレンに声をかけてこう言った。「見て。僕たちのビルの上のほうがなくなってしまった。」しかし彼女はふり返らなかった。[11]

廃墟からの大量の灰と埃によって、周囲はまるで雪に覆われたようになった。呆然とした生存者たちは、個人またはグループで逃げた。目的地に向かって走る人、歩く人、霧の中を歩くかのようにさまよう人がいた。一〇時二八分までに、ノースタワーと隣接したマリオットホテルが崩壊し、テロリストとの関連が報道されはじめ、国連ビルなどのランドマークとなる建物からも避難が始まっていた。さらなる攻撃があるかどうかわからない状況のなか、当時の市長ジュリアーニはロウワー・マンハッタン（世界貿易センターがある地区）からの避難命令を出した。これにより、帰宅する人々で道がいっぱいになった。交通は麻痺した。地下鉄の運行は停止され、マンハッタンとニュージャージーを結ぶ電車の運行も停止された。通勤バスも止まり、マンハッタンと他の区、ニュージャージーをつなぐ橋は緊急車両を除いては通行止めになった。自宅のニュージャージーにフェリーで戻った生還者はこう言う。

世界貿易センターから離れるにつれ、タワーが二つとも消えてしまったのがわかりました。非現実的な光景でした。信じられなかった。こんなことが起こり得るのでしょうか？　もちろん、その当時私たちは飛行機がハイジャックされたこと、国防総省《ペンタゴン》のこと、ペンシルバニアに向かった飛行機のこと、航空局がすべての飛行機を緊急着陸させたことなど知りませんでした。完全に闇の中でした。けれど、私が二七年間働いてきた世界貿易センターがなくなってしまったことはわかりました。圧倒的なことでした。とても静かでした。誰もそのことを信じることができなかったのです[11]。

出来事が明らかになる間、ジミーは、まず妻に、それから友人や同僚に電話をかけ続けた。彼は仕事上のパートナーで子どもの時からの友人のクリス・クアッケンブッシュに連絡をとろうとした。それから彼の上司であり相談相手《メンター》でもあるハーマン・サンドラーにも電話をかけ続けたが、どちらとも連絡がつかなかった。クリスとハーマンはサウスタワーから逃げることができたのだろうか？　四～五時間彼らと連絡がとれないなか、ジミーは最悪の事態を恐れはじめた。想像するだけでも辛いことだが、おそらく親友と同僚はテロリストに殺されたのだろう。おそらく彼らに再び会うことはできないだろう。

しかし、その混乱した一日を過ごした他の人たちと同様、ジミーも希望を保ち、「彼らを探しだす」という気持ちを保った。「逃げ出したか、病院にいるか、どこかにたどり着いたけれど、ただ単に電話ができない状態なだけだろうという希望がまだありました」と彼はふり返る。

彼の望みは、若手のトレーダーが発見されたという連絡を受けた時、最高に高まった。

一緒に働いていたケビン・ウィリアムズという素晴らしいインターンがいました。ゴルフコースを離れた後に、彼の父親と話しました。彼は「ケビンをみつけた」という連絡を受けたと言いました。それを聞いて私は有頂天になりました。その時に感じた陶酔感を覚えています。ケビンがみつかったということは、クリスとハーマンや他の人たちもみつかるだろうと思いました。興奮しました。大喜びでした。

午後までに、生き延びた従業員たちが、ミッドタウンにサンドラー社が所有する小さなオフィスに集まっていることを知った。ジミーは、彼らに会うために電車でマンハッタンに向かうことにした。

駅に向かう時、大きな希望を感じていました。しかしその途中で受けた電話のことを、一生忘れないでしょう。それはケビンの父親からでした。「ジミー、ジミー。ケビン・ウィリアムズを見つけたけど、息子のケビンではなかった。」私は前のめりになり、崩れ落ちそうになりました。幸運にもそこには椅子があったので倒れることはありませんでしたが、それまでにそんな体験をしたことはありませんでした。

しかし、マンハッタンに電車が着くまでに、ジミーのエネルギーは高まっていた。グランドセントラル駅からミッドタウンのオフィスに向かって走った。

オフィスに着いたらすぐに、そこにいる誰もが私の方を見て、私の指示を求めるだろうと考えていたことを思い出します。私はそれまでとは違う雰囲気で、完全に冷静な自分でいようとしました。走るのをやめ、オフィスに着く前に約四ブロック歩きました。

通常の状況では、ジミーは自分のことを、最悪の事態に備え、最善の結果を望むフランス外人部隊のように悲観的なタイプだと考えていた。しかし、世界貿易センター攻撃はテロリストによって実行され、彼らの目的はできるだけ多くのアメリカ人を殺害し、生き残った人の間に集団ヒステリーを起こすことだった、というニュースが九月一一日報道された時、彼は、数十年前に父親が話していたことを思い出した。その時彼は、父親と一緒にフットボールの試合をテレビで見ていて、ノートルダムがアーミーに四〇対七で圧勝した。

父親が彼のほうを向いてこう言ったのはその時だった。「アーミーのラインマンになりたい。」ジミーは意味が理解できなかった。

誰がアーミーの味方なんてするというんだ？　彼らは四〇対七で負けている！　僕たちはノートルダムのほうがアーミーより好きだし、アーミーのラインマンになるということは、体重が三六キロくらい重い相手とぶつからなければならないということだ。これ以上なりたくない立場は思い浮かばない。それで父親に尋ねました「なんで？」父の答えを昨日のことのように覚えています。「なぜなら、相手のラインの選手が私の実力を知るだろうから。やつに地獄を味わわせたい。」

それは、九月一一日の後、ジミーが自分のやり方でやったことだった。

テロリストが望んでいたことを聞いた瞬間、それと正反対のことをすることに決めました。オサマ・ビン・ラディンは私たちを恐れさせたかった。だから私は恐れを見せない。彼は私たちを悲観的にさせようとした。ならば私はとても楽観的でいよう。彼は苦痛を与えたかった。だから私は決して苦しまなかった。

「自分がどんな人間かを見せる」という決断は、攻撃後、数時間から数日、被害の範囲が明らかになっていった間、役に立った。厳しい喪失に直面する心の準備を一生懸命していたが、ダメージは想像を絶していた。一七一名の社員のうち六六名が死亡した[34]。その中に、ジミーの親友で共同経営者のクリス・クアッケンブッシュとハーマン・サンドラーも含まれていた。亡くなった社員の配偶者が四六名と一六歳以下の子どもたちが七一名残された。サンドラー社は、サウスタワー内のオフィスで全事業が行われていた小規模な会社だった。会社の書類とコンピュータシステムはすべて失われた。フォーチュン誌が報道したように、「サンドラー社の投機家たちが長年にわたって取引を行ってきた人たちの電話番号が蒸発してしまった」[11]。さらに悲惨なのは企業としての記憶が失われたことだった。

クリスとハーマンと共同責任者だったジミーは、突然、代表取締役として意思決定の役割を負うことになった。会社はひどい状況だった。解散すべきだろうか？　もしそうでなかったら、どのように生き延びる方向にもっていくのか？　会社を続けようとすることは単に苦しみを長引かせるだけではないのか？　怪我を負いトラウマを受けた社員たちが仲間を失った悲しみにくれながら、機能し仕事を続けていくことが可能なのか？

ジミーが行った最初の重要な決断は、「亡くなった社員の家族に対して正しいことを行う」ということだった[51]。彼は個人的に多くの葬儀に参列し追悼をした。会社の運営資金の三分の一にものぼる額であったにもかかわらず、サンドラー社は二〇一一年一二月まで死亡した社員の給料を払った[46]。また、ボーナスと家族の保険を五年間支払った。加えて、会社は親を亡くした子どもの教育のための基金を設立し、また、すべての家族と生き残った社員に五年間の心理的カウンセリングを提供した。

ジミーの行ったもう一つの重要な決定は、会社を続けるための方法をみつけることだった。もし会社の存続に失敗したら、同僚と家族を支えることはできない。失敗することはまた、テロリストの成功を意味する。会社は閉鎖されるという噂があったが、サンドラー社の業務は中断しなかった。ジミーは同僚が深い痛みを抱えていることを感じていたが、会社が生き残る唯一の方法は、すぐに再建することだった。

早い段階から、全員が共におり、さまざまな度合いの痛みを抱えていました。「誰もが九月一一日以降、自分の人生を再評価している」と私は言いました。「それでいい。前に進んで、人生を再評価していい。それでいいんだ。そして中には、毎日シティに来てドルの動きを追う価値はないと決断する人がいるかもしれない。中には郵便局で働いたりラクロスを教える人もいるかもしれない。それもいい。世界中を旅行する人もいるかもしれない。それもいい。しかし、私が何をするかを伝えておきたい。私は毎日スーツを着て出勤し、この会社を再建する。福利厚生を支払い、降参しない。私はこうすると決めた。私と同じようにしたいと思う人は、今すぐ始める必要がある。人生をあらためて再評価したい人、私と異なる考えの人に対しては、うまくいくように願っている。自分の道を進んでほしい。」

ニューヨーク株式市場が再開した九月一七日までに、会社は銀行から寄付された仮事務所の準備をし、取引を再開した。ジミーと他の幹部たちは、会社の再建を道徳的義務だと考えていた。亡くなった同僚を称え、彼らがもうできなくなった取引を行うことを固く決意していた。数週間後、ジミーはグラウンドゼロを訪ねたいという同僚の未亡人の一人とともにその場を初めて訪れた時に、同僚にこう話した。「……もし以前から私にこのくらい断固とした決意があれば、今頃大成功を収めていただろうね。」[11] 共同設立者として、トム・オニールはCBSの60ミニッツというテレビ番組で「私たちがテロリストの憎しみの深さを正しく理解していたとは思いません。私たちは彼らを過小評価していたかもしれませんが、それ以上に彼らは私たちのことを過小評価していたと思います」[34] と話した。攻撃から一年が過ぎるまでに、サンドラー社は八一人を新たに雇い、一五の合併を含む二七〇億ドル相当の五九の取引をまとめた。

ジミーにとって、仕事に没頭することは多くの点で傷を癒す役割を果たしたが、心に受けたダメージはなお甚大なものだった。攻撃から一年後、ジミーは公共ラジオのスコット・サイモンに、「忙しい時はましなのです。朝目が覚めてまず考えること、夜寝る前に最後に考えることは、今もあの飛行機のことです」と語っている。[63] 九月一一日に会議のためにシアトルに出張していた主任執行役員のフレッド・D・プライスも同意している。

> 忙しく活動をしている時はそのことを考えません。しかし静かな時、一人で運転をしている時、週末の朝に目が覚めた時に、同僚たちのことをはっきりと思い出します。気分がいい時もあればよくない時もあります。理由はわかりません。週末のほうが大変です。日曜日は最悪です。時間があるからです。[74]

ジミーが経験した喪失体験はそれまでに体験したことのないほどのものだった。生涯の友人クリスと相談相手《メンター》のハーマンを失ったことを、トーマス・ジェファーソンが一七八二年に妻のマーサと死別した時に体験した完全な落胆と関連づけている。

それは絶対的な悲しみで、トーマス・ジェファーソンが語ったとらえようのない悲しみのようなものでした。私はクリスの葬式で話をした後に、またハーマンの妻のスキ・サンドラーに会いに行った時にそのような悲しみを感じました。他の人々が死別の悲しみについて語る時、彼らが話していることをよく理解できない時があります。死別の悲しみがどのようなものか知らないからです。今、私はそれがどういうものかを知っています。絶対的な喪失感とはどのようなものかがわかります。その時、私は完全に機能停止してしまいました。

五年後、ニューヨーク・タイムズのレポーターのジョー・ノセラはジミーのインタビューを行い、ジミーがパートナーについて語る時、「彼の目には涙があふれ、声がつまりはじめた」と書いている。[51] しかし、それは弱さのしるしではなく、ジミーの心の底からの感情は会社再建の原動力だった。彼は、絶望から立ち直り、その過程の中で成長し、それまで以上に思いやりが深く献身的なリーダーになるという揺るぎない決意を固めて、レジリエンスを体現したのだ。

私たちがレジリエンスに関心をもつようになった経緯

私たちのレジリエンス研究は、二〇年にわたるトラウマ・サバイバーの治療と研究から展開してきた。彼らは、抑うつやPTSDといった症状に対する助けを求めて私たちのもとを訪れてきた。私たちは、兵役、小児虐待、身体的性的虐待、世界貿易センターやハリケーン・アイク（二〇〇八年にアフリカで発生した大型台風）を含む自然災害といったトラウマ的な状況下の中で起きる、心理学的、神経生理学的、社会的、スピリチュアルな影響を研究してきた。[9, 10, 14, 15, 66, 67, 70] これまでに行われたトラウマに関する研究からわかったことは、自己や他者に対する心理学的な視点や、恐怖に対する脳の回路の反応、そして人生の目的や意味や世界の位置づけ等が変化するということであった。そしてこれらの変化はたいてい、患者の人生にネガティブな影響を与えていた。

トラウマをもった人々に多く接していると、ストレスのネガティブな影響に何らかの形で適応しているように見える人や、ストレス関連の症状が出てない人、症状があったとしても、それにもかかわらず成功している人たちに出会うことが少なからずあり、感嘆したものである。レジリエントという言葉は（この言葉は壊れることなくもとの形や状態に戻るしなやかさをもつという意味である）彼らサバイバーを的確に表現している。彼らはトラウマ的な状況において粘り強くしなって耐え、折れてしまうことはなかったのである。

レジリエンスの定義

レジリエンスとは何だろうか？　ある物体が外から加えられた力によって曲げられたり伸ばされた後にもとの形に戻れば、物理学的に、その物体は「レジリエント」であるという。人に対してレジリエンスという言葉を使う場合は、困難な出来事の後に回復する能力があるということを示す。アメリカ心理学会の定義によると、レジリエンスとは「逆境、トラウマ、悲劇、脅威、極度のストレス（家族関係の問題、健康問題、職場や経済的な問題）に直面する中で適応していくプロセス」を意味する。ハーバード大学の心理学者ヴェイラント[73]は二〇〇二年に出版した本の中で、レジリエントな人々とは、曲げられて形が変わったとしても折れてしまうことはなくもとの形に戻り、さらに成長していく若い小枝のようなしなやかさをもった人だと述べている。

レジリエンスとは、複雑で多面的で常に変化するものである[7、8、12、36、39、61]。逆境に直面した時、人々は概してある種の逆境には強いが違う種類のものには弱かったり、人生の時期によっても違いがあったりする。例えば、ある人は職場でのストレスはうまく乗り越えるが、家族や人間関係のストレスにはそれほどうまく対処できないかもしれない。また、ある人は若い時にはストレスにうまく対処できていたが、年齢を重ねると、そうでもなくなったりするかもしれない。また、ストレスへの健康的な対処法は、個人的資質だけでなく、家族や友人、さまざまな組織、背景にある文化や宗教、コミュニティや社会や政府など、それぞれに程度の差はあるがレジリエントな援助者にもよることを忘れてはならない。[69]

研究者たちは、レジリエンスを測定するさまざまな評価尺度を開発してきた。その中には、コナー・デビッドソン回復力尺度やストレス体験反応《レスポンス　トゥ　ストレスフルエクスペリエンス》尺度《スケール》がある。これらは五段階で評価する（強く同意する、まあまあ同意する、など）自己記入式質問紙で、次のような項目がある。

・人生でもっともストレスを感じた出来事の間とその後に、私は以前より成長の機会をみつけるようになった。
・ストレスがある時に私を助けてくれるような、親しく安心できる人が一人以上いる。
・自分の問題に明確な解決方法がない時、運命や神様が助けてくれることがある。[18]
・人生で最もストレスを感じた出来事の間とその後に、私は以前より穏やかでくつろげるようになった。[30]

他に、気質《ディスポジショナル》レジリエンス《レジリエンス》尺度《スケール》15という評価尺度がある。これは三つの側面（①逆境にしっかりと取り組む、②さまざまな出来事を自分でコントロールできているという実感がある、③逆境を挑戦として前向きに捉えている）からレジリエンスを評価する尺度である。また、小児版の評価尺度もあり、これは、克服、関連性、情動的反応に関する評価を行う。[6・59]

人はどのようにレジリエンスを獲得するのか

レジリエンス研究を始めたばかりの頃、私たちは多くの疑問をもっていた。なぜサバイバーの中にはトラウマの影響を比較的受けてないように見える人たちがいるのか？　一方で、ＰＴＳＤやうつ病、アルコール依存症などの長期にわたる障害を発症する人がいるのはなぜだろう（ＰＴＳＤについての詳細は付録参照）。また、トラウマが原因と思われる心理学的な問題があるにもかかわらず、日常生活を送ることができている人がいるのはなぜか？　彼らは遺伝的に異なるのか？　神経回路に特別な何かがあるのか？　特別な育てられ方をしたのか？　彼らの性格《パーソナリティ》はどうだろうか？　彼らはストレスに適応するための特別な方法を知っているのか？　そして、もしストレスとトラウマへの対処方法の研究が進めば、その研究結果はＰＴＳＤの患者や一般の人々にとって役に立つのか？　人々がよりレジリエントになるためにできることや学べることがあるのか？

以上が、社会学、生物学、心理学、スピリチュアルなどのさまざまな角度からのレジリエンス研究を私たちが始めた頃の研究課題であった。また、これらの研究結果が、トラウマ体験のない一般の人たちにも役立つかどうかということについても考えた。レジリエンスを高めるために何か学習できることがあるだろうか？　多くの未解決の問いがあった。

レジリエンスに関する問いへの答えを得るため研究を始めたのだが、この仕事が困難なものになるであろうことは容易に想像できた。というのも、人間の行動、神経回路や脳の研究者なら誰でも知っていることだが、思考や感情や行動は、遺伝的、生物学的、心理学的、社会的、スピリチュアル的なものすべての影響を受けているからである。レジリエンスは、心理学的特性や生物学的な現象で単純に説明できるようなものではない。レジリエンスを真に理解するためには、研究者たちは多角的な視点をもち、さまざまに異なる科学的なアプローチをする必要がある。私たちはレジリエンスの研究を進める上で、過去に行われたレジリエンスの代表的な科学的研究や文献を調べ、多岐にわたる心理学的・神経生物学的研究を行い、また多くの高度にレジリエンスを発揮している人たちにインタビューを行った。(65)

これらのインタビューをするにあたり、通常の臨床や研究の設定から飛び出し、地域に出て、極度のストレスに直面し明らかにレジリエントを発揮している人々を募集した。インタビューの対象者として私たちが選んだのは以下の三つのグループの人々――ベトナム戦争で捕虜を体験した退役軍人、アメリカ軍特殊部隊の指導者、そしてストレスとトラウマを克服し、それをばねにしてさら活躍している多くの一般市民である。以下、各グループについて説明する。

ベトナム退役軍人へのインタビュー

私たちは、ベトナム戦争の時に捕虜になった経験がある三〇人以上の退役軍人に詳細なインタビューを行った。彼らを対象に選んだのにはいくつかの理由がある。一番目の理由は、彼らが乗り越えたトラウマ経験は強烈で長期間にわたるものだったからである。中には八年以上その試練に耐えた人もいた。二番目の理由は、彼らが捕虜だったのは数十年前の出来事なので、トラウマを経験した後の彼らの生活がどのように展開していったかを検証できるからである。三番目の理由は、彼らは優れたロールモデルであり、彼らが用いたストレスとトラウマの対処方法は、今現在、ストレスに直面して苦しんでいる人、回復過程にある人にとって、大いに役に立つであろうと考えたからである。

捕虜経験者の大半はベトナム戦争当時パイロットをしていた。彼らは北ベトナム上空を飛行中、撃墜され、捕えられた。時速四〇〇マイル以上で飛行していた飛行機が撃墜されコントロール不能となり、燃える機体からパラシュートで脱出し、ジャングルに降りたところで北ベトナム兵に捕えられた。

北ベトナム兵たちは、アメリカ兵を、ジュネーブ条約で保護されるべきとされている戦争捕虜としてでなく、戦争犯罪者として扱った。アメリカ兵たちの多くは捕えられた後、北ベトナムの村人たちの前を行進させられ、牢屋に入れられ、尋問・拷問を受けた。捕虜収容所の中でも、最も大きく悪名高かったのが、ホアロー収容所で、アメリカ兵たちは皮肉をこめてハノイ・ヒルトンと呼んでいた。この収容所で、捕虜たちはロープトリックと呼ばれる、両腕を背後に縛り、肩の関節が外れるまで少しずつ腕を上げていく拷問や、のど下にロープを巻き、そのロープを背中に伸ばし、さらにそのロープを足首に結びつけ、背中を曲げた楽な姿勢をとると自らの首を締めることになってしまうというような拷問を受けたのだった。

アメリカ人捕虜たちは十分な食料を与えられず、常に飢えていた。たいがい、彼らに与えられたのはわずかな食料で、しかも食べられる部分はほんの少しだった。ほとんどが水分のキャベツスープ、油の中に浮かんだ鶏の頭、かぼちゃスープ、カビの生えたパンの切れ端、牛のひづめ、豚の脂身をひとかけら、ねずみのふんやゾウムシや小石が混ざりこんでいる一握りのご飯、といった具合である。また、食事をする時には必ずといっていいほど、独房に「招かざる客」があったとラリー・グアリノは書いている。(26)

新人の看守が運んできた食事を寝台の上におくと、アリの大群が足元から飛び出してきてブリキの器に群がった……。食事をしている間、ねずみが食べ物を探して私の足の周りをうろちょろと走り回っていた。訪問者は他にもいた。大きなさそりが二四、ドアの下にいた。さそりは毒針をもっていたが、私が近づくと、セメント管の陰に逃げていった。不潔なセメントの寝台の下には蚊もたくさん住みついていた。足をぶらぶらと動かしながら寝台に座り、蚊を叩くので手がはれるほどだった。

突然、巨大な白灰色のねずみがドアの下から顔をのぞかせたことがあった。そのねずみは巨大すぎてドアの隙間から独房に入ってくることができなかった。鼻をくんくんと鳴らし、一インチはある牙をのぞかせた。そして、どうにかしてドアから入ってこようとした。尻尾は一インチ以上の太さがあった。あまりの気持ち悪さと恐ろしさに、なんとか自分を落ち着けようとしたが、心臓がドキドキし、息をするのもやっとなほどだった。

トマーソン大佐は、著書の中にこう書いている(58)。

私は幅六〇センチ、高さ六〇センチ、長さ一五〇センチのかごに閉じ込められた。そこに四カ月入れられ、手足は鎖でつながれていた。足にはめられていたのは鉄製のひどい器具で、アメリカ人の足には小さすぎた。私の入れられたかごは真っ暗な部屋に置かれていた。竹の壁に囲まれていて、何も見えなかった。外で運動をすることはなかった。一日一〇分だけ、トイレと洗面のために出ることを許されたが、それ以外の時間はずっとかごに閉じ込められ、足は鉄につながれていた。

このような状況下で、多くの捕虜たちが収容所にいる間に、深刻な病にかかったのは驚くべきことではない。皮膚の感染症、栄養失調、体重減少、未治療の外傷、骨折や脱臼、赤痢、マラリア、うつ、悪夢のようなＰＴＳＤの症状などに苦しんだ捕虜が大勢いた。劣悪な衛生状態のために下痢をくり返し、脱水状態になる捕虜もいた。おできや皮膚疾患に、膿や血液を好むハエや蚊がむらがり、ウジがわいた。

インタビューをした元捕虜たちは皆、その体験から大きな影響を受けていた。通常の市民生活に戻る過程で、多くの人がトラウマに関連したうつ症状やＰＴＳＤを経験している。しかし、その戦争体験にもかかわらず、彼らは解放された後の人生を生産的に生きていた。実際、彼らの多くは、収容所での経験があったことで人生に一層感謝し、家族とより親密な関係をもち、人生に意味と目的を新たに見出していた。

米軍特殊部隊教官へのインタビュー

私たちがインタビューをした二番目のグループは、アメリカ軍特殊部隊のメンバーである。特殊部隊は、アメリカ軍の精鋭の部隊である。軍は兵士を選抜し、誰よりも心身ともに強く、レジリエントな人物になるよう鍛え上げるのである。おそらく、特殊部隊以上にストレスにうまく対処することができる集団は世界中のどこにもないだろう。アメリカ軍の訓練《トレーニング》計画《プログラム》は常に改良されていて、特殊部隊の隊員たちはその恩恵を受けている。彼らは、困難な出来事や生命の危機に関わる状況下で任務を遂行するために、厳しい訓練を受けている。彼らは、知的能力が高く、頭の回転が速く、機略に優れており、偵察、諜報活動、非正規戦、防衛に関連した機密任務を遂行するために十分な準備ができている人たちである。

私たちがインタビューをしたのは特殊部隊の教官たちである。教官になるには、まず兵士として働かなければならない。世界中にある基地での任務を終えた後、教官は次の世代の特殊部隊員の育成、評価を行う。彼らにインタビューを行った目的は、訓練《トレーニング》の哲学、レジリエンスを高めるために用いる原則とテクニックを学ぶためであった。教官たちは皆、ＳＥＲＥコースでの任務を経験したことがある人たちである。ＳＥＲＥとは、生き延びること《Survival》、回避《Evasion》、抵抗《Resistance》、脱出《Escape》の略で、兵士が敵地での作戦を実行し、探知された場合に逃げ、無事に安全な場所に生きて戻ってこれるよう訓練するためのものである。彼らは、完全武装した敵の中にあって、自分たちは食料も水も武器もないという過酷な状況におかれる。このような中で、ナイフと水筒だけで数日生き延びる方法を学び、嫌悪感を乗り越え蛇や昆虫や死んだ動物を食べることができるようになる。このコースの最後で、訓練生は捕虜として仮想収容所に入れられる。ここで彼らは特殊部隊員という立場も軍服もはぎ取られ、食料と睡眠を奪われる極限状態におかれる。というわけで、自らもＳＥＲＥを終了し、兵士の教育も行う特殊部隊の教官たちは、実生活においても、心身のストレスを乗り越え、心身を鍛えることに精通した人たちだといえるだろう。

元陸軍大将で前アメリカ総合参謀本部議長ヒュー・シェルトンにもレジリエンスについての話を聞いた。彼は、軍人としてのキャリアの初めのころ、特殊部隊員としての訓練を受け、のちにすべての特殊部隊のリーダーとして働いた。彼は、特殊部隊員としての訓練から、公私にわたって経験したトラウマを乗り越えるために必要なことを学べたという。

特殊部隊教官のブルース・ノーウッドは、強く記憶に残っている任務について語ってくれた。妻とともにプエルトリコに住んでいたある夜のこと、すぐにオフィスに来るようにという招集がかかった。三〇分後には、四人のチームメンバーとともにヘリコプターに乗りこみ、ベネズエラへと飛び立った。目的地に近づくにつれ、豪雨と強風はますますひどくなった。パイロットがヘリコプターの下をサーチライトで照らすと、そこに見えたのは、大勢の人たちが増水した水に流される姿であった。

パイロットが生存者の集まった場所を確認すると、ブルースと他の隊員たちは、ヘリコプターからロープを使って降りた。ブルースの左足が地面に届いた時、スポンジのようなやわらかい感触があった。それは洪水で死んだ赤ちゃんの遺体だった。


その時私たちは四〇時間連続で働き、おそらく、一五〇〇人ほどの人を助けました。ほとんど知られていないことですが、我々の仕事の五割は人道的な任務です。それで私たちの部隊は、銃を持った平和部隊と呼ばれています。国際派遣の時でも、特殊部隊の医療チームは最前線に赴き、敵味方関係なく誰にでも治療を行います。例えば、貧しい農民が死んで三日たった赤ちゃんを山の向こうから三日かけて連れてきたことがありました。彼らはそれまで一度も医者にかかったことがなかったそうです。特殊部隊の医療チームは時間があれば一晩に五〜七時間ほど、地元の人たちを治療しに出かけることもあります。エンジニアたちは最寄の町に行き、学校や教会でできることはないかを探したりもします。屋根を修理したり、新しく学校や教会を建てたりします。

一般の人へのインタビュー

私たちがインタビューをした三番目のグループは、心理学的に重いトラウマ体験を克服し、その後の人生をより生産的に前向きに生きている一般の人たちである。先天的に身体に障害がある人、子どもの頃に性的虐待を受けた人、若くしてパートナーを亡くした人、誘拐やレイプの被害者、手足を失ってしまった人、がん患者などである。

エレノア・ジェンセンは、八歳の時に両親を交通事故で亡くした。彼女は、両親が亡くなった後、これからどこで誰と生活することになるのだろうと不安に思いながら、姉といっしょに玄関のポーチに座っていたことをはっきりと覚えている。姉妹は親戚に一時的に預けられた後、他州に住む子どものない家族に引き取られた。

エレノアの養父は、彼女に「特別な」関心を示し、彼女の体に触るようになった。ある夜のこと、養母が外出している間、養父がエレノアの部屋に入ってきて、隣に座るように言った。エレノアは言う。「彼は私に触り、キスしました。何が起こっているのかわかりませんでした……動けなかったんです。まるで死体かロボットになったみたいに。」養父の性的虐待は日常的なものとなった。

　養母が私の部屋にねじとフックをつかって鍵をとり付けました。養父が鍵をなんとかしてこじ開けると、養母はスライド式の鍵をとり付けました。養父はそれも開けることに成功しました。次はボルト式の鍵、その次はツイスト式の鍵でした。ドアには四～五個の鍵がとり付けられました。一人で家にいるのは恐ろしいことでした。ある日、道路に逃げたペットの犬を追いかけた時、養父が車で追いかけてきて車に乗るように言いました。私は凍り付いて動くことができませんでした。すると養父は「ごめんごめん、触らないから。約束する。車に乗りなさい。家に帰ろう」と言いました。一人でいる時にもいつも緊張感があり、パニックになることもありました。

ティーンエイジャーになると、エレノアは全寮制の学校に入学した。そこは彼女にとって安全な場所だった。虐待の記憶は数年の間彼女を苦しめたが、最終的に彼女は養父を許すことができた。のちにエレノアはＰＴＳＤの治療の訓練を受けた上級看護師、心理療法士として活躍するようになった。

この本ではエレノアの他にも、トラウマを乗り越えた人たちが登場する。

・デボラ・グルエン：先天性の神経障害をもって生まれたが、高校卒業時には卒業生総代に選ばれ、イェール大学の女性水泳チームの一員として二〇〇四年、二〇〇八年にパラリンピックで銅メダルを獲得。イェール大学では経済学を専攻し、ジョージタウン大学の法科大学院に進学した。

・エリザベス・エボー：誘拐され、レイプされ、さらには橋の上から氷のように冷たい川に落とされるという経験から生き延びた女性である。彼女はトラウマや惨事からのサバイバーを助けるために全人的《ホリスティック》なアプローチに焦点を当てたソーシャルワーカーとして精力的に仕事をしている。

・ジェリー・ホワイト：大学生の時、旅行先のイスラエルでハイキング中、地雷を踏み足を失った。数年の間、うつ病に苦しんだ後、地雷生還者ネットワークの創立者の一人として、地雷禁止の国際キャンペーンでリーダー的な役割を果たした。その活動に対し、一九九七年にノーベル平和賞が与えられた。

レジリエンスの一〇の処方箋

多くのインタビューを行う中で、逆境を乗り越えた人たちの語ることには共通点があることに気づいた。彼らの状況はどれ一つとして同じものはないのだが、高いレジリエンスを発揮している人たちは、強いストレスに直面した時に何かしら共通した方法でストレスに対処していたのである。多くのインタビューの詳細な分析を行った結果、ストレスとトラウマに対処するのに効果的な一〇の対処メカニズム《コーピング》がわかった。この本では、これら一〇の対処メカニズムを一〇のレジリエンス要因として紹介していく。私たちがインタビューした人々は皆、ストレスへの反応として、楽観的――

単に楽観的なだけではなく現実的――な視点をもち、社会的サポートを求め受け入れ、ロールモデルを手本にして行動した。多くの人たちは、自身の道徳的良心に従い、宗教やスピリチュアルに目覚め、自分で変えられない状況を受け入れる方法をみつけた。また、健康に気をつけ、精神的に、感情的に強くあるためにトレーニングを行った。逆境の中に意義やチャンス、さらにはユーモアを探しながら、前向きに問題を解決しようとしていた。さらに、彼らは皆、自身の状況を受け入れ、感情に責任をもち、多くはトラウマ的な状況を、人間的な成長の基盤として用いていた。

もちろん、これら一〇のレジリエンス要因（現実的な楽観主義、恐怖との直面、道徳的指標、信仰とスピリチュアリティ、社会的サポート、ロールモデル、身体の健康、脳の健康、認知と感情の柔軟性、意味と目的）だけが決定的なのではなく、他にもいろいろな要因はあるのだが、この本では先に述べた一〇の要因に焦点を当てることにした。なぜなら、この一〇項目は、サバイバーたちによれば、時に生命の存続を左右するほどに決定的なものだったからである。このそれぞれの要因についての詳細は以後の章を参照されたい。

戦争の捕虜になったり地雷を踏むという経験をする人はほとんどいない。しかし、私たちはストレスとなる出来事やトラウマ、悲劇に必ず直面する。今日、世界中の人々が失業、経済的困難、貧困、家を失うこと、愛する人との死別、心身疾患など、多くの問題に直面している。幸い、これらの経験に立ち向かい、克服し、成長するために、特別な遺伝的要素や、「不屈の精神」で人生に立ち向かったり、特殊部隊のような訓練を受ける必要はない。しかし、生きていれば、いつどんな試練があるかわからないので、その時に備えておくにこしたことはない。ジャーナリストのダイアン・コウトゥは、ハーバード・ビジネスレビューにレジリエンスに関する記事を書いた。その取材から彼女が学んだのは、トップレベルの会社の重役たちは、採用する時にその人のレジリエンスを重視しているということだった。あるＣＥＯはレジリエンスの重要性をこのように強調した。「学歴よりも、経験よりも、トレーニングよりも、その人が成功するか失敗するかは個人レベルのレジリエンスにかかっている。がん患者でも、オリンピック選手でも、重役でもそれは共通した事実である。[19]」レジリエンスを高めるためには、高度なレジリエンスを発揮している人々の話を聞いたり、感銘を受けたり、アドバイスに従うだけでなく、自分自身で実際に試してみること以上の方法はない。

私たちはどのくらいレジリエントか?

現在、私たち個人、コミュニティ、社会は困難に立ち向かっていく力――レジリエンスをどのくらいもっているのだろう? 歴史的にみて、現代社会は、多くの人々がストレスとトラウマにさらされ、レジリエンスをもってそれに対応している時代であるといえる。最近の例をあげるなら、二〇〇一年の世界貿易センターテロ、二〇〇四年のインド洋の地震と津波、ハリケーンカトリーナ、二〇一一年の日本の地震と津波と原発事故、そしてノルウェーの無差別テロなどがあるだろう。

このようなレジリエンスが発揮される印象深い出来事が多くみられるものの、現代の人々の行動様式は、必ずしもレジリエンスを高める傾向にないと専門家は指摘する。

具体的に、アメリカ合衆国におけるライフスタイルの統計をみてみよう。

・アメリカの成人の四〇%は定期的な運動をしていない。運動をしていると答えた六〇%の人のうちのおよそ半数は、軽い運動しかしていない。(62)
・アメリカの成人のおよそ三分の一が肥満である。残り三分の一は過体重である。(13)
・二〇〇三年の統計によると、小学校三年生における学校での体育の授業時間は週平均二五分である。(48)
・アメリカ人のおよそ三分の一が、人生のある時点でアルコール乱用か依存の診断基準に当てはまる。(27)
・アメリカ小児学会(2)は、二歳以上の小児に、テレビやコンピュータなどのモニターを見る時間を一日一~二時間以下にすること、二歳以下には見せないことを推奨している。しかし、二〇一〇年のカイザー家族基金の報告によると、実に子どもたちは平均一日七、五時間、テレビを見たり、ゲームをしたり、コンピュータを使ったりしている。

・二〇〇九年の研究によると、アメリカの七〇％の子どもでビタミンDの摂取レベルが不足している。ビタミンDは日光を浴びることで得られるもので、心血管系の問題に対して保護的な作用がある。[35]

二〇〇三年、ブルッキングズ研究所の研究員イースターブルックは[23]、著書の中で、この数十年で、西洋の標準的な生活では、物質的には大きく改善したものの、主観的な満足度や幸福度ということに関してはむしろ低くなっていると指摘している。心理学者のトゥエンギとキャンベルは二〇〇九年に書かれた『自己愛過剰社会』[71]（河出書房新社）で、物事に対する姿勢の変化について指摘している。ますます増えている〝自分第一〟の姿勢、他者への気遣いの欠如、そして注目されたい、物質的に満たされたいという、満たされることは決してないニーズが社会的に高まってきている。

『孤独なボウリング』（柏書房）のパットナム、『ナルシシズムの時代』（ナツメ社）のラッシュ、『孤独な群衆』（みすず書房）のリースマンら作家たちは、現代社会における社会的つながりや共同体意識の欠如について懸念を表明している。オランダの研究者ヘールツ・ホフステッドや社会心理学者たちによれば、アメリカは極度に個人化された社会であり、地域社会に貢献することよりも、〝独立独歩〟な人であることにより価値がおかれているという。この個人主義精神は初期のアメリカ社会に由来するのかもしれないが、現代アメリカは文字通り個人主義的といえそうだ。二〇〇六年のアメリカの国勢調査[72]によると、一人世帯が一九七〇年の一七％から二〇〇五年には二六％まで上昇している。五人以上の世帯は、一九七〇年の全世帯の五分の一から二〇〇五年には全体の一〇分の一に減少した。世帯人数の減少は、社会奉仕クラブや宗教信徒、労働者組織の会員の減少と連動している。心理学者の大石[56]は、他者との関係を作り上げる努力が減った結果生じる税金のかからない《デューティフリー》友情《フレンドシップ》について述べている。ニューヨークタイムスのコラムニストのコーエンは二〇一〇年にこのように書いている[17]。

> 安定した雇用、国民の連帯感、親戚づきあい、労働組合のような共同体は消滅してしまった。それにとって代わったのは、異常な個人主義、モニターを見つめ自分だけの世界にひきこもること、ソーシャルネットワーキング、六〇〇のテレビチャンネルや何億兆というブログのような実体のない娯楽である。自己陶酔と投影の孤独な部屋の中で不安感と不全感が膨らん

でいる。

私たちはどのくらいレジリエントだろうか？　自分の人生や社会をよりよくするために行動するかわりに、自分のことしか頭になく、人生の不公平に不満を言うようになってしまっていないか？　私たちは、そして私たちの家族や子どもたち、社会は、避けることのできない嵐に立ち向かい、ストレスや困難の中でも前進し続けるための準備ができているだろうか？

レジリエンスの科学

この本では、トラウマ体験者へのインタビューと学術的な研究から得られた科学的知見の両方を読者に伝えたいと思っている。現在トラウマに立ち向かっている人、大切な人がトラウマに立ち向かっている人、教師、カウンセラー、セラピスト、医療従事者などの支援者、そしてストレスやトラウマに備えて準備することが必要だと感じている人など、それぞれの人生を歩んでいるすべての読者に、この本が役に立つことを筆者らは信じている。

この本では、現実的な楽観主義、恐怖との直面、社会的サポートといった一つひとつのレジリエンスの要因に一章を当てている。各要因は重なり合い、相互に作用しているが、それぞれを個別に検討したほうが参考になると考えたからだ。それぞれの要因について、レジリエンスを大いに発揮している人々のトラウマ体験とその時に彼らがどのように対応したかという実例を通して紹介する。また、サバイバーたちが日常生活の中でどのようにレジリエンスの要因を実践し、訓練し、役立てたかということについても触れる。インタビューから得られた実例や考察だけでなく、それらに関連した最新の科学的研究についても述べる。これらは、心理学、社会学、神経科学、医学などの分野の研究を参考にした。これらの研究結果は、私たちがインタビューした人たちがレジリエンスを高めるために実践した方法に効果があったことを裏づけている。また、これらのエビデンスは、身体や認知機能、感情の強化の過程をわかりやすく説明している。レジリエンスの訓練は科学的に説明することができる。現時点でわかっていることを学び実践することで、私たちはストレスや逆境への適応力を高めることができるのだ。

レジリエンスと人体の生理学機能との関連

レジリエンスは、ストレスを経験し、それとうまく付き合うことと深い関連があるので、この本では、ストレス反応において重要な役割を果たす、脳のさまざまな部位や神経システム、内分泌システムについてくり返し述べることになる。以下が、それら主要な脳の領域である。

- 扁桃体：恐怖とそれに対する警報と関連している。恐怖条件づけ反応で主要な役割を果たし、生の感情と闘争逃避反応のきっかけになる。
- 前頭葉：脳の高次機能の中心で司令塔である。計画を立てたり、現実的な意思決定を行う部位であり、扁桃体に対して抑制的に作用する。
- 海馬：学習機能の中心的な役割を果たす。新しい記憶を形成し、ストレス反応を調整する。他の部位と比べて、慢性的なストレスの影響を受けやすい。
- 前帯状回：注意を集中すること、間違いや葛藤を見つけ出しモニターし、感情と動機づけの情報の重要性を評価し、感情を調節する。この部位は前頭葉、扁桃体両方とつながっている。前帯状回の機能は、愛着、食欲、性欲、その他の快の刺激と関連している。
- 島皮質前部：大脳皮質のしわの部分に位置し、前頭葉と頭頂葉の境界の部分である。この部分は、情動、自己認識の感覚に関する多くの機能に作用する。

・側坐核：快のセンターと呼ばれることがある部位である。脳の報酬系の中心的役割を果たす。腹側被蓋野と関連し、報酬と罰を調整し、食欲、性欲、薬物嗜癖における快感と関連している。

以上の部位に加えて、脳の辺縁系もレジリエンスについて述べる際に重要な部位である。辺縁系というのは、脳の深い部分に位置する扁桃体、海馬などを含んだ部位で、情動、記憶などの機能と関連している。辺縁系は一つのまとまったシステムでも構造でもないのだが、この辺縁系という言葉は、脳のこの部位を示すのに用いられる。

以上の脳の構造の他にも、人の体には、ストレスに反応する仕組みがいくつかある。一つは自律神経系である。自律神経系は交感神経系と副交感神経系の二つの系からなり、交感神経系はストレス状況下で優位となる。一方、副交感神経系は通常のストレスのない状況下において優位となり、資源《リソース》を保護し、機能を保っている。もう一つのストレスに反応するためのシステムは視床下部ー下垂体ー副腎系で、ストレスによって連続したホルモン分泌が引き起こされる。

この本では、全章を通して、ストレス反応とレジリエンスに関連するさまざまなホルモンや神経伝達物質についても、述べていく[45、68]。

・コルチゾル：視床下部ー下垂体ー副腎系が刺激されることによって放出されるホルモンである。脂肪をグルコースに分解することでエネルギーを産生する。また、免疫機能を一時的に増強する。
・エピネフリン：別名アドレナリンは、ストレス状況下に副腎から分泌され、闘争逃走反応の自律神経系の反応の一部として、心拍数を上げ、血管を収縮させ気道を拡張する作用がある。
・ノルエピネフリン：別名ノルアドレナリンは覚醒状態を促進し、危機への反応と、感情と恐怖を引き起こす出来事の記憶に決定的な役割を果たす。
・セロトニン：気分、睡眠、食欲などの調整に関係している。
・ドパミン：快の感情に関連しており、報酬系において中心的な役割を果たしている。よって、ドパミンは渇望、中毒・依存において重要なのである。

・ニューロペプチドＹ：不安を減少し、神経系がストレスに反応した後に平常の状態に戻るのを早める。

・オキシトシン：「愛情ホルモン」といわれることもあり、母性行動、つがい形成、社会的コミュニケーション、信頼、社会的サポート、不安軽減に関連している。

・脳由来神経栄養因子（ＢＤＮＦ）：現存する神経の補修と新しい神経細胞の発達を担い、脳神経系に保護的に作用する。

遺伝子は、人がストレスにどう反応するかという際に重要な役割を果たすが、遺伝学とレジリエンスの研究はまだ始まったばかりでわかっていないことが多い。双子研究によると、ＰＴＳＤの遺伝率は三二～三八％で、遺伝子のバリエーション（多型）がストレス反応にどう影響しているかというＤＮＡ研究も現在進行中である。例えば、ノルアドレナリン・システムのストレス反応が、アルファ２アドレナリン受容体遺伝子と関係しているとの研究結果がある。ノイマイスターら[50]の研究によると、健常人において、ストレスを受ける前の段階で、アルファ２アドレナリン受容体遺伝子に特定の変異があった人はもともとノルアドレナリンレベルが高く、ストレス状況でノルエピネフリン量が多く不安感が強く、ストレスがかからない状態に戻った場合にノルエピネフリンがもとのレベルに戻るのに時間がかかった。このようなノルエピネフリンと交感神経系の活動が異常に高い人たちの遺伝子型は、彼らがよりストレスに弱い、つまりレジリエンスが低いことに影響している可能性がある。

ノルエピネフリンのストレス反応はニューロペプチドＹ（ＮＰＹ）の遺伝子系によって影響されている可能性があるという研究結果がある。その研究によると、ある特定のＮＰＹ遺伝子をもつ人（ＮＰＹの産生が低いことに関連する変異）は、そうでない人と比較して、扁桃体の活性が高く、脅威にさらされた時の不安感が強かった[76]。この結果からいえることは、ＮＰＹには、不安を軽減し、ストレス後に平常心に戻す作用があるかもしれないということである。強いストレスがかかると、ＮＰＹが放出され、ノルエピネフリンが放出され続けるのを抑制し、交感神経系が過剰に興奮するのを防ぐ。

さらに、交感神経系への影響に関連する遺伝子変異だけでなく、セロトニン系、ドパミン系、視床下部、下垂体、副腎皮質系についての、心的外傷性ストレスとレジリエンスの関係を調べるための研究が進められている。これらの症状と関連する遺伝子変異は、ストレス反応の治療効果に影響するかもしれない(47、64)。一般的に、最適なストレス反応とは、すばやく脅威に反応し、危険に適切に対応できるレベルまで活性化されるが、動けなくなるほどの不安や恐怖を引き起こすほどには活性化されないものである。そしてただちに脱活性化される。低活動性や過活動性の神経科学的ストレス・システムは不適応を起こしやすい(24)。

ストレスへのレジリエンスとPTSDを発症する感受性の高さは、特定の一つの遺伝子によって決まるのではなく、複数の遺伝子と環境の複雑な相互作用によることは強調しておく必要がある(52)。

いくつかの章では、神経可塑性について紹介をしていく。神経可塑性とは、「神経システムが、内因性や外因性の刺激に対応して、その構造、機能、つながりを再構築する能力を指す(20)」。成人してからの脳は基本的に変化しない臓器だと考える人が多いが、神経科学者たちは脳が日々刻々と変化しているという事実を近年つきとめつつある。脳は筋肉のようにとても可塑性が高い臓器で、使い方によってその結合が強くなったり弱くなったりする可能性がある臓器なのである。脳神経細胞が活発に使われると、その情報がより効率的に伝達され、他の神経細胞とのつながりがより多くなる。一方、もし脳神経細胞が使われずに刺激されないと、その部分は死んでしまって取り除かれてしまう。身体の他の部分と同様、使わないとだめになるというのは脳についても同じことなのである。

ということは、誰もがある程度、自分自身の脳の構造と機能を変える能力をもっているということになる。私たちは自分の脳の発達や、効果的な活動、スキルの獲得に、積極的に影響を与えることができるのだ。鍵となるのは活動である。くり返し脳の特定の部分を活性化することで、その領域を強めることができる。言い換えると、この本にくり返し登場する戦争捕虜経験者や、特殊部隊の教官や、レジリエントな人たちのやり方を学びとり入れることで、誰もがよりストレスに対して強くなることができる。それが私たち著者が望んでいることなのだ。著者自身、これまで困難なことに積極的に挑戦してきたが、それを乗り越えるための自分の能力に自信がないと感じた時には、インタビューを行った戦争捕虜経験者や特殊部隊の教官や一般の人たちとの会話を思い出し、彼らの物事に対する姿勢や考え方、彼らがストレスやトラウマを乗り越えるのに役立った考え方、気持ちのもち方、行動をとり入れ、それに助けられたものである。

回復するかどうかは本人の選択次第。しかし、回復力には個人差があるのは事実である

このプロジェクトを始めた時、高いレジリエントを発揮している人たちはおそらく何か特別に遺伝的に恵まれたものをもっているのではないかと推測していた。レジリエンスは稀なもので、選ばれたグループや特定の人が備えていると推測していた。しかし、実際はそうではなかった。レジリエンスは誰もがもっているのだ。(44) 高いレジリエンスを発揮している人たちは身近にもいるものである。誰もがストレスの対処法を学び、訓練することで自分のレジリエンスを高めることができる。世界中の多くの人たちが逆境へ挑戦する中でレジリエンスを発揮している。これまで、ストレスとは悪いものだと教えられてきたし、ストレスは「敵」で、避けたり少なくするべきものであると考えられてきた。しかし実際は、ストレスに対処することができた場合、ストレスは健康や成長を助けることが多い。むしろストレスがなかったら、心も体も弱ってしまうだろう。ストレスは、うまく活かせば、さらに自分を成長させるために利用できる可能性があるのだ。

もちろん、レジリエンスや回復力の獲得には、個人差があることは認めざるを得ない。一時的に（あるいは永続的に）明瞭に考えたり気分を調整したりできなくなっている人は、この本のアドバイスを実行するのは難しいだろう。例えば現在、うつ状態にある人は、深い悲哀、絶望感、無気力、興味の消失といったこの疾患を特徴づける症状のため、難しいだろう。また脳に外傷を負った人も、認知、感情に特別な困難がある可能性があり、やはり難しいかもしれない。このような困難な状況下でレジリエンスを高めるスキルを獲得したい場合は、個人の状況に応じた対応ができるよう訓練

を受けた専門家とともに行うことをお勧めする。

医学的心理学的に問題がなくてもトラウマからの回復が他の人と比べて困難な場合もある。もし、経済的に恵まれており、学歴も仕事もあり、社会的なネットワークがある人たちは、これらを活用することができる。一方、このような資源をあまりもたない人たちは心理学者のホブフォル[28]が言うところの負のスパイラルに陥りかねない。例えば、もしすでに経済的に厳しい状況にいる家族が稼ぎ手を失ったら、残された家族はその悲しみを抱えつつも、日々の食事や住む場所の確保のために休むまもなく働かざるを得ない。さらに、このような状況は、犯罪率の高い地域に住むことに関連したトラウマのような、さらなるトラウマを招く可能性もある。経済的に恵まれた家族であれば、さまざまな方法（例えば、カウンセリングを受ける、葬式をする、人生における優先順位を再構築するためにしばらく仕事や学校を休むなど）で、その悲しみや喪失に取り組むことができるだろう。ハリケーンで家を失った人の中には、住む場所を完全に失った人もいれば、親戚に一時的に身を寄せることができる人、セカンドハウスに移動することができる人もおり、状況は人それぞれである。同様に、困難な出来事に直面した際に、多くの人がその困難を克服しようとするのだが、もっている資源は人それぞれである。資源に限りがあるからといって、諦めるしかないと言っているのではない。より困難な道が待ち受けているかもしれないということを知っておくべきであろう、ということである。このことを理解していれば、忍耐強く困難の克服に取り組めるであろう。

この本で紹介している人々の言葉や行いが、著者らにとってそうだったように、読者の皆さんにインスピレーションを与え、困難に直面した時のロールモデルとなることを心から願っている。

楽観主義は、レジリエンスを発揮する原動力であり、他のレジリエンスの要因を補強するエネルギーにもなる。楽観的であることは、逆境に対して積極的、かつ創造的に立ち向かおうとする姿勢を後押しする。

楽観主義はどのように定義されるのだろうか？　楽観主義とは、物事はうまくいくはずであるという希望と信念に満ちた、未来志向の前向きな姿勢である。楽観的な人は未来は明るく、いいことが起こり、十分に努力すれば成功するだろうと考える。一方、悲観的な人は、未来が明るいとは考えない。彼らは自分には悪いことが起こると思っていて、目的を果たすための自分の能力やスタミナに自信がない。つまり、楽観的な人と悲観的な人では、将来に対する見方が正反対なのである。

では、楽観主義を客観的に評価することはできるのだろうか？　研究者たちは、ＬＯＴ（楽観性尺度《ライフオリエンテーションテスト》）のようなテストで評価しようと試みてきた。ＬＯＴは、「よくわからない状況でも、最高の結果を期待する」、「物事がうまくいくと期待することはほとんどない」などの質問からなる。回答者はそれぞれの質問に対し、まったく違う、その通り、などと五段階のスケールで答えるものである。

心理学者のテイラーは、楽観主義には二種類あるという。一つは遺伝的楽観主義（形質的楽観主義）で、個人の将来の展望全体にわたり、どんな状況においても安定して楽観的なことである。もう一つは状況的楽観主義で、ある時には楽観的だが、別の時にはそうでないということである。私たちがこの本のためにインタビューした人の中には、遺伝的に楽観的な人もいたし、状況によっては楽観的であったりそうでなかったりという人もいたが、誰もが逆境の中に、どんな小さなことであれ前向きなことを見出そうとしていた。

私たちがインタビューした中でおそらく最も形質的楽観主義を体現しているのはデボラ・グルエンであろう。これから紹介する彼女の生活史は、楽観的であることは本人だけでなく、周りの人たちのレジリエンスにも役立つということを示している。

デボラの試練は生まれた時から始まった。父親のジェフは、デボラが生まれた年の一九八七年にエール大学医学部神経科の助教授になり、幸せな結婚をしてミシェルという健康な女の子がいた。仕事は順調で、研究費を獲得したばかりで、二番目の子どもがもうすぐ生まれるのを心待ちにしていた。妻のスーザンは数カ月前に法科大学院への入学が決まっており、新たなキャリアを始めようとしていたところであった。

赤ちゃんは女の子ということがすでにわかっており、名前はデボラに決めていた。妻のスーザンは最高レベルの検診を受けており、食事に気をつけ、定期的に運動をし、服薬を控え、アルコールとタバコも避けて、お腹の中の子のために細心の注意を払っていた。

スーザンが産気づき、ジェフが病院に送って行った時、産科医も他のスタッフの誰もが、通常のお産で健康な赤ちゃんが産まれてくること以外を想像する理由など何もなかった。しかしデボラの体が完全に出てきた時、ジェフは衝撃を受けた。その時のことを彼はこうふり返っている。

　赤ちゃんの脊椎にグレープフルーツの半分くらいの大きさの脂肪腫がありました。彼女は解剖学的に正常でしたが、ウエストから下は普通の格好をしておらず、ぐにゃりとしていて足が不自然に動いていました。お尻とつま先と足を動かしていたけど、普通の動きではありませんでした。自分の見ている光景が信じられませんでした。ショック、まさにそんな感じでした。

スーザンは分娩後の出血がおさまる前から大声で「何が起こったの？　教えて！　どうしたの？」と叫びはじめた。

小児放射線科医がCT、超音波、MRIの検査指示を出した。これは当時の最先端の医療技術で、大学病院での出産だったことは幸運であった。数時間後、診断は脊髄脂肪腫で、脊髄の根元部分に脂肪腫があることがわかった。椎骨が変形し、脊髄に影響を与えている部位もあった。

ジェフはこうふり返る。

放射線科医は脊髄への影響を問題視し、脳外科医のダンカンに連絡しました。ダンカンは画像を見て「今すぐ手術をしたほうがいい、脊髄に影響する時間が長くなればなるほど、機能が失われる可能性が高くなるだろう」と言いました。デボラは生まれて一二時間もたっていないというのに、手術を受けなくてはいけない。私たちはうちのめされました。本当にどうしたらいいのかわかりませんでした。それで、上司のイアンに会いに行ったんです。ただイアンの隣に立って泣きました。妻も泣き叫んでいました。ダンカンから手術をすると言われました。脳外科医としての彼は知っていましたが、個人的には何も知りませんでした。とにかくどうしたらいいのかわからず、泣くことしかできなかった。ついにイアンから抱きしめられました。

手術は成功した。脊柱管が広げられると、デボラの状態は急速に改善した。とはいっても、デボラが歩けるようになる保証はなかった。状態が年々悪化し、排尿障害や排便障害などの慢性の障害が起こる可能性は高かった。医師として、ジェフはデボラが今後直面するだろうことをはっきりと理解していた。

二週間の集中治療の後、デボラは退院した。二回目の手術を受け、彼女の脊髄はとても不安定だったので、プラスティック製の首から太ももまでのギプスに入れられ、上半身、背中、臀部の動きは制限された。デボラを入浴のためにそのギプスから出す時には、可能な限り彼女の背中がまっすぐな状態を保たなければならなかった。両親は常に彼女の姿勢に注意し、背中を曲げた、新生児にとっては自然な姿勢をとらせないようにと指導を受けていた。スーザンは、デボラを誤った方法で持ち上げたり曲げたりしてしまうのではないだろうか、脊髄を傷つけてしまうのではないかといつも心配で、まるで卵の殻の上を歩いているような毎日だったと当時をふり返る。

退院後、数日、デボラは泣き続けた。彼女が痛みを感じているのではないかと心配した両親が、病院に連れていくと、彼女をギプスの中に上下逆に入れていたことがわかったのだった。

ジェフとスーザンは時に圧倒され、状況を改善することができないと感じ、デボラの将来を深く案じた。歩行具を使っているという理由で幼稚園に入れてもらえないのではないか？　身体的な障害があるために、日常的な子どもの活動に参加することができないのではないか？　デボラは、一家が毎年リンゴ狩りに行く秋に生まれたが、スーザンはデボラが家族と一緒にリンゴ狩りにいくことはできないかもしれないと思った。しかしジェフは「もちろん一緒に行こう。もしデボラが歩けるようにならなかったら僕が抱っこして連れていく」と言った。

礼拝堂での命名の祝福の時、司祭は「彼女の結婚式では皆でダンスができますように」という言葉で祈りを締めくくった。それを聞いてスーザンはジェフに「そうなってほしいわね」とささやいた。

幸い、デボラの発達は、栄養摂取、嚥下、笑い、足の動きなど多くの点で正常で、両親は安堵した。生後一カ月の時、デボラは二回目の長い手術を受けた。三週間後に退院した直後、スーザンはデボラの背中の下のほうから透明な液体がぽたぽたと落ちてきたのに気づき、命に関わる事態かもしれない、とすぐに夫に電話をした。彼らはデボラを救急外来に連れていき、彼女は三回目の手術を受けた。「電話があった時僕は研究室にいた。叫びながら高速道路を運転して帰ったんだ」と、ジェフは当時をふり返って言った。

私たちは常にデボラのことが心配で、一日に数回は電話で連絡をとり合いました。スーザンはデボラが歩けるようになるのか、麻痺が残るかということを一番心配していました。私は、泌尿器・腎臓の感染を常に心配し、排尿コントロールができずカテーテルが必要になることを恐れていました。また、車椅子が必要になり、常に介護が必要で自立した生活ができなくなるのではないか心配しました。さらに手術を受ける必要があることはわかっていたし、術中に不慮の事故が起きる可能性もあると思っていました。

二回目と三回目の入院の間に、脊髄をより安定させるために、いくつかの胸腹部と仙骨部の脊椎を融合させる手術が必要だろうという説明があった。すぐに手術をするようにと勧める医師がいた一方で、一〇カ月に満たないデボラにその手術は早すぎるし、その手術を受けたからといって歩けるようにならないだろうから急ぐ必要はないという意見もあった。それまでにデボラのように幼くしてその手術を受けた先例はなかったが、デボラの家族は悩んだ末に、できるだけ早くこの手術を受けさせると決めた。当時、術中の輸血でのＨＩＶ感染が問題となってきていたので、両親は献血し、手術で万が一緊急輸血が必要となった場合に備えた。最終的にデボラは五歳の時、五回目の手術を受ける必要があった。デボラの状態は安定していた。しかし、予想されたように、彼女の身体発達と運動機能の発達には支障があった。

彼女はハイハイをしたことがありませんでした。腕で体を引きずるように移動しました。その次は歩行器を使いました。理学療法士が作った小さな箱のような歩行器でした。それを使うようになってから、文字通り、彼女はそれに固定されていました。足を固定するので、体重を足にかけることができました。私たちは普通、歩く時に自分の足を意識しませんが、彼女にとって、足を使って歩くということは、意識的に行うことだったのです。

数えきれないほどの不安や将来を悲観させるようなこともあったが、だからこそ、一家はデボラの将来を憂うのではなく、現在の彼女をいかによい状況におくかということを大切にした。彼らはデボラに対して、彼女の姉や他の子たちと同じように接するよう心がけた。しかし、もちろんデボラが他の子たちと違うこともわかっていた。

デボラが幼稚園に通っていた頃、スーザンの友達が水泳クラブに誘ってくれたことがあった。スーザンは行くと言ったものの正直なところ気乗りしなかった。彼女は、クラブのメンバーがピンク色の装具がないと歩けないデボラに対してどう反応するのか、デボラが彼らにどう反応するのか、気になった。今までに何度も経験したように、周囲の人がデボラをまじまじと見るのでないか？　デボラは周りの子たちについていけるのだろうか？　スーザンはこうふり返る。

デボラと一緒にプールに入った時もう、死ぬかと思いました、だって皆が彼女を見ていたんです。これからどうなるんだろうと心配で仕方なかったけど、結局、特別なことは起こりませんでした。デボラはとても上手に泳ぎ、プールから上がりました。たしか、周りにいた子が彼女を抱き上げてくれたと思います。それからゲームをしました。

後でふり返ってみると、ジェフとスーザンはデボラが生まれて五年間は常に圧倒されていた。仕事以外の「自由」時間の多くを、つぎつぎと新しく起こる日々の問題に対処するのに費やした。彼らの一番の目標は、デボラの生活を可能な限り普通のものにすることだった。デボラの障害というトラウマは彼女の家族全体に影響していた。デボラは障害に立ち向かっていたが、彼女を愛し、彼女の成長に役に立つことなら何でもしたいと思っている両親も大きな試練を経験していたのである。

デボラは社交的で人気者の女性に成長した。一生歩けないかもしれないと言われたこともあったが、二本の杖を使って歩けるようになった。そして、水泳教室に誘われたことは幸運だった。彼女は水泳を続け、次第に頭角を現しはじめた。一六歳になった二〇〇四年には、アテネで行われた夏のパラリンピックで、百メートル平泳ぎで銅メダルを獲得した。二〇〇五年、エール、プリンストン、ブラウンなどの全米大学体育協会に属する数多くの高名な水泳チームに勧誘された。高校での上位の成績と、卒業生総代としての業績が認められ、デボラはエール大学への早期入学を許可された。大学では経済学を専攻し、大学代表水泳チームに所属した。二〇〇八年の北京でのパラリンピックで銅メダルを獲得し、二〇一〇年までに国際大会で一〇個ほどのメダルを獲得、四つの世界新記録、南北アメリカ新記録、アメリカ新記録を出した。

一八歳の時、デボラは将来の目標を定めた――上院議員になりたい。ジョー・リーベーマンのような仕事をしたい。そして夢の実現に向けてさらに前進した。彼女はエール大学を最優秀で卒業し、ジョージタウン大学の法科大学院に入学を許可された。

一生治る見込みのない重い障害をもって生まれたデボラが、このように数々の成功を重ねることができたのはなぜだろう？　その答えは複雑で、さまざまな要素が絡んでいる。彼女の両親は決して希望を捨てず、惜しみない愛情とサポートを与え続け、彼女を障害をもたない子どもと同じように扱った。デボラの姉は本当に必要な時だけ彼女を守り、同時に恐怖に直面し目標を達成するよう彼女の背中を押し、力強いお手本になった。デボラの友達はたとえ待たされるようなことがあっても、彼女を仲間はずれにしなかった。デボラが高い業績を上げた有能な家族の血を引き継いでいることや、思想や道徳、倫理原則、勤勉さや地域貢献を大切にする家族の価値観を引き継いだことも理由の一つだろう。しかし、おそらく最も重要なことは、デボラが楽観的であったということである。実際姉のミシェルは、デボラが自分の障害について不平を言うのを一度も聞いたことがないという。「彼女はとにかく精神的に強いんです。彼女はまるで障害などないかのように歩き回ります。いつもそうでした。彼女が障害があることで困っているのを見たことがないんですよ。」

デボラに落ち込んだことがあったかと尋ねてみた。「もちろんあります。でもそれは、明日物理のテストがあるからというような時で、自分の障害に対してではないですね。」

盲目的な楽観主義は役に立たない

俗説に反して、回復力の高い楽観的な人は、世界をバラ色の色眼鏡でみることによって人生の負の部分を無視するということはめったにない。『レジリエンスの要因』という本を書いたレイヴィッチとシャッテ[31]は、これを「現実的な楽観主義」と呼んだ。現実的な楽観主義者は自分が直面している問題のネガティブな面に注目する。しかし、悲観主義者と違い、ネガティブな面に注目し続けることはない。現実的な楽観主義者は解決できない問題からはさっと距離をおく。無駄を省き、解決できる問題に集中すべき時を彼らは知っているのだ。

コウトゥ[10]はビジネスを成功させるという文脈の中で、ネガティブな情報に注意を払うことの重要性について次のように述べている。

> 楽観主義に意味がないといっているのではありません。例えば、士気をくじかれた営業の人たちのやる気を再び回復するには、魔法のように可能性を信じさせることは役に立つこともあるけれども、より大きな問題に立ち向かう時には、冷静で、かなり悲観的で、現実的な感覚のほうがずっと重要です。…現実に直面すること、心底直面することは、厳しい作業です。実際、かなり不快で苦痛な体験になりうると考えたほうがいいでしょう。

このような現実主義は、組織が大きな問題を克服したり、大きな損害を立てなおす必要がある時に威力を発揮することを、コウトゥは数多く目の当たりにしてきた。問題を現実的に評価することは、困難を乗り越える際に役に立つ。サウスフロリダ大学の心理学者シュナイダーは、現実的な楽観主義は単なる楽観主義とは質が違うという。「現実的な展望は、状況をうまく乗り越えるための機会を増やす。一方、楽観的な展望は、気分よくいることを優先する。しかし、現実的であることと楽観的であることは対立するものだろうか?」。シュナイダーは、楽観主義と現実主義は多くの点で対立しないと指摘する。しかし、「自己欺瞞や適切な現実検討なしに〝信じたい〟考えを確信するなど、多くの楽観主義バイアスがあるのも事実である」と述べている(34)。

多くの研究者が非現実的な楽観思考についての例をあげている。例えば、ロンドン大学の心理学者シャロトとニューヨーク大学の研究者たちによると、「人は自分は平均より健康で長生きすると考えがちで、離婚の可能性を低く見積もり、自分の将来の展望や職業上の成功の可能性を高く見積もる傾向もある(38)」。このような幻想的な優越感を、ガリソン・ケイラーが小説の中で描いた「すべての子どもが平均以上」という空想上の町の名前にちなんで「レイク・ウォビゴン効果」という。このレイク・ウォビゴン効果は、特に運転行動に現れることを示す研究結果がある。『となりの車線はなぜスイスイ進むのか?』(早川書房)というベストセラーに、「なぜ自分で思うほど自動車の運転がうまくないのだろうか」という章がある。それによれば、「……研究結果に基づけば、ほとんどの人が『あなたはよいドライバーですか?』という問いに対して、実際どのような運転をしているかにかかわらず、『ああ、もちろん問題ないよ』と答えるだろう(43)」。

過剰な楽観主義や非現実的な楽観主義は悪影響を与えたり、危険ですらあるといえるかもしれない。コーネル大学のクルーガーとダニングが指摘したように(25)、不適切な楽観主義は、リスクを低く見積もり、能力を高く見積もり、不適切な準備を招くだろう。銃で撃たれる、捕虜にされるというような深刻なトラウマに直面した人にとって、盲目的に楽観的であることは、死につながる間違いを招く可能性もある。

北ベトナム兵の捕虜となったジェームス・ストックデール司令官は、盲目的、または「バラ色」の楽観主義の危険性についてはっきりと認識していた。一九八三年、ウェストポイント米軍アカデミーの卒業式のスピーチの中で彼はこう述べている。(41)

私たちは自分たちが今後を予測しており、仲間の多くは楽観的であることが皆にとってとてもよいことであると考えていました。しかし私は自動的にはそのように考えませんでした。自分が撃たれた当時の、アジアの政治状況について多くを知っていたからです。楽観主義者の悪影響は少なくなかったと思います。戦争体験がある記者の中にも同じ意見の人がいます。問題は、中には楽観的な専門家の意見を信じる人もいて、彼らは予測が外れた時に気が動転することです。軽率な楽天家は、ストレス状況下にある人たちの破滅の原因になります。

人道主義者のヘレン・ケラーはこの意見に同意するだろう。彼女は楽観主義者だったが、けっして極端に楽観的ではなかった。彼女は自身の楽観主義は喪失と困難と戦った歳月の賜物であると信じていた。

アラバマの小さな町で一八八〇年に生まれたヘレン・ケラーは、生後一九カ月の時に致死的な感染症のため（現在、猩紅熱か髄膜炎であったと考えられている）生死の狭間をさまよった。彼女が一命をとりとめたのを喜んだ家族は、その時すでに彼女が視力と聴力を失っていたことを知る由もなかった。(22)

その後の五年間は、叫び、毎日毎時間のようにかんしゃくを起こし暴力をふるい、行動がコントロールできない〝感情の爆発〟の日々であった。ヘレンの両親は限界に達し、娘を施設に入れることも本気で考えはじめた時、アン・サリバンが彼女の人生に現れた。それは「自分に与えられた愛の光だった」。ゆるぎない忍耐と粘り強さで、サリバンはヘレンに言語とコミュニケーションを教えるという手ごわい仕事に取り組んだ。「私と他の人の間にあった不毛の土地にバラが花開いた(22)」とヘレンは言った。

もし、周りの人が希望をもっていなければ、ヘレンは一生孤独の中で過ごしていたかもしれない。楽観主義なしには、彼女の両親は家庭教師を雇うということを考えなかっただろうし、サリバンがヘレンを粘り強く教え、その可能性を花開かせることはなかっただろう。

それは途方もなく大きな課題だった。しかし粘り強い努力でヘレンは徐々に物、感情、概念に関連した言葉を理解していった。サリバンの工夫を凝らした授業を受けて、ヘレンはすぐに文字と点字を読めるようになり、手のひらに書かれた単語を理解できるようになった。彼女の進歩はとても早く目を見張るものがあったので、数年のうちに彼女は「有名人」となり、ベル博士やクリーブランド大統領をはじめとした著名人と会う機会も増えた。

ケンブリッジ女子高等学校を四年で卒業した後、ケラーはラドクリフ大学への入学を許可された。これはヘレンのレジリエンスなしには実現しないことだった。というのも、ヘレンは試験の直前一〜二日前になってはじめて、数学のテストが彼女の知らない点字の表記方法で行われることを知らされ、一晩で新しい点字を覚えなければならなかったのである。にもかかわらず彼女は後にこう書いている。

誰も非難しようとは思いません。ラドクリフの理事の人たちは、私のための試験問題を作るのがどんなに大変なことかも、私が克服しなければならない特異な困難のこともわからなかったのです。しかし、もし彼らが気づかないうちに私の行く手に障害を作ってしまったとしても、私はそれを乗り越えるとわかっていますから大丈夫です。(22)

ラドクリフ在学中、ヘレンは自分の人生と人生哲学についての本を書きはじめた。「楽観主義《オプティミズム》」というタイトルのエッセイの中で彼女は、人々が求めがちな表面的で不確実な幸せ――彼女が虚偽の楽観主義と呼んだもの――について、このように述べている。

幸せを身体的快楽、物質的豊かさで測る人が多くいます。遠くに見えているゴールのいくつかを手に入れることができれば、彼らは幸せでしょう。そうでなければ、彼らは惨めになるでしょう。幸せがそのようにして測られるものならば、見ることも聞くこともできない私は、部屋の隅で手を組んで泣くしかありません。(21)

ヘレンは自分を幸福で楽観主義者とみなしていた。「私が自分の障害にもかかわらず幸福で、私の幸福が深く本物で、それが思慮深く人生哲学になっているなら、つまり私が楽観主義者なら、私の楽観主義の信条についての証言は聞くに値するものといえるのではないでしょうか。」ヘレンは逆境は真の楽観主義に不可欠だと考えていた。[21]

自分のことを楽観主義だと言い、他の人にもそう思ってもらうには、自分自身が「悪《イーブル》」を理解し、悲しみを深く知っていることが前提です。私は何が「悪」かを知っています。その「悪」と戦わざるをえない状況は、神の恵みの一つであると自信をもって言うことができます。その困難が私たちを鍛え、忍耐強くし、他人の役に立つ人へと成長させるのです。物事の本質を見せ、世界は苦しみに満ちていると同時に、それを乗り越えてもいけるということを教えてくれるのです。私の楽観主義は、「悪」のないところにあるのではなく、圧倒的多数のよいことを信じ、最終的に残るであろうよいことに協力する努力を惜しまないところにあるのです。私は、すべての物事や人の一番よい面を理解し、それを私自身の人生の一部にするという、神様が与えてくれた能力を高める努力をしています。

楽観主義がどのようにレジリエンスを高めるのか？

ノースカロライナ大学の心理学者フレドリクソン[14]は、ポジティブな感情における拡張—形成理論を提唱している。彼女はまず、ネガティブな感情とポジティブな感情の機能を区別することからはじめ、怒り、恐怖、嫌悪感といったネガティブな感情は、人間が危険から身を守るための準備状態を作り出すのを助けると考えた。彼らは生理学的な覚醒を促す交感神経系の活性化を指標としてこれに関する研究を行った。この闘争逃走反応（ストレスのかかる事態に対処するための自律神経系の働き）は視野を狭め、攻撃と闘争に必要な行動をとらせる。

これとは対照的に、ポジティブな感情は、生理学的な興奮を減らし、視野、思考や行動の範囲を広げることがフレドリクソンらの観察からわかった。人がポジティブな感情を体験し、それに伴い注意と行動の範囲が拡大した場合、彼らの思考はより創造的で包括的、順応性に富み、統合的であることが多い。面白い映画を見たり本を読むことでポジティブな状態を誘導すると、注意力が上がり、問題解決能力が高まり、社交や余暇などへの関心が高まることが、いくつかの研究において示唆されている[15、19]。これらのことから、注意と行動の幅が広がることによって、ポジティブな感情は人々の創造性や健康や家族や友人との関係や、新しい知識の獲得や、レジリエンスを高めることに貢献する。

注意の幅を広げ資源《リソース》を高めると、ストレスに対処しやすくするだろう。混乱の中から一歩下がってみる能力は、ストレスフルな状況を多角的な視点から見ることを可能にする。三つの対処《コーピング》メカニズムが注意を広げるのに関連している。おかれている状況をポジティブに捉えなおすこと、ゴールを設定すること、普通の出来事に意味をもたせること。これらの三つについてこの章では簡単に触れ、後の章で詳しく述べることにする。

まず第一に、楽観主義者は注意の幅を広くして、ネガティブなこととして始まった状況をポジティブなものとして設定しなおす能力を高める。このような〝再設定〟をすることによって、困難に立ち向かうことを挑戦と捉え、また逆境の中にチャンスを見出すことが可能になる。楽観主義者は現実的で自身が直面している困難を否認はしないが、その中に希望の鉱脈を探そうとする傾向がある。

デボラ・グルエンはポジティブに物事を捉えなおすのがとても上手である。勉強と水泳の練習が報われ、エール大学から早期入学許可の通知を受け取った当初、喜びのあまり有頂天になった。エールのようなところからの入学許可をもらうのは至難の業であるし、早期入学の競争率はさらに高いのである。

興奮さめやらぬなか、入学許可の手紙をくり返し読んだデボラは、彼女と同じようにエールに早期入学を許可された学生たちのプロフィールがのっているウェブサイトがあることに気づいた。彼らのプロフィールを読むにつれ、デボラは彼らのその輝かしい業績におののき、このようにずば抜けた能力をもったクラスメイトたちと競争していけるかどうか不安を感じた。しかしすぐに彼女は「なんて魅力的なクラスメートたちだろう、彼らと知り合うのはどんなに楽しいことになるだろう」と考え直した。

楽観主義者の二つ目の特徴は、問題解決に積極的に取り組むことによってストレスに対処するということである。情報を集め、必要なスキルを身につけるための計画を立て、自ら決断を下し、葛藤を乗り越え、社会的な支援を積極的に求める。カリフォルニア大学で行われた、エイズ患者の支援者を対象にしたさまざまな研究によると、支援者のポジティブな感情は、現実的で到達可能なケア目標を追求するといった積極的な問題解決戦略と相関があった。つまり、支援者が楽観的であればあるほど、より積極的に患者のケアをするということである[13、26、39]。同様にマイアミ大学で行われた乳がん患者を対象にした研究でも、よりよい結果を期待する楽観的な患者は、治療計画に積極的に取り組む傾向があるということが示唆された[4]。

まとめると、楽観主義とポジティブな期待はより積極的に物事に取り組む原動力となり、悲観主義やネガティブな予測は人を気弱にし、希望がないと感じさせ、自己憐憫や恨み、問題の否認や回避のような問題解決の妨げとなる行動を引き起こすかもしれないということである。

三つ目の特徴は、楽観主義者は悲観主義者より人生に意味があると考えるということである。多くの研究がこのことを示唆している。人生の意味や目的はポジティブな感情や幸福感を高めると考えられているが、研究者たちは近年、ポジティブな感情や幸福感が、人生には意味があるという信念を高めるという、逆の方向性があるかという問いを立てはじめている。ミズーリ大学のキングら[23]は、ポジティブな感情とネガティブな感情と人生の意味の関係を調べるための興味深い実験を行った。この実験では人生の意味と目的を測る心理学的な評価尺度と、ポジティブな感情・ネガティブな感情それぞれその日にどのくらい経験したかを測る評価尺度が用いられた。人生の目的の尺度は、「私の存在には重要な目的があり、とても意味がある」や「私は人生を素晴らしいものにするための意味、目的、ミッションをみつける能力があると思う」というような質問に対して、そうである、またはそうでないとする程度によって評価する。この研究からポジティブな感情が強い日には、人生の意味に対する捉え方がより前向きであるということがわかった。

同じ研究チームの別の実験では、ポジティブな感情を誘導することによって人生に意味を感じる感覚が高められることが示されている[24]。実験室において、被験者はコンピュータの画面上の三種類の文章のうち一つを読む。それらはそれぞれポジティブな感情を引き起こすもの、ネガティブな感情を引き起こすもの、中立的なもので、ポジティブ感情を引き出す文章は、行方不明になった子どもが両親と再会後にヒーローとしてたたえられるというもの、ネガティブ感情を引き出す文章は、交通事故の加害者となり、相手の車に乗っていた赤ちゃんが死んでしまうというもの、中立的な文章は、学生のその日の計画であった。被験者の人生の意味に関する感覚は、ポジティブな感情を引き出したグループでのみ高められており、ネガティブ、中立的なグループでは変化がなかった。人生の意味とレジリエンスに関しては第十章で詳しく述べるので参照されたい。

これらの実験と、その他多くの研究からわかってきたことは、フレデリクソンの拡張–形成理論と矛盾なく一致している。この理論では、ポジティブな感情は注意の幅を広げ、新しい情報に対してより心を開かせ、認知の柔軟性を高め、それぞれの体験に創造的で意味のある関連づけを生み出す能力を高める。その結果、楽観主義者は悲観主義者よりも大局的な見方をすることが多く、日々の経験を人生の意味という、より大きな枠組みの中で捉えることが多いといえるかもしれない。

楽観主義は心身の健康に役立つ

楽観主義は、身体面、精神面、両方の健康と密接な関係がある。楽観的な人は、そうでない人と比べて人生に満足し、心理学的に健康と感じていることが多いと多くの科学的研究が示している[1、7、17]。楽観主義は、ストレスによるネガティブな影響を予防する可能性もある。例えば、湾岸戦争時にスカッド・ミサイル攻撃にさらされたイスラエル市民を対象にした研究では、楽観的な人たちは、悲観的な人たちと比べて、PTSDやうつ病のようなストレスに関連した精神疾患を発症している割合も、医療サービスを受けている割合も低かった[45]。

楽観主義は、女性乳がん患者[4]や心臓手術後の心疾患患者[33]のようなさまざまな集団における健康度にも関連している。ある研究によると、手術前に術後の経過を前向きに捉えていた人は、そうでなかった人と比べ術後経過がよかった。また別の研究によると、楽観的な患者は悲観的な患者と比べて、冠動脈バイパス手術後の再入院が少なかった(16)。また、オランダで一五年以上にわたって行われた、千人以上の高齢者を対象にした研究によると、楽観的な人は悲観的な人と比べて心疾患が原因で死亡する率がかなり低いことがわかった(16)。

いくつかの古典的な研究において、楽観的主義者は悲観主義者よりも長生きするという報告がなされている。ケンタッキー大学のダナーらが行った、ミルウォーキーのノートルダム修道院で一八〇人の修道女を対象に行われた有名な研究では、修道院に入った時の健康度と楽観主義と生存率との関連を調べた。ノートルダム修道院の修道女たちは皆、修道院に入る前に、自分のそれまでの人生について書いて提出することになっていた。研究者が、修道女たちが若かりし日に書いたその文章から、どのくらい不幸であったか、宗教への傾倒度、文章の知的な複雑性、ポジティブな感情のような多くの変数を分析したところ、寿命と相関のあった変数はポジティブな感情だけだった。自伝を分析した結果、最も陽気な上位二五％の修道女のうち九〇％が八五歳以上まで生きたのに対し、最も陽気でない二五％では三四％だった。九四歳の段階での生存率は、陽気なグループでは五四％、陽気でないグループでは一一％だった(11)。

楽観的な人は、感染に対する免疫力も高い可能性もある。カーネギーメロン大学のコーエンらは非常に興味深い研究を行った。この研究で、被験者は一週間ホテルに泊まり、食事は研究スタッフから提供されたもののみ、外出と他の被験者との交流は禁じられた。実験の初日、被験者たちはかぜウイルスに感染させられた。他の多くの研究結果と同じく、ポジティブな感情はネガティブな感情より健康な状態との相関が高かった。ポジティブな人ほど風邪を引かず、鼻水、くしゃみ、鼻づまりなどの症状が少なかった(9)。

楽観主義と免疫機能の関連を裏づける研究結果が、ケンタッキー大学のセガーストロムとルイスビレ大学のセフトンらによって出された。彼らは、法科大学院一年生に、年五回、情緒的にポジティブであるか、ネガティブであるかということと、細胞性免疫反応（例えば、ウイルスのような病原体から守る免疫機能）の関連を調べた。この研究から、楽観的な期待が変化すると免疫機能もそれに連動して変化し、この相関はポジティブな感情の変化によって部分的に説明することができる、ということがわかった[35]。

ポジティブな感情が身体の健康に及ぼすメカニズムは解明されていないが、免疫システムと副腎皮質ホルモンの一種コルチゾルや成長ホルモンといったホルモンが、このメカニズムと関連があるようだ。一般に楽観的な人は、悲観的な人よりも健康的な食事をとり、定期的に運動をし、アルコール摂取量が少なく、家族や友人・知人とのよい関係があり、薬物中毒であることが少ないといったような、健康的な生活をしていることも関係しているのだろう。

楽観主義の神経科学

強烈なストレスに直面したにもかかわらず、楽観的で居続けることができるタイプの人たちの脳には何か特別なものがあるのだろうか？　ポジティブな感情と楽観主義の根底にある複雑な神経科学的メカニズムを科学者たちは解明しはじめている。特に前頭皮質、扁桃体、報酬系（前帯状皮質と腹側被蓋領域と側坐核を含む）の三領域が楽観主義の中心的な役割を果たしている脳領域ということがわかってきている[12]。

序章で述べたように、前頭葉は脳の司令塔として働き、行動の指針となり、情動を調節し、報酬と罰の違いを理解するのに不可欠である。また前頭葉は将来を想像したり、ゴールを設定するという楽観主義と直接関係のある機能にも不可欠である。私たちが最善の結果を望んだり明るい将来を思い描いたり、困難な出来事を予想したり立ち向かうために準備を整えたり、目標を達成し成功を喜ぶために計画を立てることができるというような楽観的な過程を可能にするのは、前頭葉の機能である。

前頭葉は、学習にも関係している。前に述べたように、楽観主義はかなりの部分で遺伝的な要素が強いのであるが、学習を通して後天的に増強することも可能である。もし、生まれつき悲観主義者だったり、非常に限られた範囲でしか楽観的になれないタイプであっても、楽観的思考を増やすことを自分に教えることができるのだ。

楽観主義に関係する二番目の脳の領域は扁桃体である。序章で触れたように、扁桃体は恐怖や気持ちの高ぶりといった〝原始的な感情〟を引き起こすのに中心的な役割を果たしている。このため、前向きな感情を経験する時にも、扁桃体は重要な役割を果たす。

報酬に関する脳の領域――前帯状皮質と腹側被蓋領域と側坐核もまた、楽観主義に関する重要な部位である。これらの領域は、社会的な絆や愛着、食欲、性欲、その他の快の刺激の報酬効果と関連している部位である。ふつう、報酬系は我々が楽しいと感じる活動を行っている時に活性化される。一方で、急性のストレス状態は報酬系の活性化を低下させる。[28] 報酬系と関係の深い神経伝達物質はドパミンである。コーネル大学のアイセンらは、ドパミンが認知の柔軟性と全体を見通す能力を高めることを発見した。[19] 彼らは前向きな感情に付随した視野の広さや認知の柔軟性は、報酬系におけるドパミンの増加と関連があるかもしれないと考えている。[2]

ニューヨーク大学の心理学者のシャロトは、脳がどのようにして楽観主義を特徴づけるポジティブなバイアスを生み出すのかを研究した。ｆＭＲＩ（機能的磁気共鳴画像）を用いた研究で、被験者はよい将来の出来事と悪い将来の出来事――賞をとる、恋人と別れるなど、を両方思い浮かべるという課題を与えられた。被験者がよい出来事を想像すると、扁桃体と前帯状回の活動性が亢進した。これらの部位の活動が最も上がった被験者は、楽観主義を測る質問紙のＬＯＴ-Ｒ（改訂版楽観性尺度）の得点が最も高い人だった。

私たちがアメリカ国立精神保健研究所で行った共同研究の結果、アメリカの特殊部隊の軍人の脳の報酬系は一般人と比べてずっとレジリエントであることがわかった。[44] 一連の研究の中で行った課題の一つが、「金銭を得るために、または金銭を失うのを避けるために、できるだけ早くボタンを押す」というもので、ｆＭＲＩのデータが集められた。対照群の一般の人の脳では、「お金が手に入る（またはそれが期待される状況）」時、報酬系と前頭葉（トップダウン型のコントロール）が活性化し、「失う時」には活性が下がっていた。一方特殊部隊の軍人の脳では、金銭を得る・失うのどちらでも報酬系が同じように活性化していた。金銭を「失う」時にも、軍人の報酬系の活性が下がらなかったことは、レジリエントな（回復力の高い）人々の報酬系はストレスや逆境において比較的影響を受けにくいことを示しているかもしれない。おそらく、レジリエントな人たちの報酬系はドパミンの減少に比較的高い耐性があり、強いストレス下でも機能するのであろう。(8)

楽観的な人と悲観的な人とでは考え方が違う

悲観的な人と楽観的な人では、自分自身に起こったよい出来事・悪い出来事、他の人に起こったよい出来事と悪い出来事についての表現の仕方が異なることが、両者の思考パターンと話し言葉の詳細な分析を行ったセリグマンら心理学者の研究からわかった。悲観主義者に悪いことが起こった場合、彼らは、そのネガティブな結果が永遠に続くだろうと考え（永続性）、生活の大部分に影響するだろう（普遍性）と考える。悲観的な人たちは「いつも」とか「決して〜ない」といった単語を使って、悪い出来事について語る。一方、楽観的な人たちは、悪い出来事に対して、その結果は一時的で、限定的だと考える傾向がある。楽観的な人は「時々」とか「最近」といった言葉を使って悪い出来事を表現することが多い。加えて、楽観的な人は、自分は人生における出来事に関して影響を与えることができる（内的統制）(18)と信じていることが多い。

例えば、恋人と別れた時に、悲観的な人は、これからもずっと自分の恋愛はうまくいかないだろう（永続性）、恋人との関係でなくそれ以外の人との関係も同じようになるだろう（一般化・普遍性）、自分には人間関係を長く続けるために必要な資質やスキルが生まれつき欠けていると結論づけるかもしれない（外的統制）。悲観的な人がストレスにさらされると、自分の恐怖心をかりたて、ネガティブなことを自分に言い聞かせ、自分の能力を過小評価し、問題そのものや広がりを実際よりもおおげさに捉える。

一方、楽観的な人の場合、恋人と別れた時、相性が悪かった、この経験から学んだので次の恋人とはうまくいくだろう、今、そしてこれから新たに始まる恋人やそれ以外の人間関係に必要な資質やスキルが自分にはある、と考えるだろう。ストレスにさらされた時、楽観的な人たちは、ストレスを最小限に受けとめ、自分にポジティブなことを言い聞かせ、自身の強みに注目する。

悲観的な人と楽観的な人では、よい出来事が起こった時は、悪いことが起こった時と逆の反応をする。よい出来事に対して、悲観主義者はそれが一時的なものであると考え、楽観的な人は、それが長期的に続き、さらに他のこともうまくいくだろうと受けとめるのである。

生まれつき楽観的な人がいるのか？

生まれつき楽観的な人がいるのだろうか？　その答えは複雑だが、遺伝子研究の説明からはじめてみよう。序章で述べたように、双子研究は楽観主義のような性格《パーソナリティ》の遺伝要因のさまざまな情報を得ることができる研究方法の一つだ。もし、性格が遺伝子だけによって決定されるのであれば、同じ遺伝子をもつ一卵性双生児はまったく同じ性格になるはずである。この仮説の答えが正しければ、彼らが一緒に育てられても、別々に異なる環境で異なる養育者に育てられても同じ性格になるはずである。しかし、実際はそうではなかった。多くの双子研究の結果、性格の三〇～五〇％は遺伝的なもので、五〇～七〇％は環境――自分自身で自分の可能性に到達しポジティブな経験を最大限にするために努力することを含む――によるものであることがわかってきた。

科学者たちは、行動、性格、情動と遺伝子の影響について研究を続けている。多くの研究の結果、ある種の遺伝子に、ストレスや逆境が原因のうつ病に対して保護的な作用がある可能性がわかってきた。例えば、感情の調整に重要な役割を果たすセロトニン系の遺伝子との関連はほぼ確実と考えられている。

人は三種類のセロトニン・トランスポーター遺伝子のうちの一つを遺伝的にもっている。短い対立遺伝子をもつSS

型、短いものと長いものを一対ずつもつSL型、長いものをもつLL型の三種類である。ストレスのある状況におかれた後、SS型の人は、SL型、LL型の人よりもうつ病を発症しやすいことがいくつかの研究の結果わかってきた。[5, 6, 27] LL型は、逆境の中でうつ病になるのを予防する役割があるという報告がある。

朗報は、社会的、環境的要因が遺伝コードの表現型を変化させることができるということだ。多くの遺伝子と環境の相互作用がある。例えば、うつになりやすいSS型のセロトニン・トランスポーター遺伝子をもつ人であっても、社会的なサポートが得られると、ストレスが原因のうつ病に対して保護的な作用があった。エール大学の心理学者カウフマンら[20]の研究から、ひどい虐待を受けた孤児たちにおいても同様であることがわかった。遺伝子はかならずしも、一生変えることのできない「運命」というわけではなく、遺伝的な高血圧や家族性の糖尿病のように、症状の進展や発症の可能性を抑えるためにできることがあるかもしれない。

楽観的になる方法

デボラ・グルエンのことを科学者は生まれつきの楽観主義者というだろう。彼女はいつも幸せで自分の未来は明るいと信じている。しかし、楽観的に生まれついていない人たちはどうしたらいいのだろうか？　もし、楽観的な遺伝子をもっていなかったとしても、楽観的になれるのだろうか？　幸い、大多数の人への答えは「イエス」である。例えば、楽観性を高める一つの方法として、セリグマン[36]が学習性楽観主義と名づけた認知訓練《トレーニング》がある。この訓練によって、生まれつき悲観的な人が、生まれつき楽観的な人とまったく同じように楽観的になれるとは必ずしもいえないが、多くの人が、人生や将来の展望をより明るいと考えることができるようになる。

過去数十年、社会科学者たちと認知行動学者たちは、楽観主義を学習・増強するための二つの基本的なアプローチを提唱してきた。一つはポジティブ思考を増やすこと、もう一つはネガティブ思考を減らすことである。訓練により、ポジティブに考え、ポジティブな考えをとり入れることができるようになり、ネガティブ思考にとらわれないようになることもできる。そのためには、何がネガティブな考えであるかということを理解し、それからそれが本当かどうかを確かめることが重要である。

退役軍人のルー・メイヤーは、ベトナム戦争のテト攻撃の際、自分の部隊が制圧された時、これら二つのアプローチのうち、ポジティブ思考を増やす方法を実践した。戦争捕虜としてストレスの高い状況にいる時に、前向きな姿勢と戦う精神が重要であると彼は理解するようになった。彼は生まれつき楽観主義だったわけではないが、ポジティブに考えるための訓練をしていた。

わが家には『積極的考え方の力』（ダイヤモンド社）という本がありました。それを妻のゲイルが読み、重要な箇所を話してくれ、ぜひ読むようにと何度も勧めるので、私も読んでみることにしました。初めは時々斜め読みをするだけでしたが、だんだんと特定の章を探して読むようになり、ついにはじっくりとくり返し読むようになりました。

この本は、ノーマン・ヴィンセント・ピールが書き、一九五二年に初版が出て以来数百万部が売れ、多くの人が楽観主義を学んでいる本である。メイヤーは、ベトナム戦争で捕虜を経験する以前にこのピールの古典的名著を読んでいた。そして四年半にわたる捕虜生活の中で、この本の内容を記憶の中で再構築した。彼は、多くの時間を使い、例えば次のような有意義な文章を思い出し、くり返した。「謙虚な気持ちと自身の能力に対する適切な自信がなければ、成功もできないし幸せにもなれないだろう。しかし、健全な自尊心があれば、成功できるだろう。自尊心は自己実現と成功につながるのである。」

ピールは神への信仰心と強みを引き出すことが個人の能力に重要であると考えていたが、同時に、感情や情動は思考によって大きく左右されるとも考えていた。私たちが物事をネガティブに考える時、不安、心配、怒り、悲しみなどを感じがちだ。しかし、もしポジティブに考えると、幸福、充実感、安らぎを感じる。また、落ち込んだり不安な時にはネガティブに考えがちだし、幸せな時にはポジティブに考えるものである。

ピールは、ポジティブ思考は誰もが生まれつきもっているものではないということがわかっていた。多くの人は、メイヤーのようにそれを訓練しシステマティックに取り組まなくてはならない。以下がピールの勧める方法である。

・自分の力を正しく評価し、それを一割引き上げよう。
・成功している将来像を思い描き、心に刻み込もう。物事がうまくいかない時でも、常に成功している姿を思い浮かべよう。
・ポジティブで平穏な言葉のリストを作り、それを一日に何度もくり返して、ポジティブ思考を練習しよう。
・暗示の手法を練習しよう。つまり、ポジティブで成功を指向した平穏な言葉を聞こえるように繰り返そう。
・想像の邪魔をしないようにしよう。
・「失敗を信じない」という態度を採用しよう。
・ポジディブで平穏で幸せな態度で一日を始めれば、その日は楽しく成功したものになるだろう。

ピールは、前向きな人たちと友情を育むこと、不安を高めるような会話を避けることも勧めている。楽観的な考え方、悲観的な考え方、どちらも〝感染〟しやすいものなので、前向きで自信があり、励ましてくれるような人と意識的に親しくすることは有益な場合が多い。逆境にある時、周囲の人が楽観的だと、自分のレジリエンスを最大限に引き出すことができ、希望をもち続けることもできる。

デボラ・グルエンはそんな時にそばにいてほしいと思うような楽観的な人物の好例だ。彼女の知り合いやベビーシッターは、周囲も巻き込んでしまう彼女の楽観主義についてこう語っている。

彼女はいつでも笑顔でした。何歳の時だったか覚えていませんが、デボラが背中の手術を受けた時がありました。たしか、背中をまっすぐにするために、脊椎にボルトを埋め込むような手術でした。いずれにせよ、痛々しい手術であったことに変わりありません。父親のジェフが運転する車でボストンの小児病院に行きました。デボラが部屋に戻ってくるのを待っている間、誰もが黙りこみ、沈みこんで、悲しんでいたのを覚えています。しかし、デボラが部屋に戻ってくるなり、部屋の雰囲気がぱっと明るくなりました。彼女は座る姿勢をとれなかったのでカートのようなものの中に横になっていました。そして、包帯で巻かれ、今にも壊れてしまいそうでした。しかし、いったん彼女が話しはじめると、ついさっきまで彼女が大変な手術を受けていたことを忘れてしまうんですよ。本当にすごいことです。まるで水泳クラブのベンチに座ってみんなでピクニックをしているかのような気分で、病室での時間を過ごしたものです。

デボラの母親いわく、「デボラは他の人の影響で落ち込むようなことは決してないんです。彼女は常にポジティブ、前向きです。彼女と一緒にいると皆、元気をもらったり、前向きな気持ちになるんですよ」。

メイヤーをはじめとした多くの人々が、ピールから学んだが、ネガティブな思考と感情に直面することにより楽観主義を獲得することができるというエビデンスもある。実際、これが認知行動療法の基本となっているのである。認知行動療法についてはこの本の第九章で詳しく述べることにする。

多くの人は物事がうまくいっていない時、「なんて僕はばかなんだろう」などと、自身を卑下するようなことを口にするが、セリグマン、アスピンウォール、エリス、他多くの心理学者たちの研究において、楽観主義者たちはこのようなネガティブな考えを受けつけないか、場合によっては無視する能力に長けていることが観察されている。楽観主義者たちは、認知行動療法で用いられるさまざまな方法を普段から実行している。その方法とは、自動的に頭に浮かぶネガティブ思考を認識し、その考え方について吟味することで、よりポジティブな考え方におき換えることができるというものである。簡単に言うと、認知行動療法は、その人のくせになっている考え方のパターンをどのように変えるかということを教える方法である。(3)

健康的な対処《コーピング》スタイルは、ポジティブな思考を増やし、ネガティブな思考を減らすだけでなく、両方が存在することを認めるという点も含んでいる。スタンフォード大学のスピーゲルらのポジティブ・ネガティブな感情の研究において、女性の転移性の乳がん患者への支持的表出的療法というグループ療法が有効であるという結果が出た。この治療は、ポジティブ・ネガティブ両方の感情を活性化し、その結果起こる不快な緊張感に耐える力が必要とされる。両方の感情に真っ向から向き合うことで、問題に取り組む状況を作り出し、最終的にストレス状態を解決したり乗り越えやすくする。スピーゲルによれば、この方法を積極的に用いる患者はより長生きし、ＱＯＬ（生活の質）が高く、不安やうつ病の発症率も低かった。彼の仕事は、ジェイムズ・ストックデイルやヘレン・ケラーらが実践していた、ネガティブな面を否認することなしにポジティブなことに集中する「現実的な楽観主義」を支持しているといえよう。

楽観主義を強化するための実用的なアプローチの一つに、自分自身の考え方の癖を知り、それを修正するという方法がある。この認知訓練を重ねると、困難な状況を乗り越えるのに役立つかもしれない。いくつかのコツを紹介しよう。

もし何か悪いことが起こった時に、

・困難は永遠には続かないことを思い出そう。一日待ってみよう。痛みはあるかもしれないが、よいこともまたやってくる。
・困難な出来事や状況をその中にとどめ、生活全般に広げないようにしよう。
・問題を乗り越えるのに役立つ強みと資源について考えよう。
・いい側面に目を向けよう。例えば、あなたの困難に気づいて手を差し伸べてくれた人がいたことなど。

そして何かよいことが起こった時には、

・あなた自身がそのよいことに貢献したということを認めよう。
・あなた自身が貢献しなかった部分、つまり周りの人の支えや善意を、ありがたく受け入れるようにしよう。
・そのよいことを最大限に生かそう。よい出来事や状況の領域や期間を広げる方法を考えよう。

セリグマンは、著書『世界でひとつだけの幸せ』（アスペクト）で、意識的に物事を前向きに捉えることが重要だと述べている。ネガティブな思考に対しては、それをまるであなたの人生を惨めなものにしたいと企んでいる誰かが言っているかのように対応することを勧めている。(37) ネガティブな考えから遠ざかるために、役に立つ確認事項がある。それは、

・このネガティブな考えの根拠は何か？
・このネガティブな考えに対して、より穏やかな見方はないか？？

・この考えから予測されることは何か？
・その状況のネガティブな影響の可能性を、おおげさに捉えていないか？
・この状況がもたらす結果について、過剰に一般化したり、誤った推測をしていないだろうか？
・悲観的にアプローチすることが、問題解決にどのくらい有用だろうか？

楽観主義を決定する要因は数多くあり、遺伝的、発達的、神経生物学的、認知社会的な要素などがある。そのため考え方の癖を修正するだけでなく、楽観主義やポジティブな感情を高めることに役立つ方法はたくさんある。心理療法、薬物療法、スピリチュアルな実践、瞑想などである。楽観主義を決定する要因や、ポジティブな感情を増やす方法を明らかにするためには、学際的な研究が行われる必要がある。

注意してほしい点がある。序章で述べたように、うつ病のような気分の変化に苦しんでいる人は、それをきちんと評価し、うつ病の治療ができる専門家に相談するべきである。うつ病の治療はふつうカウンセリングと薬物療法を組み合わせて行われる。うつ病の診断や治療に関して具体的な提言をすることはこの本の目的ではないのでここでは控える。しかし、楽観主義の章から何か得るところがあれば幸いである。

現実的な楽観主義は、レジリエンスの重要な要素であろうか？　その答えはイエスである。特殊部隊教官にインタビューをした時、特殊部隊の人たちは悲観的か楽観的かを尋ねたのだが、その答えは「まちがいなく楽観的である」とのことだった。「ネガティブで悲観的な人を採用するわけにはいきません。なぜなら、悲観的な考えは周囲に伝染して周りの人の士気を下げてしまうからです。一人が興奮して自分たちができることに対してネガティブになると、他の人まで状況やリーダーシップに疑問を抱いてしまうのです。もしチームに一人でも極端に悲観的な人がいたら、彼とともに解決の方法を探す努力をしますが、変化がなかった場合にはチームから外します。簡単なことです。もし、チームの一員として活動したいけれども、楽観的になれないのであれば、どうしたらそうなれるかを考えるのです。」

第二章　恐怖と向き合う――その生物学的背景と対処法、活用法

恐怖はいたるところにある。恐怖から完全に逃れられる人はいない。勇敢なことで高名な人ですら、恐怖を体験するのだ。南アフリカの反体制活動家ネルソン・マンデラ氏は、数十年にわたる服役と、弾圧に対する闘争について次のように語った。「勇敢であるということは、恐怖を感じないことではなく恐怖を克服することだということを学んだ。思い出せないいくらい多くの恐怖を感じたが、平静を装い隠していた。勇敢な人とは、恐怖を感じない人ではない。恐怖を乗り越える人である。[14]」

恐怖により成長が妨げられ無力になってしまう人もいれば、一方、恐怖をエネルギー源とみなし、さらに成長するための触媒として活用する人もいる。恐怖に萎縮してしまうにしろ、味方につけるにしろ、恐怖は私たちの人生に大きな影響をもつ。レジリエンスをより高めるためには、遅かれ早かれ自分自身の恐怖と直面する必要がある。この章では、恐怖の重要性、神経生物学的背景、恐怖への対処方法、恐怖を活用する方法を解説する。

恐怖のサイエンス

この章では、まず最初に恐怖の科学的な側面についての解説をしたいと思う。なぜなら、後に紹介するサバイバーの体験談を読者の皆さんが深く理解するのに役立つと考えるからだ。人は、何か恐ろしい出来事に遭遇すると、瞬時にそ

の危険から自分を守るか、または逃げ出すという行動をとる。この闘争・逃走反応について、二〇世紀はじめに最初に発表したのがハーバード大学の生理学者キャノンである。キャノンは、人体は無意識のうちに、戦うか逃げるかという反応をすることを観察から見出した。私たちは恐怖という感覚があるからこそ危険に対して反応する準備を整えることができるわけで、恐怖は非常に役に立っているのだ。

闘争・逃走反応はエピネフリン、ノルエピネフリン、ドパミンなどのカテコラミン群の神経伝達物質によって部分的に調整されている。危険を感知すると神経系が反応し、これらの神経伝達物質が放出される。カテコラミンは、消化器系の血流を低下させ、心臓や骨格筋などの、戦いや逃げる際に重要な役割を果たす臓器の血流を増加させる。反射は敏感になり、毛細血管の血流は低下する。その結果、怪我をした時の出血が抑えられる。

脳では、カテコラミン、ノルエピネフリンが扁桃体を含む脳の複数の領域を刺激し、潜在的な危険について正しい判断ができるようにする。そして、その時点で最も危険なもの——例えば武器とか相手のこぶしに神経を集中させる。扁桃体でのノルエピネフリンの濃度上昇は、記憶の符号化と固定化を高め、危険な状況下で起こったことを特に強く記憶し、時には忘れられないものとする。

驚くような出来事やトラウマ的出来事が記憶される過程におけるノルエピネフリンの重要性を示すため、カリフォルニア大学のケイヒルとマッゴーらが健康な大学生を対象に一連の写真を用いて行った研究がある。その研究では、日常的な風景を写した刺激のない中立的な写真と、トラウマ的な出来事（車に轢かれている子どもの写真など）の写真の二種類が用いられた(3)。一週間後、学生たちに記憶テストを行ったところ（テストが行われることは予告されていなかった）、学生たちは中立的な写真よりも、トラウマ的な写真をより強く記憶していることがわかった。なぜだろうか？　研究者たちは、トラウマ的な写真はより強く覚醒系を刺激し、扁桃体のノルエピネフリン濃度を増し、このノルエピネフリンが記憶の定着を高めているという仮説を立てた。

この仮説を実証するために、マッゴーとケイヒルらは二つ目の実験を行った(16)。この実験では学生を二つのグループに分け、一方にはプロプラノロールという高血圧の治療薬（ノルエピネフリン受容体を遮断する作用のある薬）を投与し、もう一方にはプラセボ（偽薬）を投与した。二つのグループの学生たちは、前回と同様、中立的・トラウマ的な一連の写真を見せられ、一週間後に予告なしの記憶テストを受けた。予想されたとおり、プラセボを投与されたグループの学生はトラウマ的な写真を中立的な写真より記憶していた。おそらく、トラウマ的な写真を見ることにより覚醒が高まりノルエピネフリンの放出が増加し、結果的に記憶の定着につながったと考えられる。一方、プロプラノロールを投与されたグループでは、トラウマ的な写真と中立的な写真の記憶に差がなかった。トラウマ的な写真をみていた時に放出されたノルエピネフリンの作用を薬が阻害したためであるのは明らかである。

これらの研究を受けて、著者らもノルエピネフリンの記憶への影響を評価する研究を行った[21]。この研究はマッゴーらとは異なる方法で行った。被験者が一連の写真をみている間のノルエピネフリンを阻害するのではなく、彼らが写真を見終わった直後のノルエピネフリン量を増加させるようにしたのである。被験者の半数にノルエピネフリンの放出量を短時間増す薬を投与し、残り半数にはプラセボを投与した。予想されたように、ノルエピネフリン量を増加させたグループの方が、プラセボ群よりも、トラウマ的な写真、中立的な写真両方をよく記憶していた。これらの研究やその他多くの研究結果からわかってきたことは、人間は、感情的に強く刺激された出来事を、感情的に中立的な出来事よりもより強く記憶するということ、感情的に刺激された記憶の強化にはノルエピネフリンが重要な役割を果たしているということだった。

恐怖条件づけ

人間は、感情的に強く刺激されたトラウマ的な出来事を中立的な出来事よりも強く記憶するだけでなく、その時の状況も同時に記憶する傾向がある[12、13]。大脳辺縁系はトラウマ的な出来事に関連した恐怖と、その出来事の最中の視覚、聴覚、嗅覚などの感覚、日時、気象状況などの刺激を関連づけて記憶している。そして、それらは以前の危険な体験と関連づけられているので、以後、これらの状況刺激自体が、恐怖心を引き起こすきっかけとなりうる。このような恐怖と状況刺激の関連づけは、脳の辺縁系で起こっているので、状況刺激が恐怖心を起こしているとは自覚しないのである。(12)

例えば、あなたが家の近くの公園を歩いている姿を想像してみてほしい。あなたは普段その公園での散歩を楽しんでいるとする。しかし、今日その公園を歩いていると、何者かが後ろから走ってきて、あなたにナイフをつきつけ財布を奪った上に、暴力をふるって逃げたとしたら、かつて楽しい場所だった公園が、恐怖を感じる場所に変わるだろう。そして今後、その公園の近くを歩くたび、そのことを思い出し不安な気持ちになるだろう。もしかしたら、その公園だけでなく、どの公園も恐ろしく感じるようになってしまうかもしれない。

このプロセスのことを古典的条件づけといい、「パブロフの犬」というロシアの生理学者と彼の飼い犬のストーリーで有名である。パブロフは、犬の消化系の研究をするために、餌を与えられた時の犬の唾液の量を測定していた。パブロフは、研究者の足音が犬小屋に近づいてくる音を聞いただけで、食べ物を与えられる前でも犬の唾液が出ていることに気づいた。足音が餌と関連づけられ、足音自体が唾液分泌を促すようになったのである。人間でも同様の古典的条件づけが起こる。人間は、トラウマ的な出来事（暴力をふるわれるなど）と関連づけられた中立的な刺激（公園の景色、におい、音など）にさらされると、反応（今回の例では「恐怖」というネガティブな反応）するのだ。

著者らの友人ジョンは当惑するような出来事を体験したのだが、それは次のような恐怖条件づけの体験だった。ある春の日、彼は、自宅の庭を歩いていると、不安を感じ吐き気がしてくることに気づいた。しかし、家の中に入ると、その恐怖も吐き気もすぐに消えてしまう。数週間この状況が続き、ある日を境に突然、庭に出ても不安も吐き気も感じなくなった。ジョンはその後数カ月、これは何だったのだろうかと考え続け、あることに思い至った。それは、彼の恐怖と吐き気のきっかけとなったのが、毎年春の一定期間に彼が住んでいる町の上空を移動する、ある渡り鳥の鳴き声ではないかということだった。しかし、なぜ鳥が不安と不快な反応を起こすきっかけとなったのだろう？　一年前、ジョンはがんと診断され化学療法を受けていた。当然のことながら、彼はがんによって死ぬかもしれないという不安を抱えており、多くのがん患者と同じく化学療法の副作用で吐き気があった。病院から戻るたびに、不安が軽くなり吐き気がなくなることを願いながら庭で過ごしていた。ちょうどその頃、渡り鳥が彼の庭で歌っていたのである。無意識のうちに、ジョンの大脳辺縁系はその鳥の歌声と不安な気持ち・吐き気を関連づけて記憶していたようである。

公園での暴力の話に戻ろう。蒸し暑い夏のある日、あなたが強盗に襲われたと想像してみてほしい。以後、夏の蒸し暑い時期になると、たとえそれが事件の数日後、数週間後、数カ月後、もしかしたら数年後であったとしても、あなたは不安を感じるかもしれない。著者らが行った、戦場でかろうじて死を免れた退役軍人を対象にした研究でも、同様の現象がみられた。彼らは、自分が生命の危機を体験した時と同じような気象条件になると、言いようのない不安を感じるというのだ。記念日反応も同様に起こりうる。トラウマ・サバイバーたちは、トラウマを受けた日が来ると、意識的にはそのトラウマと関連づけることなく、不安を感じるかもしれない。そして、その感情を現在起こっている何かと関連づけて説明しようとするかもしれない。

なぜ、脳には危険なこととそれが起こった状況の記憶を強化するメカニズムが備わっているのだろうか？　答えは生き延びるためである。過去の危険を記憶しておくことで、将来適切に対応できるようにするのである。同様に、過去に体験した危険に結びついた状況や刺激を記憶する仕組み（恐怖条件づけ）により、同様の刺激に対してまた同じ危険が起こるかのように反応するだろう。言い換えれば、恐怖条件づけされた中立的な環境刺激は、危険なことが起こるかもしれないと予測するのに役立つのである。そして、動物であれ人間であれ、危険を予測することができれば、生き残る確率が高くなり、その遺伝子を残すことができる。

危険な出来事と恐怖条件づけに関連する記憶は短期間に形成され、強固であることが多い。実際、そのような記憶は一生続く可能性もある。恐怖の神経生物学のパイオニアであるルドゥーは著書に次のように書いている。

もし、その動物が危険な状況を生き延びることができれば、脳はその経験をできるだけ記憶しようとするだろう。そしてこの学習は時間がたっても消えることはなく、天敵は常に天敵として認識されるようになる。現代の生活の中で、私たちはこのシステムに時に苦しむことがある。それが自分たちの日常にもはや関係なくなってもこのような条件づけを消すことは難しいので、実際に危険ではないことについて恐れるように条件づけられる。進化は後の世代に代償を払わせることになる場合もあるのだ。(13)

恐怖条件づけを予防、またはいったんできた回路を消去することはできるだろうか？

一度恐ろしい体験をしてしまうと、その後死ぬまでずっとその記憶に悩まされることになるのだろうか？　幸い、その答えはノーである。次に紹介する、アル・デアンジェリスがスカイダイビングで体験したことは、トラウマ的出来事を体験した後すぐに「再び馬に乗る」（訳注：失敗しても怖がらず、再び挑戦しようという格言）ことで、つまりトラウマ後、時間がたたないうちに同様のことをくり返すことによって、トラウマ的な記憶の定着に変化を起こすことができることを示している。

一九八九年五月の祝日の午後、当時二六歳だったアルは、数人の友人とともにニュージャージー州の小さな飛行場にスカイダイビングをするために車を走らせていた。彼らにとって初めてのスカイダイビングだったので、まず四～六時間、飛行機から飛び出る方法、パラシュートの展開の仕方、安全に地面にたどり着く方法などの訓練を受けた。

飛行場に着いた時、アルたちは自分たちが乗る予定になっている飛行機の状態の悪さに驚いた。外面はつぎはぎだらけ。八～一〇人乗りの飛行機なのに、中には一つも椅子がなかった。「それは飛行機と呼べるようなものではなかったですね」とアルは言う。しかし、高級飛行機に乗るといわれていたわけではなかったので、これから乗る飛行機の「ＶＩＰ仕様」について友人たちとジョークを言い合っては笑った。彼らはパイロットとプロのスカイダイバーと一緒に飛行機に乗りこみ、床に座り、離陸を待った。しかし何度エンジンをかけようとしても、エンジンはかからなかった。ついにパイロットは管制塔に連絡し、バッテリーをつないでエンジンをかけるように要請した。「それで、エンジニアが飛行機のエンジンをかけるためにトラックに乗って飛行機のところに来たんです。冗談にもほどがありますよね」とアルはその状況を思い出しながら言った。「なんてことだ、飛行機のバッテリーを充電してるよ、これで離陸できる。待ちきれないね。などと僕たちは冗談を言い合ったんです。」ついにエンジンがかかり、飛行機は離陸した。しかし巡航高度に達する前に爆発が起こり、数秒後に乗員たちはオイルを浴び、機体には煙が充満していたのである。

すぐ隣にいる人も、目の前にいる人も見えないような状況でした。パイロットが避難信号を叫び、なんとか飛行機をコントロールしようとしましたが、モーターは正常に機能していなかったようです。実際、油圧ブレーキとエンジンとともに、モーターの一部はだめになっていました。……プロのダイバーは完全にパニックに陥り、叫び、前後に走り回っていました。彼こそ乗客の中で一番冷静であるべき人だったから、とても鮮明に覚えています。

機内の煙が少なくなり周囲が見えるようになると、プロのダイバーがドアを開けて外に出ようとしているのが見えた。アルは「焼け死ぬか飛行機から飛び降りるか」と考えたことを思い出す。そのような状況のなか、パイロットは――大手航空会社で長年、大型ジェット機の機長の経験があった――火のついた飛行機を着陸させることに成功した。永遠のように長く感じられた時間の後ついに飛行機が止まると、パイロットを含む乗客全員が飛行機から飛び降り、機体から遠く離れたところに避難した。

飛行機から離れてからすぐは誰も何も話しませんでした。誰もが呆然と立ちつくしていました。とても恐ろしい経験でした。パイロットはタバコを持っていました。多分彼はスモーカーだったのでしょう。私はタバコをそれまで一度も吸ったことがなかったのですが、そのタバコを二回ほどふかしました。私はとても緊張していました。パイロットは恐怖に震えていて、タバコに火をつけることもできませんでした。みんな怪我をしていましたが、幸い致命的な怪我をした人はいませんでした。

警察のヘリコプター、消防車、救急車が到着した。救急隊員が全員の診察をし、近くの病院に救急車で行くことを勧めたが、アルも同僚たちもみなそれを断った。空港に戻り自分たちの車で家に帰りたかった。

空港に向かう車の中で、とても緊張してきました。そして出発地点に着いた時少し震えも感じました。それで空港に着いた時、私は友人たちにこう言いました。「次の飛行機に乗ろうと思う。もし次の飛行機に乗らなかったら、今後ずっと飛行機に乗らないだろうし、スカイダイビングをしないだろうから。」友人たちは私がおかしくなったと思ったようです。

アルがスカイダイビング会社に、次に乗れる飛行機に乗りたいと申し出ると、職員は驚いたがその申し出を受け入れた。

パラシュートをつけた時、本当に恐ろしくて、まるで漫画か映画のように膝が震えるので、立っていられませんでした。それで、装着してもらっている間ずっとテーブルに座っていました。震えをとめようとしました。震えているのを見られたくなかったのです。ジャンプスーツを着る時もまだ震えていました。数分待ってもらって、なんとか立ち上がることができました。

飛行機に向かっていく時、その飛行機もなんとなく怪しく感じましたが、パイロットは僕を落ち着けようとして「墜落したんだって？　今度は大丈夫だと思うよ」と冗談を言いました。……それから、飛行機に乗りこみ、エンジンがかかり、離陸しました。とにかく飛行機の外に出たくて、ジャンプしたくてたまりませんでした。こんなに強烈に何かをしたいと思ったことはこれまでに一度もなかったほどに強くそう思いました。ただただドアを開けて外に出たかった。そして、もちろん、外に飛び出し、地面にたどり着きました。それは多分、それまでの人生で経験した中で一番の快感だったと思います。ついにやった、そして逃げ出すことができた。

現在、アルはニュージャージー州で法医学検事としてのキャリアを積んでおり、その仕事は常に危険と恐怖が伴うものである。彼は、麻薬捜査班、特別機動隊のチームの一員として働いた経験がある。彼が恐怖に直面した経験から学んだ最も重要なことは、もし馬から落ちた時は——アルの場合は飛行機だったが——できるだけ早くまた乗ることだ。つまり落馬して怪我をしても、怪我とその怪我による恐怖心を克服して再び馬にまたがるということだ。

なぜアルは恐ろしい経験から距離をとることができたのだろうか？　これまでの研究によると、新しい記憶はその出来事が起きてからしばらくの間は固定されておらず不安定な状態であることがわかっている。この不安定な期間に記憶は短期記憶から長期記憶に変換され固定されていくのだが、そのメカニズムには蛋白質の合成が関わっている。ラットでは、この記憶の固定に柔軟性のある時間は一〜二時間以下だが、人間の場合は、それより長いようだ。ということは、もしこの新しい記憶が「不安定」な状態の間に治療的な介入ができれば、記憶が固定する過程を変化させることができるかもしれない。

ハーバード大学医学部のピットマンらは、前述のマッゴーらが行ったプロプラノロールを使った実験を応用した研究を二〇〇二年に行った。それは、救急外来を受診した交通事故後の患者に、外傷後六時間以内にプラセボ（偽薬）かプロプラノロールのどちらかを投与し、一〇日間内服を続けるという介入研究だった。前に紹介したように、プロプラノロールはノルエピネフリンが増加するのを抑える薬で、ノルエピネフリン濃度はトラウマ的な出来事の最中からその後にかけて自然と高くなる。ピットマンらが立てた仮説は、プロプラノロールを事故直後に内服することで、記憶の固定化を防ぎ、その記憶がこの先、感情的な刺激となったり動揺させたりする程度を抑えるのではないかというものだった。

三カ月後に行われた評価の際、プロプラノロールを内服した患者はプラセボを内服した患者とＰＴＳＤの症状の程度は変わらなかった。しかし、自分自身で録音したトラウマの状況を聞いた時の生理学的反応（心拍数や皮膚伝導反応）はプロプラノロール内服群で有意に低かった。これらの結果は、トラウマの記憶の影響を弱めるために、医学的に介入できる可能性があることを示しているといえるだろう。しかし、トラウマの記憶を弱めるための薬物治療研究はまだ初期段階であると知っておくことが重要である。現在のところ、過覚醒や恐怖に関連した記憶を変えることを目的とした薬品で、米国食品医薬品局で認可されたものはまだ一つもないのである。

アルのパラシュート体験で見たように、薬を使わなくても、トラウマ的な出来事の直後に記憶を書き換えることが可能である。しかし、直後に「馬に乗りなおさなかった」場合にはどうしたらいいのだろう？　遅すぎたらもう無理なのだろうか。この答えはノーのようである。最近まで、記憶がいったん長期記憶として固まってしまったら、それは永久に変わらないと考えられてきた。しかし、最新の研究によると、ある記憶が想起されると、それが再固定されるまでの短時間の間、再び不安定な状態になるという。この不安定な期間が、その記憶を書き換えるチャンスなのである。動物、人間を対象にした最新の研究によると、トラウマ体験の直後、または長期間を経た後にその記憶を想起し再固定する際に、プロプラノロールなどの薬理学的介入、消去訓練《トレーニング》などの行動学的介入が有効であることが明らかになりつつある。(2、7、18、20)

記憶消去の神経科学

いったん刻み込まれた恐怖の記憶を乗り越える過程を記憶の消去という。(12)この機能は扁桃体、前頭葉、海馬と関連がある。恐怖条件づけの記憶を消すためには、安全な状況下で、恐怖を引き起こす刺激に暴露される必要がある。現在の環境で刺激にさらされても、もう危険ではないという記憶が新たに脳で形成されるのに十分な時間をかけて暴露する必要があるのである。脳画像研究の結果は、消去は扁桃体の恐怖反応を抑制する前頭葉の機能強化と関連することを示唆している。(17)

ＰＴＳＤや恐怖症のような不安障害の治療法のいくつかは、消去を促進するのに効果的であることが示されている。基本的に、これらの治療法は患者を恐怖と不安に直面させるタイプのものである。なぜそのような治療法が効果的なのかということを理解するためには、不安障害の大きな特徴が回避であることを知っておく必要があるだろう。トラウマ・サバイバーにとって、その状況を思い出させ、不安にさせられる状況を避けるのは自然なことであるが、それが、恐怖体験の記憶を新たに作り変える可能性から自らを遠ざけてもいるのだ。効果のある心理療法の多くが、何らかの形で恐怖と向き合い、取り組むのはこのような理由からである。

このような治療の一つである、フラッディングや直接暴露療法は、トラウマ的な出来事の記憶に長時間向かい合うというものである。レイシック[19]は、著書『ストレスとトラウマ』に、彼女の治療について次のように書いている。「治療では中等度から強い恐怖を引き起こす引き金に長時間暴露される。恐怖の引き金となるものに想像の中で直面することに加えて、現実に条件つきの恐怖に直面するフラッディングも治療の中で行う。イマジネーションの段階では、患者は、目を閉じ、トラウマ的な経験をできるだけ詳しく――どのようなものを見たのか、音を聞いたのか、におい、感覚、そしてどのように考え感じたのかということを語るように言われる。これらのセッションは録音され、クライアントとはそれをくり返し聞く。条件つきの恐怖に直面する段階では、クライアントは、まず比較的軽い不安を起こすような安全な状況に直面し、徐々により強い恐怖を起こす状況に直面していくのである。」

プロプラノロールが記憶の定着を妨げるという研究を紹介したが、トラウマ的な記憶の消去を補助する薬物についての研究も行われている。記憶の消去には、新たな「学習」の段階が含まれておりNMDAレセプターという蛋白質が学習に関連があることがわかっている。そこで、エモリー大学のロスバウムらは、NMDAレセプターの部分作動薬であるDサイクロセリン（DCS）を暴露療法と併用した。DCSはNMDAレセプターを活性化させる薬物で、学習、新たな記憶形成を高める。ロスバウムは暴露療法とDCSの組み合わせが記憶の消去の過程のスピードを速めるという仮説を立て、その結果はその仮説を実証した。DCSを内服した患者はプラセボ群と比べて、有意に少ない回数のセッションで回復したのである。

EMDR（眼球運動による脱感作と再処理法）も同じような治療法である。EMDRでは、患者は治療者の指が手前と向こうに動くのを目で追いながら、トラウマの詳細を思い出すよう指示される[19]。当初は左右の目の動きがトラウマの改善に効果的であると考えられていたが、ピットマンらは、目の動きはたいして重要ではなく、トラウマ記憶への暴露そのものに治療効果があるだろうと示唆している。

CPT（認知処理療法）もまた、恐怖に直面する心理療法の一つである。これはソクラテス・メソッドを用いる。教師が質問をし、生徒が答えることによって新しい理解の方法を学んでいくという方法である。ＣＰＴでは、怒り、侮辱感、恥、罪悪感、悲しみなど、トラウマ・サバイバーが恐怖や不安と同時に経験することの多い感情に焦点を当てる。トラウマ・サバイバーが、もしあの時こうしていれば事態を防げたかもしれない、最小限にできたかもしれない、などと考えるのは、それが状況的に不可能なことであったとしても、往々にしてある。そして、自身を責め、周囲からも責められていると感じがちである。例えば、犯罪被害者が「あの夜、ＡＴＭに行くべきじゃなかったのに」と考えてしまうようなことである。ＣＰＴでは、クライアントに非があったのではなく泥棒に非があることや、その夜にそのＡＴＭに泥棒がいることを予測するのは不可能であったというような、より現実的な考えにクライアントが到達できるように、セラピストが質問をしていく。

他にも、トラウマ・サバイバー自身が、どのような時にどのようなことが原因で、不安や恐怖を感じるのかを理解するのに役立つ方法がいくつかある。

例えば、数ページ前にも書いたように、毎年同じ時期に不安を感じるがその理由が思いつかないというトラウマ・サバイバーがいたとする。その人が、脳というものは無意識のうちに、ある特定の時期と、過去の同じ季節や同じ日に体験したトラウマ的な出来事とを関連づけるということに気づけば、今後、同じ時期になると記念日反応があるかもしれないと予測できる。かつてはよく理解できず、時に圧倒的だったトラウマを受けた際の感情を、よりよく解釈し理解することもできる。著者の友人ジョンの渡り鳥の鳴声の経験は、参考になるだろう。ジョンは、渡り鳥と吐き気・不安感の関連に気づいた後は、その症状についての理解が深まり、毎年同じ時期にこの症状が起こることを予測できるようになった。彼はこのことに気づいてから症状をコントロールしやすくなったという。なぜなら、渡り鳥の季節に自分が感じている不安は現在自分の身の回りで起こっていることとは無関係で、過去にがんについて不安を感じていた時と同じ環境だから起きているのだと理解しているからである。同じように、視覚、聴覚、嗅覚、天気などの引き金となる出来事も、意識下に現れる可能性がある。無意識のうちに記憶された恐怖条件づけに気づくことで、その引き金によって起こる不安を減らすことができるかもしれないという研究結果がある。(8) 現在の状況はもはや危険ではないことを認識すると、前頭葉はより扁桃体の活動を抑制するようである。

しかし、恐ろしい記憶を別のものに変えたり消したりするために、わざわざ治療を受けなくてもいいのである。著者らの友人で、長期にわたった恐怖を克服するために、文字通り「馬に再び乗った」体験をしたジェニン・ソレジャーを紹介したい。

一四歳のクリスマスに私たち家族はメイシーという名前の馬を買いました。ある日曜日、家族みんながメイシーに乗れるように、妹がメイシーを道路に連れていきました。私は数年乗馬のレッスンを受けていて、馬は私が怖がっているかどうかがわかるものだと教わりましたが、私は馬が怖いと思ったことは一度もないといつも答えていました。長女として自信があったので、ただ中庭で待っているのではなく、道路をメイシーに乗って行くことにしました。

メイシーは逃げるチャンスだと思ったのでしょう、もしくは恐怖を感じたのかもしれません。いずれにせよ、彼女は徐々にスピードを上げて、ついには全力で走りだしたのです。私は手綱をひき、教えられたように声をかけたのですが、メイシーはスピードを緩めません。ますます速く走り続けます。車が通るとさらに加速しました。この時点で私は完全にパニックに陥っていました。その様子をみた近所の人によると、手綱は手を離れ、大声で「どうしよう！　どうしよう！」と叫んでいたそうです。まるで永遠のように感じられた時間の後、メイシーは走るのをやめ、私は地面に降りることができました。本当にホッとしました。近所の人が駆けよってきて、大丈夫かと訪ねてくれました。私は自分の名前と住所を、まるで壊れたレコードのようにくり返し言いました。

ある夜、テレビを見ていた時に「ボナンザ」という番組が始まりました。その中で男性が馬に飛び乗って、どこかに行ったのを見た時、震えが来て、目を覆い、部屋から逃げ出しました。馬に乗った男性を見るだけでパニックになってしまったのです。もちろん、彼は役者でテレビのセットであることは頭ではわかっていましたが、そんなことは関係なかったのです。私は彼が馬から落ちるに違いないと感じたし、そんな場面を見たくありませんでした。それ以降、馬が怖くなりました。

ジェニンのトラウマ体験は数分の出来事で、大きな怪我などはなかったのだが、彼女はその後数年間、馬と馬を思い出させるものに恐怖を感じた。しかし、彼女も前出のアルのように、医学的な介入なしにその恐怖を乗り越える方法を見つけ出した。もっとも彼女の場合は、アルとは違い、自らそうしたのではなかったし、数年を経た後だったのだが。

一七歳の時、ルースとバーバラという友達を訪ねました。彼女らはダニーという馬を飼っていたのですが、ダニーはいつもやさしいし、もう歯も全部抜けてしまったほどに年老いているし、自分たちが手綱を引いているから乗ってみてはどうかと私に勧めてくれました。私はひどく震え、乗るのにもかなり時間がかかりました。約一〇分、友人がダニーを引いて庭を歩いていた間ずっと馬の上で固まってました。降りた時にもまだ震えがとまりませんでしたが、その日以来、馬に近づくことができるようになったのです。そして乗馬を再び楽しめるようにもなったのです。落馬してから四〇年以上たった今も、メイシーが逃げた時のことを思い出すと恐怖を感じますが、それによって麻痺してしまうということはありません。

ジェニンは、乗馬は安全であるという新しい記憶を形成した。この新しい記憶が以前のトラウマ的な記憶に勝ったのである。

恐怖を感じるのは人間だから

この章では、恐怖を克服することの価値を強調してきたが、現時点では恐怖は避けられないもので、誰もが時に恐怖を感じるものである。

二〇〇七年に出版された、『危急存亡時のリーダーシップ』（生産性出版）の中で、著者でウェストポイントのアメリカ陸軍士官学校行動科学・リーダーシップ部門長トーマス・コルディッツは、恐怖の大部分は化学的な反応であると述べている。それは、自然な身体的プロセスであり、心の弱さの現れではないのである。ジャーナリストのセバスチャン・ユンガーは、アフガニスタン戦争に従軍していた時に圧倒的な恐怖というものを実感した。彼は、『パーフェクト・ストーム』（集英社）などの著者であり、アフガニスタン戦争のドキュメンタリー映画の助監督を務めた人物である。彼は戦闘、武力にはよらないものの危険性の高い占領（訳注：イスラエルの他国への入植などを指す）、命の危険がある現場からの実況中継で有名である。
ユンガーは、かなりストレスの高い状況に耐えられる人物であるが、その彼でも、アフガニスタンで、タリバンのミサイル攻撃がやまないために、同僚のイラン出身の写真家とともに丘の塹壕から動けなくなった時の恐怖は認めざるを得ないという(9)。

少しもエキサイティングでもなければ、少しの興味を惹く要素すらありませんでした。ただ、とにかくひどい状況でした。たとえその可能性がとても低かったとしても、このまま死んでしまうと考えるのは耐えられないことでした。…普通は恐怖を乗り越える際に役立つ勇敢さも意味がありませんでした。なぜなら勇敢であれば殺されてしまうかもしれないからです。単純なことです。これは彼らの戦争で、彼らの問題です。そして、自分はそれに関わり合いをもちたくない。ただ、その丘から離れたかったのです。

ついにユンガーと写真家がその丘から逃げ出すチャンスが来た。役割を捨て、生きることを選んだ。逃げていた時のことをユンガーはこうふり返る(9)。

自分の呼吸音だけが聞こえていました――それは、ロケット弾が飛んでくるどんな音も聞こえなくする、深く絶望的に耳障りな音でした。一〇分後、それは終わりました。我々は隣の尾根の背後に隠れ、タリバンのロケット弾が丘をつぎつぎ砲撃するのを見ました。爆発した後に少し煙が上がりました。離れたところから見る限りは、大したことありませんでした。勇気をもって行動してもおそらく大丈夫だろうと思えるくらいの爆発に見えました。

恐怖に長時間さらされないようにしよう

ユンガーが経験した強い恐怖は短時間のものだった。しかし、もし恐怖が長い期間続いたとしたらどうなるだろう。あなたがもし軍の兵士だったら、と想像してみてほしい。毎日毎日、つぎつぎと危険にさらされ、それが数カ月、もしかしたら数年以上続くとしたらどうだろう？　または、あなたが結婚相手から虐待を受けている女性だったとしたらどうだろう。恐怖を感じて日々を暮らすことになる。常にそのような環境にいると、慢性のストレスと恐怖が、あなたの心身の健康を蝕んでいくだろう。カナダの内分泌学者ハンス・セリエが五〇年ほど前に書いているのだが、くり返し恐怖にさらされ続けると、最終的に消耗してしまう。慢性の恐怖は非生産的なものなのだ。

恐怖、ストレス、過覚醒が長期間続くと、その影響は深刻なものになりかねない。マッキイエンとサポルスキー(15)らが書いた、「ストレスとあなたの健康」という情報誌の記事に、人が慢性的なストレスにさらされた場合に起こる可能性のある症状が紹介されている。

・胃痛・下痢
・過食
・不眠
・免疫力の低下
・身体活動に対する関心の低下
・性欲減退
・不安・うつ症状

血圧、心拍数、コレステロール、中性脂肪、血糖値を高め食欲を増すことから、慢性のストレスは心疾患になる危険性も高める。

最新の研究によると、(1)長期にわたるストレスは、前頭前野と海馬に損傷を与える可能性があるという。また、それらの部位に損傷を受けると、恐怖反応を終了させることが困難になり、より長い時間不安と恐怖を感じ続けることになる。(11)つまり、短期間の恐怖は役に立つこともあるが、持続する恐怖は有害なのである。

実践応用――恐怖に直面することを学ぶ

特殊部隊の兵士たちは、任務を遂行し、長期的なストレスによるネガティブな影響を避けるために、恐怖と直面することを学ばなければならない。特殊部隊の教官ティム・クーパー、ゴードン・スミス、マーク・ヒッケイらは、効果が証明されている手法を使うことによって、誰でも恐怖に直面する方法を学ぶことができると信じている。その手法には、思考に焦点を当てたものもあれば、行動に焦点を当てたものもある。軍隊に志願する予定がなくても、これらの方法は恐怖に直面した時、トラウマ体験から回復する時にきっと役立つだろう。

恐怖を指針として捉えよう

クーパー、スミス、ヒッケイらによると、恐怖を乗り越えるためには、まずはそれを受け入れること、さらには「歓迎する」ことが必要だという。彼らは、恐怖を避けるものとしてではなく通常のこととして、さらにはそれを行動の指針として自分が成長するためのよい機会として捉えるよう、兵士たちを訓練する。恐怖を感じた時には目的や任務に集中し、うまくいかなかった場合について考えないようにする。クーパーによると、

恐怖を感じて当たり前です。今後人生を通していろいろな形の恐怖を体験するでしょう。恐怖に直面することとパニックになることとの違いは、コントロールすることです。自分自身が感じている恐怖を、指針にしなさい。それを尊重しなさい。例えば、私は以前マムシにかまれたことがあります。賢明な手段はなかったが、パニックにはならないようにしました。なぜならそれは、ただ症状を悪化させるだけだからです。

神経科学的な視点からみると、ストレスのない環境では、ノルエピネフリンのようなカテコラミンの量が前頭葉機能を高める。しかし、ストレスがかかり、脳のカテコラミン量が高くなりすぎることによって前頭葉の機能が抑制される。つまり、前頭葉が扁桃体を適切に抑制しなくなってしまうのだ。そうなった時点で、闘争・逃走反応が優勢になり、パ

ニックになったり衝動的になるかもしれない。

クーパーは恐怖とパニックの違いについて直感的に理解している。

恐怖をコントロールすることは可能です。恐怖心を利用することもできます。しかし、パニック状態では恐怖をコントロールすることは不可能です。そして、もし恐怖が強まるままにしておいたら、パニックを起こすことになるでしょう。そうなると、動けなくなり、しなくてはならないことができなくなるのです。

クーパーは、恐怖は「友達のようなもの」になりうると言う。彼は、ほどよい恐怖（そしてほどよい量のカテコラミン）によって、集中力が高まり、意思決定能力が高まるだろうと指摘している。そして、恐怖を過剰に肥大させてパニックになることに対する警告の中で、彼が言わんとしているのは、パニック（極度に大量のカテコラミン）は前頭葉機能と合理的な意思決定を著しく障害する可能性があるということである。戦闘中、兵士たちはこの障害された認知状態を「戦争の霧」ということがあった。それは明晰さと合理的な意思決定能力が、ストレスのために低下した状態を意味している。

恐怖をよい機会として捉えよう

医師で特殊部隊教官のマーク・ヒッケイは、恐怖は警告、指針として役に立つだけでなく、常に自分自身を用心深くし、勇気、自尊心、達成感を育むための土台となるという点でよいものであると信じている。ヒッケイは恐怖を体験した時、「今感じている恐怖から学ぶことができる」または「これは自分を強くするためのテストだ」と考えることが多いという。危険な任務《ミッション》や訓練の間、ヒッケイは不安と心配と興奮が混じった恐怖を感じるという。

恐怖はよいものだと思います。なぜならそれは明晰さを保ってくれるからです。恐怖を感じることがまったくない時は、間違える可能性があり、ものごとを当然のこととして受けとめてしまいます。わずかでも恐怖を感じていれば、備品の再確認をしたり、物事があるべき状態かどうか確認したりするでしょう。

実際、ある程度の恐怖は適応的なものなのである。

目標か使命に集中しよう

恐怖に直面した時、ネガティブな、または最悪の事態の可能性ばかりを考えるのは有害なことがある。なぜなら、未知のことに対して心配するのは貴重な時間と資源の無駄だからである。そのかわりに、特殊部隊の教官が兵士に教えるのは、恐怖に取り組む時、目的とグループの任務・使命に集中するということである。

クーパーは兵士に以下のように自問することを勧めている。

自分の目的は何だっただろうか？　使命は？　グループの使命は？　目的と任務の達成のために、引き返すか、この恐怖に直面し頑張って前進するか、自ら選択しなくてはならない。簡単なことだ。

クーパーは、六千メートル上空からの夜間パラシュートジャンプを目前に控えおびえる兵士たちに、個人的な目標に集中するよう助言し、また、同じ使命をもったチームの一員であることを思い出すように言う。

さあ、すぐに外に出るんだ。君たちは私を手伝わなければならないのだから、ジャンプしてもらわないと困る。心配することはない、私も怖い。これは人間にとって不自然な行動なのだから。これが自然なことなら、誰もが飛んで仕事に行くだろうし、飛んで家に帰るだろう。要するに、君たちが不安になっていることはよくわかっている。……でも考えてみてくれ、重要な任務と、重要な目標があり、それは君たちより、そして私よりも重要なんだ。我々は、任務を完遂しなければならない。そのためには君たちが必要だ。さあ、前に進んで、さっさと終わらせてしまおう。

特殊部隊の教官が勧める、恐怖に取り組む時に役立つ行動がある。それは、恐怖の対象についてできる限りの情報を集めること、恐怖に直面するために必要なスキルを学び練習すること、十分な計画を立て、予備の計画も立てておくこと、可能ならば友人や同僚、精神的な存在などとともに恐怖に直面すること、大丈夫だと信じて思い切ることなどである。

恐怖の対象の情報を集めよう

元海軍パイロットでベトナム捕虜体験者のアル・カーペンターは、恐怖は概して未知であることと関連しているという。

恐怖の大部分は、知らないことに対する恐怖であり、この先何が起こるのかわからないことに対するものです。何が起こるのか予測できないが、しかしきっとひどいことになるだろうと想像するのです。しかし、私たち軍パイロットが直面する可能性のある出来事の多くは、すでにこれまでに他の人たち（教官や同僚）や、自分自身が経験しているか、すでに学んでいることのはずです。つまり、準備はできているといえます。

戦闘パイロットや特殊部隊のメンバーとして成功するためには、広い分野にわたる一見終わりのないような講義中心の授業を受けなければならず、それは、複雑で困難で時には危険な任務を適切に遂行するために必要なのである。訓練の目的は、兵士たちに任務中に起こりうる出来事に可能な限り多く触れさせ、そうすることで未知の状況に対して驚いたり圧倒されてしまわないようにすることである。軍は知識は力であると信じている。恐怖をうまく乗り越えるためには、まず、何が恐怖かということをできるだけ知ることである。

恐怖を乗り越えるために必要なスキルを学んで練習しよう

恐怖についての情報を集めるだけでなく、恐怖を乗り越えるために必要なスキルを学んで訓練を積むこともまた大事である。できるものなら、自動的になるくらいあるいは第二の天性といえるくらいになるまで、くり返しそのスキルを練習するべきである。

陸軍士官学校教官のコルディッツはこうアドバイスしている(10)。

アドレナリンの急激な増加による交感神経反応――心拍数、呼吸、皮膚伝導、筋緊張――の中で、私たちが意識的にコントロールしやすいのが呼吸です。深い、コントロールされた呼吸は、他の恐怖反応を抑制します。身体的にリラックスすることによって、精神的にもリラックスし、意識を外側に向けることができるような状態に戻り、それを維持することができるのです。

元ベトナム捕虜体験者たちに、時速数百キロのスピードで飛行している戦闘機から脱出した時にどのように感じたかと尋ねたところ、驚くべきことに、彼らの多くは恐怖心をよみがえらせなかった。かわりに、彼らは、数えきれないほど何度もやった脱出訓練で習得した技術をほぼ「自動的」に行い、実際に脱出しなければならなくなった時にはチェックリストを思い浮かべることなく行動したことを思い出した。アル・カーペンターは、北ベトナムで脱出した時のことをこう思い出す。

飛行機の最後尾が燃えてました。脱出するために、なんとかしなければならなかったので、ものすごく急いで高度を上げました。全力でした。まだ火はついていました。二七〇〇メートル上空まで上がり、エンジンを切りました。火が消えたらエンジンをかけなおし、軍艦に戻ることができるのではないかと考えました。

しかし、それはかなり楽観的な方法だったことがわかりました。しかし、その時点では他に選択肢がなかったのです。二七〇〇メートル上空まで上がる時、一七〇〇メートルを過ぎる時点で、飛行機が傾きました。酸素がなくなり、電気系統がだめになりました。緊急ジェネレーターを使い、発電しましたが、それもだめになりました。そして、唯一私に残されたものは、圧力計だけでした。他には何も動きませんでした。操縦桿は完全に前と右にふり切っていました。右の操縦ペダルは完全に前方に踏みこまれていました。飛行機は、傾き、右側に回転しはじめました。私は頭を上げ、回転数を上げましたが、飛行機は完全にひっくり返った状態のままでした。

パイロットにとってひっくり返った飛行機からの脱出は最もやりたくないことの一つです。なぜなら、ダーツのように地面にまっすぐ突入する可能性が高いと考えられているからです。私はすでにすべての荷物を詰め込み、ひざあてや懐中電灯もつけ、脱出する時に危険な物はすべてどけていました。私は飛行機がもとの状態に戻るのを待っていました。脱出直前にスピード計を見ると時速約一〇〇〇キロでどんどん早くなっていました。数カ月前の脱出訓練の時、時速三七〇キロで飛ぶ飛行機から脱出して軍艦に戻りました。それは落ち着いた計画的なものだったので問題ありませんでした。

しかし、今回は非常に危険な状態でした。本当にとんでもない状況だったのです。落下傘の傘が出た時、その音はすさまじいものでした。まるで貨物車が走っていく線路に寝転んでいるような感じでした。……椅子が燃え、手すりに近づいた時、空気の衝撃波がナイフのエッジのように向かってきた感じがしました。すべてがものすごいスピードの中で起こりました。そんななか、意識はとても集中しておりすべての出来事が圧縮されスローモーションのように感じられました。

それから、それまでの訓練を生かし、次に何をすべきかを決定するのです。私はパラシュートで空中に浮かんでいました。目を開けて状況を判断し、最初にわかったのは、視界を失っていることでした。完全に暗闇でした。目が開いていることはわかっているのに、まったく何も見えませんでした。それから、この状況を理解することに集中するのです。最初に思ったことは、多分私の視神経が切断されたのだろうということでした。そんなことが起こりえるでしょうか？　それはわかりません。次に考えたことは、顔全体がひどく痛んでいたので、顔をなくしたかもしれないということです。どこが損傷を受けているのか見当もつかなかったのです。

そして、思いました。生き残らないといけない、だからとにかく次のステップに移ろう。ジェット機から脱出した場合、最初にすることは腕を伸ばし酸素マスクを捨てることです。それで腕を伸ばしましたが、肩に強い痛みを感じました。そして何かとても固くてやわらかい、そしてぬれたものに触れました。

そうです、私は自分の顔をぬぐっていました。しかしなぜか私は反対側もぬぐい、まだ耳がついているかどうかを確かめようとしました。そこに、酸素マスクがありました。ああ、ほっとしました。ヘルメットの耳あてをつかみ、ひっぱりました。ビンゴ！　ようやく見えるようになりました。まるでオズの魔法使いのようでした。すべてがドロシーにとって鮮やかだったように。それは人生の中でも最もホッとした瞬間でした。そしてなぜ見えなかったかがわかりました。私の目はヘルメットの耳あてにふさがれていたのです。

たいていの人は、このような状況によって身のすくむような恐怖を引き起こされるだろうが、アルはそうではなかった。恐怖や不安を感じたかという質問を受けた時、彼はこう答えた。

そうでもありませんでした。ただ、すべきことに全神経を集中していました。…過剰に単純化してるように聞こえるかもしれませんが、事実そうだったのです。…恐れないこと、神経を張り詰めること、引き締めること。そしてすべての感覚をとぎすまし、ベストを尽くすことに意識を集中するのです。そして、それは恐怖を感じていないということではなく、恐怖を克服するということなのです。十分な訓練を受けてきたのだから、それを遂行するだけです。運転する時、常に自分の動きすべてに意識を向けてますか？　そんなことはないでしょう、なぜなら経験を通してそれは訓練されているからです。同じようなものです。

友達や同僚とともに恐怖に立ち向かおう

多くの人は、仲間と一緒に恐怖に立ち向かう時、特によく知っていて信頼している仲間と一緒の場合に、より乗り越えやすいと感じている（社会的サポートについては第五章で詳細を述べる）。恐怖に仲間とともに立ち向かうことは、さまざまな点で助けになる。恐怖の状況をより現実的に捉えることが可能になるかもしれない。また、心拍数の増加や血圧上昇、過呼吸、胃の不快感といった生理的なストレス反応も抑制されるかもしれない。支えになってくれる友人や同僚がそばにいることで、人はいっそう自信をもつことができ、問題を避けるのでなく建設的な解決方法でよりうまく対処できると感じることが多い。飛行機から脱出するのも、崖を降りるのも、がんの生検のために病院に行くのも、大学の入学式も、政治的な不正義と戦う時も、同僚や友達や愛する人とともに行うことで、ずっと容易になるのである。

スピリチュアルな支えとともに恐怖に取り組もう

宗教やスピリチュアルな支えもまた、恐怖に立ち向かう際に大局観や強さを与えてくれる（第四章でスピリチュアリティの力について述べる）。陸軍大将ヒュー・シェルトンにとって、恐怖は神とは比較にならないものである。

深夜に上空九千メートルを飛ぶ飛行機から飛び降りるというような本当に危険に対する準備をするなら、神への強い信仰をもつことはとても重要である。銃弾が飛び交う中で、死ぬことを恐れるのは、死後にどうなるかを心配しているからだ。そのような不安は自信を奪ってしまうものだと思う。私は常に、神は私の味方であると信じていた。飛行機から飛び降りる時、神は私のそばにいた。銃弾が飛び交う時、神は私のそばにいた。私が死を恐れないことは、妻を心配させた。私は死にたいのか？ そうではない、しかし死ぬことを恐れなかった。私は左右にいる人や、面倒をみるべき人たちのことを気にかけていたが、自分のことで恐れるということはなかった。

誘拐され、レイプされ、橋から川に落とされるという経験をした、ソーシャルワーカーのエリザベスもまた、恐怖と戦うためにスピリチュアルな洞察を用いた。彼女はこのような方法を習得した。

私は恐怖をエネルギーとして捉えました。自分の身体の中に入り、そこにエネルギー（恐怖）がとどまっていると捉えました。そしてエネルギーに息を吹きこみ、エネルギーを漂よわせました。もしエネルギーが移動しなかったら、自分自身のスピリチュアルな実践――お経を唱える、瞑想、身体活動やヨガなど――を停滞したエネルギーが動くのを助けるために用います。いったんそれが動きはじめたら、自分の本質――インナーセルフ――によりアクセスしやすくなり、恐怖が私を支配することはなくなります。恐怖を押さえ込んだり恐怖から逃げるのではなく、それに立ち向かう決断を下したならば、ほとんど勝ったも同然です。誰もがそうする能力をもっていると私は信じています。しかし、私たち自身が選択する主体であるということを理解している必要があります。

エリザベスは仏教徒ではないが、彼女のアプローチは感情と恐怖に正面から向き合う仏教のマインドフルネスのアプローチに似ている。マインドフルネスとは、思考と感情を判断なしに観察することである。仏教僧のグナラタナ(4)は著書の『マインドフルネス』（サンガ）に、マインドフルネスと瞑想は現実への注意を必要とすると書いている。これはエリザベスの恐怖に対する実践に似ている。グナラタナはこのように書いている。

瞑想は現実に直接入りこみます。それは、人生の痛みからあなたを隔離するのではなく、むしろ、人生と人生のすべての局面をあなたが深く掘り下げるのを助けるので、あなたは痛みという障壁を突き抜け、苦しみを超えることができます。

……

恐怖を観察するためには、自分が恐れているということを受け入れなくてはなりません。私たちは、落ち込みを完全に受け入れることなしに検討することはできないのです。焦りや動揺、葛藤などすべての不愉快な感情についても同様です。それが現実にあるということを否定することに忙しいのに、それを完全に検討することなどできないのです。

恐怖に対処することについて、グナラタナはこう書いている。

恐怖をありのまま観察しなさい。しがみつかないように。ただ、それがどのように表に出てきて大きくなるのかをよく見なさい。恐怖の与える影響を観察しなさい。恐怖によって、自分がどのように感じたか、身体的にどのような影響があったかを見なさい。恐怖を想像してそれに取りつかれたということに気づいたら、それをシンプルにマインドフルに観察しなさい。できごとの映像を映像として見るのです。記憶を記憶として見るのです。その時に起こった感情的な反応を観察し、それが何であるかを理解しなさい。記憶や感情や空想を抑制しようとしないように。ただ、そこから離れて、すべてのややこしいことが起こるままにし、流れるままにしなさい。それがあなたを傷つけることはできない。それはただの記憶、空想です。ただの恐怖にすぎないのです。

パリ平和条約に貢献し、一九七〇年にノーベル平和賞にノミネートされたベトナム人の仏教僧ティク・ナット・ハンは、誰もが皆恐れることを認めている。「恐怖は常に私たちとともにあります——老いることへの恐怖、病気になることへの恐怖、死への恐怖、愛する人から捨てられることへの恐怖。恐怖を感じ、心配することは、人間らしいことなのです。[6]」しかし、彼は恐怖から逃げることが答えではないことも理解している。

もし自分の病んだ部分を直視し受けとめるかわりに、そこから逃げようとするのなら、その本質を深く理解することはないし、それを解決するチャンスは来ないでしょう。だから、その問題の本質を発見し解決するために自身の苦しみを受けとめ、直視しなければならないのです。[5]

仏陀の教えは、これらの恐怖をより高いレベルの意識の中に招き入れ、それを認識し、ほほえみかけるようにということでした。そうすることが、仏陀の時代の僧や尼僧の修行であったし、現在も同じです。恐怖を意識の中に受け入れるたびに、恐怖を認識しほほえみかけるたびに、恐怖はいくらかその強さを失います。深い意識下に戻ってきた時、それは小さな種になっています。だから毎日練習を行うべきなのです。特に、心身ともに健康な時に行う必要があるのです。[6]

背中を押してくれる人や組織をもとう

そうはいっても、恐怖と直面するのは簡単なことではない。たとえ友人や同僚と一緒だったとしてもである。その結果、軍のような、恐怖を克服することに特化した組織は、メンバーを説得し励ますための方法を開発してきた。ティム・クーパーによると、特殊部隊の訓練は恐怖を克服するために構成されているという。

どのコースにも、何か不快な気分になることが含まれている。そして、生徒たちはそれをやり遂げるよう背中を押される。教官たちは生徒に向かって怒鳴り叫ぶこともあるだろう。いろいろな呼び方で名前を呼び、生徒の母親について話すかもしれない。基本的に、身体的に触れることなく、生徒が壁を超えるのを後押しする。休息の場が与えられることはない。生徒たちが自分自身で恐怖を越えるようにすべてが意図的に作られている。そして、いったんそれを越えると、教官は、肩を叩き、「よーし、よくやった」とほめるだろう。そして、生徒たちは、ふり返ってこう言うのだ。「たいしたことなかったな。」

特殊部隊のマーク・ヒッケイも同様のアプローチをとっている。「自分の経験からいえることだが、一つのことを乗り越えると、次のことはほんの少しだけ簡単になる。一方、はじめにそれに負けてしまうと、次に乗り越えるのがより大変になるものだ。」

軍の訓練は、兵士が現時点で快適に感じているレベルを超えるよう後押しすることで、兵士を鍛え成長するようにデザインされている。多くの市民組織も同様のことを行っている。例えば、警察や消防学校、高校や大学のスポーツチーム、専門大学教育機関など（法科大学院、医科大学院）がその例である。

恐怖はどこにでもある。恐怖から逃れられる人はいない。では、恐怖を克服するのに最もよい方法とは何だろう。要は逃げずに取り組むことだ。恐怖を克服するためには、恐怖に直面しなければならない。それがレジリエントな人々が実践していることなのである。

第三章　道徳指針をもつ——正義を実践する

道徳的な相対主義、状況依存的な倫理観、社会的ダーウィニズムの台頭する現代において、道徳的基準などということについて述べるのはともすると見当違いだと思われるかもしれない。過去数世紀にわたって無意識に焦点を当ててきた心理学の影響で、かつては道徳的に判断されていたことが、中立的に行動だけを評価されるようになり、それは時には個人の自己責任が免除されるほどだと考える人もいる。しかし、道徳的責任の喪失に対する懸念は今に始まったことではない。歴史を通して、批評家たちは道徳的価値観の崩壊、特に若い世代の間での道徳的価値観の崩壊を非難してきたものである。

現代社会の道徳的な状況は、親や祖父母の時代と比べて本当に悪くなったのだろうか？　そうかもしれない。現代の若者は、仲間からのプレッシャーや評判、ホルモンの影響などに絶え間なくさらされるだけでなく、魅力的な外見、物質的な豊かさ、セレブの動向などに重点を置いたメディアが誘導する文化にもついていかなくてはいけない、と『魅力的《アベター》な男性《マン》』の著者ジョンソンはいう。[10]権力、金、セックス、暴力といったものが美化される一方で、勇気、高潔、親切のような価値観は軽視されがちだ。元教育省長官のウィリアム・ベネットが、『道徳について』『道徳の指針』という二冊の本を出版したことは、大きくメディアに取り上げられた。なぜなら、この本は若者に道徳的価値観を身につけてほしいと願う親、教師たちにとってとてもよい参考書だったからである。

著者らがインタビューをする中で発見したことは、高度なレジリエントを発揮している人たちは、物事の善悪に対する明確な価値観があり、それは強いストレスを受けていた期間やトラウマ後の人生に適応する際に、彼らを強めたということである。また利他主義——無私無欲、他の人の幸福を気にかけること、見返りを期待せずに与えること——も彼らの価値観の支柱、彼らの「道徳的基準《モラルコンパス》」として存在する。

道徳と倫理は複雑なテーマである。それは数世紀以上にわたって多くの高名な哲学者や宗教者たちが議論してきたことである。著者らはインタビューをする中で多くのレジリエントな人々が明確な道徳原則をもち、それを追求し維持しようとしていることに気づいた。この章では、自分自身の軸となる価値観を積極的に同定すること、それらの価値観を実際どの程度実践しているかを評価すること、より高い基準をとり入れることで自身を強めレジリエンスを高められることの根拠を示す。

ハノイ・ヒルトンのエピクテトス

一九九二年の大統領選でロス・ペローの副大統領候補だったジェームス・ストックデールは、多くの勲章を授与された退役軍人である。彼は、海軍学校校長、フーヴァー戦争・革命・平和研究所シニアフェローで、八つの名誉勲章を授与されている。海軍でのキャリアを積んでいた一九六〇年春、ストックデールは、スタンフォード大学の国際関係論の修士プログラムに入学を命令された。彼は「善悪の本質」という哲学のクラスをとり、プラトー、ソクラテス、ケストラー、ドストエフスキーらの著作を読んだ。彼の指導教授も退役軍人で、最後の授業の時に『生きる手引き』という、紀元五〇年にギリシャ時代の哲学者エピクテトスによって書かれた軍司令官の手引書をストックデールに餞別として渡した。教授は本を渡しながら「これがいつか君の役に立つことがあるのではないかと思う」と言った。

エピクテトスはローマの奴隷の息子として生まれ、一五歳の時に彼自身も奴隷として売られた。史実によれば、彼は鎖につながれ拷問を受け身体が不自由になった後、のちにローマ皇帝を殺害することになる人物に売られた。その後一〇年以上の間、エピクテトスはストア派の教師として仕え、最終的には自由の身となり、尊敬を集める高名な哲学者となった。

ストックデールは、指導教官からの餞別に戸惑いを感じながらも、ストア派の哲学者の教えが、軍パイロットとしての自分の人生にどう応用できるか考えた。教授の見識を信じ、彼は任務のたびにその本を持参し、くり返し読んだ。しかもただ読むだけでなく、そこに書かれた重要な規律――自制心、忍耐、徳と道徳的な人格、勇気、強靭さ、慈悲心により鍛えられた強さ、自分の目標を追及すること、常に最高であるように心がけること、剥奪や困難に直面しても尊厳を保つこと――について探求し、実践することを心がけた。しかし、ストックデールが本当にその本の価値に気づいたのは、一九六五年の九月九日、ベトナム上空で彼が乗っていた飛行機が撃ち落とされた日だった。

制御不能となった戦闘機からパラシュートで飛び出したストックデールは、地面に叩きつけられ、足に重傷を負った。その後数年、その怪我のために立ち上がることはできなかったがエピクテトスの「病気は身体の障害なるも、気にせざるかぎり意思の障害にあらず」という言葉に力づけられ、励まされていた。エピクテトスは言う。「人間は他人の被害者になることは決してない。自分だけが自分を傷つけるのである」。

一九六五年に飛行機から飛び出した時、私はテクノロジーの社会から離れて、エピクテトスの世界に入りました。孤独で、しかも身体に障害もありました。自分を信じることが毎日の生活の基本でした。私がそこにもち込んだ価値観は、私を捕えた人たちによって試されることになりました。報酬は自尊心でした。私がそれを保つか、それともはぎ取られ、私の目的意識と安定感を損なう力として用いられるかでした。

捕虜としての初めの四年間、ストックデールは独房に監禁されていた。北ベトナム兵たちは彼が将軍だと知っていたので、ストックデールがハノイ・ヒルトンにいる他のアメリカ兵捕虜に命令できないようにしていたのだった。しかし実際は、ストックデールは孤独になることはほとんどなかった。なぜなら彼はアメリカ人捕虜たちと壁一枚を隔てていただけで、タップコードを使って連絡をとっていたからである。タップコードとは、捕虜たちが壁をこつこつとノックすることによってメッセージを伝達する手段である。

ストックデールは、ハノイ・ヒルトンにいる他の捕虜たちに指令を出し、リーダーシップを発揮し、指示、鼓舞、軍令を与えることが上級指揮官としての自分の義務であると認識していた。指針として、彼はまず軍の行動規範を用いた。それには、アメリカ兵の指揮系統が捕虜になっても引き続き有効であると書かれていた。捕えられた兵士は、名前、階級、認識番号、生年月日の情報を漏らしてもいいが、それ以外は拒否し、逃亡するために全力を尽くすこととされていた。

この厳しい軍規律に従い、軍事秘密を漏らす前に死ぬべきだと主張する兵士もいた。ストックデールも彼自身が現実に直面させられるまではそう考えていた。一九六五年の秋、北ベトナム兵たちは、アメリカ人捕虜たちを尋問する際に拷問を始めた。一〇月末、ストックデールは最初に拷問にあったロッド・クヌトソン中佐から北ベトナム兵の拷問についての詳細を伝えられた。

クヌトソンもストックデール同様に道徳的な人物であったが、クヌトソンの道徳的な基準はエピクテトスではなく自分自身の父親であった。

私はモンタナ州のビリングスで生まれ育ちました。三年生の時、友達と私は近所の郵便ポストから手紙をとりだし、それを池に投げこみました。私たちは、その封筒の中に小切手が入ってるとは知らなかったんです。その日の夜、父は私に近づくなり、両腕をつかんで台所のカウンターにのせ、大きな手のひらを私の腰に当てて、顔を近づけてきてこう言いました。「お前の目を見て、お前を信頼できるどうかを知りたい。もし本当のことを話してくれたら、ただお仕置きをするのとは違ってくる。チェースさんの手紙に何をしたのか、彼女の小切手をどうしたのかをお父さんに正直に話しなさい。」

長い間、父は瞬きもせずにじっと待っていました。私はついに白状しました。「封筒をとって、やぶって池に捨てちゃったんだ。」父はしばらく私の顔を見つめた後、私を抱きしめて本当のことを話してくれてありがとうと言いました。それから、私はカウンターから降ろされ、道向かいのチェイスさんのところに連れていかれました。私は彼女にあやまり、その後五年間彼女の魚の住む池の掃除をすることになったのです。

とにかく、収容所で、ベトナム兵の尋問官はすぐ目の前にいて、質問を浴びせ、答えろというのです。その時、私の年老いた父親もまたそこにいて私に問いかけていたのです……。

ハノイ、ホアロー収容所に連れていかれた時の、私の状態はひどいものでした。自分の力でトラックから降りることができないほどでした。ベトナム兵は私を引きずり出し、豆の入ったずだ袋のように道路に投げ出しました。そして、収容所の中に連れていき、尋問部屋に入れました。私が名前と階級、認識番号と生年月日以外のことを答えなかったので、後ろにいた兵士が銃で私の頭を殴りました。私は椅子から転げ落ち、床に崩れ落ちました。尋問の後、テーブルくらいの大きさの独房に入れられました。独房の片側は四五センチ幅のコンクリートの寝床で、その寝床の足元には、コンクリートにはめこまれた足の固定具がありました。浅い穴の部分とその上にあるスチールの棒で、鍵がかかるようになっていました。

その独房は表現することもできないほど不潔でした。さびたトイレバケツが糞尿でいっぱいでした。大きなネズミがいて、いつもパンくずを狙っていました。独房のドアの外にアメリカ兵がいるかどうかを知るために声をかけると、監視人が来て頬を殴られました――音を立てることは許されていませんでした。

翌朝、監視人が独房に、一一の質問事項が書かれた紙を持ってきました。彼はペンを私に押しつけ、紙を指しました。私はただ頭をふって、「答えられない」と言ったら、殴られ、あらためて紙を渡されました。私はこう言いました。「私にサインをさせたいのか？　わかった、サインしよう。」私はペンを紙に押しつけ、それを先に投げました。それはジョン・ウェイン（訳注：愛国主義で有名な俳優）のようでしたが、その後五日続く拷問の引き金となったのです。

背中がまるでハンバーガーのようになるまで拳や棍棒で殴られました。血があちこちに飛び散っていました。腕を後ろ手に縛られました。それは彼らの好んだ拷問の一つでした。細い紐で筋肉を縛り、前腕の血流をとめます。手がゴム手袋のように膨れ上がり、風船のようになります。トイレのために起こしてくれるわけではなかったので、私はずっと自分の尿の中に横たわっていました。ついに彼らが私を起こした時、私は自分で飛行服を脱ぐことはできず、立つことも座ることもできませんでした。臀部にあった分厚いかさぶたが飛行服にくっつき、すべてのものがくっついてしまっていました。

クヌトソンは一六日間にわたるの拷問に耐え、北ベトナム兵に名前、階級、認識番号、生年月日の、ベーシックフォーといわれる基本的な四つの情報以外のことを漏らさなかった。クヌトソンは家族、経歴についての事実は捏造した。にもかかわらず彼は、打ちのめされたように感じ、情報を「漏らした」という自責の念にかられたのだった。

クヌトソンが情報を漏らしたと聞き、捕虜の中には彼のことを弱いと思った者もいた。しかし、ストックデールはクヌトソンの拷問が、北ベトナム兵のアメリカ人捕虜への扱いにぞっとするほどの変化が起きたことを示していると理解し、他の捕虜たちはクヌトソンの苦悶がどれほどひどいものであったかを真には理解していないとわかっていた。

ここでストックデールは、捕虜期間中、彼の心を占めていた大きなジレンマに直面した。軍の行動規範は明確であり、ストックデールは海軍将校として軍法を遵守し、部下もそれに従わせなければならないと考えていた。しかし、クヌトソンの拷問の話を聞いた後、軍法に捕虜全員が従うことは不可能だと悟った。どんなに彼らがタフで断固としていたとしても、それぞれが耐えられることには限界があり、ひどい拷問を受ければ、ベーシックフォー以上の情報を提供してしまうだろう。高位の将校として、他の捕虜たちにどんな指針を与えることができるだろうか？　拷問にどう耐えるかアドバイスできるだろうか？　ストックデールはエピクテトスとストア派をよりどころとした。

ストア派の哲学は、個人のコントロール、弱点を減らすこと、そしてどんなに厳しい状況でも、尊厳を高める伝統的な価値観に沿って生きることに重きを置く。個人のコントロールの主な点は、自分がコントロールできることと、そうでないことを区別する能力である。ストックデールはこのように捉えた。

……ストア派は常に自分の心の中に二つの異なる「ファイル」をもっています。一つは（A）自分次第のもの、もう一つは（B）自分ではどうにもならないことです。別の言い方をすれば、（A）自分の力の及ぶもの、（B）自分の力を超えたところにあるものともいえるでしょう。さらに他の言い方をするなら、（A）自身の意志、自由意志に基づくもの、（B）自分の意志を超えるものといったところでしょうか。一言で言えば、ストア派が言っているのは、「自分がコントロールできることに取り組むことで、必要なものを手に入れることができる」ということなのです[26]。

ストックデールにとって、「社会的地位」はカテゴリーBに属している。なぜなら、私たちがそれをコントロールできることはほとんど、またはまったくないからである。ストックデールはこうふり返っている。「千人を超える兵士と百人以上のパイロットの司令官をしていた時、私は自信に満ちていて、自尊心があり、自分は成功の鍵をみつけたと思っていましたが、飛行機を撃ち落された瞬間から、自分は侮辱の対象となり、北ベトナムで犯罪者となりました。人間の状況なんてものは、ほんの数分のうちに、威厳があり有能な紳士から、パニック状態ですすり泣き自己嫌悪でぼろぼろな男に変わりうるのです。[26]」

ストックデールは、このことを自分が受けた多くの拷問から経験的に知っていた。上級将校として、ストックデールは定期的に尋問に呼ばれていた。四年の監禁生活の中で、ストックデールは一五回の尋問を受け、その都度情報提供を強要された。彼の著書[27]の中に、長時間にわたる拷問の後、ひどく落ち込み、割れたグラスの破片で前腕を切って自殺を図ったことがあると書いている。

拷問の経験から、ストックデールは非現実的な期待や実現不可能な判断基準をもたないようにすることを学んだ。仲間の捕虜が自身の期待に応えられなかった時、ストックデールは受容し、共感し、寛容に接した。捕虜の多くは、ほとんど意味もないような情報しか漏らさなかったとしても、そのことを恥じ、自分自身、捕虜仲間、祖国を裏切ってしまったと感じるものだ。例えば、ロバート・シュメイカー最高司令官は、はじめて北ベトナム兵に情報漏洩した時のことを覚えているという。絶え間ない拷問に、彼はそれ以上もちこたえられなかった。

> はじめて情報を漏らしてしまった時、押しつぶされそうでした。泣きました。身体的な虐待からではなく、自分を裏切り軍の期待を裏切ったことからくるものでした。いつのころからか、知恵がつき、嘘を言うことを学びました。そして、自分の嘘を記憶しました。このことは、アメリカ人とジョージ・ワシントンが理想としていた「常に真実を述べる」ということからの脱落でした。[26]

ストックデールは、飢餓、厳しい生活環境、身体的な痛みなどによる苦しみを、恥・不名誉の苦しみと比較して理解している。「肩を骨折し、背中の骨が折れ、足の骨が二回折れたことは、不名誉と比べたらなんでもないことです。不名誉は重い、どんな肉体的な怪我よりも重荷です。人を落ち込ませるのは身体的な痛みではなく、不名誉なのです。[26]」

先に述べたカテゴリーA（自分自身でコントロールできること）とカテゴリーB（自分ではどうにもならないこと）という点で、ストックデールは、クヌトソン、シュメイカー、そしてその他の多くの捕虜たちが耐えた拷問は、カテゴリー

Bに属すると認識している。なぜならそれは彼ら次第ではなく、彼らの力ではどうにもならず、彼らの自由意志ではないからである。しかし、ストア派の哲学によると、人はそのようなことに対して、自身の力と自由意志の範囲で耐える責任があるという。ジョージタウン大学教授でアメリカ海軍大学倫理学の教授でもあるシャーマンは著書『ストア派の戦士：軍精神の背景にある古代哲学』の中で、ストア派の義務についてこう述べている。

我々は挑戦し、リスクをとり、自分の技能を高め続けなければならない。我々は目的に到達するために最大の努力をしなければならない。我々は限界まで主体性をおし進めなければならない。ここで言いたいのは、自分に力を与えるということだ。しかし、同時に、我々が変えることができないことに向かい合う強さと精神の静けさを培わなければならない。我々は自分に統御できる範囲はどこからかということだけでなく、どこまで統御できるのかということを学ばなければならないのだ。[22]

ストックデールはどうしたら捕虜仲間に最適なアドバイスができるかを深く考えた。コードをどう解釈するか、拷問にどう耐えるかという話題が、彼らがお互いに連絡をとれるようになった当時、議論が白熱したテーマだった。ストックデールは、エピクテトスを指標にして、慎重に反対派の視点も考慮しながら、ストア派の基本的な価値を基にしたいくつかの規則を徐々に作り上げた。ストックデールは「構造的な価値観によって自尊心が支えられていることが、兵士たちの任務遂行の基礎になっている」ということを理解しており、彼の最終目標は兵士たちが「胸を張って、祖国に帰る」ことだった。[25]

ストックデールは、BACK USという頭文字からなるいくつかの規則を作った。Bはおじぎ（Bowing）のBである。捕虜たちは公の場で決して自発的にお辞儀をしない。お辞儀を拒むことは、世界に対しアメリカ人捕虜は打ちのめされていないことを示すことであり、もし捕虜たちが北ベトナム兵に強制されたら、それを見た人たちは、捕虜たちがジュネーブ条約に基づいた扱いを受けていないことを知るだろう。Aは放送（Air）のAである。放送を拒め。ラジオインタビューとメッセージや自白の録音を拒むこと。Cは犯罪（Crime）のCである。決して暴力という手段を使わないこと。そして、北ベトナム人に対して暴力をふるわないこと。Kは解放された時に、別れのキス（Kiss）をしないこと。北ベトナムに捕虜の扱いが文明的であったという印象を与えないこと。医療的な理由で解放が早められたとしても、北ベトナムからのどんな扱いに対しても感謝の意を見せないこと。USは Unity over self ――個人以前に全体で一つであるということである。

BACK USコードは詳細な規則からなっていたが、捕虜生活の現実を考慮に入れていた。それがストックデールが兵士たちに期待していたことであった――自分自身の身体的能力、道徳的能力の範囲内で最善の抵抗をし、情報を漏らす前に拷問に耐えること、彼らがどのような拷問を受けてきたか、自分が漏洩した情報は何だったかを伝えること、そして、翌日に再びくり返される拷問にそなえること。誰も北ベトナム兵からの特別扱いを受け入れず、すべての捕虜が解放されない限り、自分だけが早期に解放されることを受け入れないこと。

元ベトナム捕虜のスティーブ・ロングはBACK USコードの実践についてこう述べている。

ベトナム兵からの申し出を受け入れる時にとても注意深くなければいけませんでした。シャワーを浴びていいと言われた時、それを受け入れてしまいそうになりますが、捕虜仲間全員がシャワーを浴びることができるというのでなければ受け入れてはいけないのです。多くの捕虜は、早期解放を提案されました。北ベトナム兵は、もし情報を提供すれば、早く解放する用意があるというのです。多分三〇日以内に帰ることになるだろうと。しかし私たちの規則では、誰も早期解放を受け入れないのです。全員が帰国するまでは誰も帰らないのです。

南アフリカの指導者ネルソン・マンデラは、自伝『自由への長い道』（日本放送出版協会）に同じような例をあげている。一九七六年、南アフリカの法務大臣ジミー・クルガーが、マンデラが妨害と共謀の罪で無期懲役囚として一二年間服役していた悪名高いロビンアイランドを訪ねてきた。マンデラはその時のことをこう記している。

クルガーは特別の申し出をしてきました。……もし私がトランスカイ政府（バンツースタンホームランドと呼ばれた黒人居住地域の一つ）の正当性（合法性）を認め、そこに移ることを受け入れたら、私の服役期間は大幅に短縮されるだろうというのです。私は彼らが話し終えるまで、話をよく聞きました。そして、まず最初に言ったことは、私は完全にバンツースタン政策を拒否すること。そしてそれを支持するつもりは一切ないということでした。次に言ったのは、私はヨハネスブルグ出身で、私が帰る場所はヨハネスブルグだということです。クルガーは私に抗議をしましたが、それは何の役にも立ちませんでした。一カ月後、また彼は訪ねてきて同じ提案をしましたが、私は再びそれを拒否しました。それは裏切り者にしか受け入れることのできない申し出だったからです(13)。

道徳的な責務としての9・11テロ攻撃

序章のジミー・デュンのストーリーを思い出してみてほしい（彼は金融サービス会社のサンドラー社の業務執行社員で唯一生き残った人物である）。デュンと同僚は会社を立てなおすにあたり、破滅寸前の会社を再建することは自分たちの道徳的責務であるという信念と動機に支えられていた。ペンシルバニア大学のフリーマンらが言うには、かつては手段でしかなかった会社が、「社員の家族の生活の糧のため」と社長が表現したような道徳的企業となった。死者をたたえ、社員の家族をケアし、テロリストの勝利を否定する。道徳的目標は、それ自体が動機となりうる。取引先や従業員、顧客、その他のサービス供給者たち、支援者や団体の努力を後押しする(8)。誰もが「自分たちだけでなく死んだ同僚の分まで」との思いを胸に仕事をしていた。サンドラーの亡くなった社員の顧客から入った手数料は、その亡くなった社員に渡された(4)。

伝統的に情け容赦ないウォールストリート文化にはありえないくらい、他の企業からの協力があった。他の投資会社からオフィスのための部屋やコンピュータの寄付、商談の紹介があった。概して、「新しく発生した道徳的目的がコミュニティ全体に活気を与え」、回復のための活動は、努力、好機、希望、動機の好循環を生み、自信と行動の上昇スパイラルを生み出した(8)。

このように感じていたのはサンドラー社だけではない。ウォールストリート、ニューヨーク市全体のビジネスコミュニティの多くが、再生と繁栄を見せることがテロリストへの強力なメッセージになると信じて努力した。好循環はニューヨーク都市圏全体に広がり、すべてのビジネスを活気づけ、9・11の経済的損失から復活し、テロリストの攻撃前よりもよりよい状況になったかもしれない。

ある人にとって道徳的であることが他の人にとっては不道徳かもしれない

宗教や文化圏の多くは、真実に基づいた行動、他者の尊重、自分がしてほしいように人にも行うというような道徳原則を支持しているが、何が道徳的・倫理的で何がそうでないかについて、道義的な人でも、意見がくい違うかもしれない。これに関して、コクトゥは、組織という視点からフィリップ・モリスのようなタバコ会社の従業員の社訓を引用してハーバード・ビジネスレビューに以下のような記事を書いている。「企業は倫理的に疑問のある価値観を内包しつつ、レジリエントであることが可能である。フィリップ・モリスには確固たる価値観がある。しかしそれは一般には受け入れられにくいものかもしれない。例えば、成人の『自己決定』という価値観である。しかし、フィリップ・モリスの経営陣がこの価値観を強く信じていることを疑う余地はない。そして、その信念の強さが他のタバコ会社との違いを生み出しているのである。(6)」戦争行為そのものには反対している人が、この本の中で多く取り上げてきた退役軍人のレジリエンスと道徳的な勇気に尊敬の念をもつというのも、同じような例であろう。

戦争捕虜や退役軍人の犠牲を賞賛しつつも、自身の非暴力の信念を実現するという複雑な力学を雄弁に記した平和主義者の女性がいる。その女性はジョーン・バエズといい、彼女は一部の軍人たちの間で忌み嫌われている。ドゥーンズベリー（訳注：アメリカの漫画）でジョニー〝フォニー〟バエズ（やかましいバエズ）と風刺されたように、彼女は、その才能を生かして、反戦、反差別、労働者の権利のための非暴力運動支援を行った。彼女は、アメリカ・アムネスティ・インターナショナルの設立、同性愛者の権利を擁護し、環境運動、死刑反対に尽力した。

数年にわたるベトナム徴兵反対の活動により二回逮捕された後の一九七二年、バエズは元陸軍准将テルフォード・テイラー、アメリカ聖公会司祭マイケル・アレン、反戦運動家のバリー・ロモらとともに、リエゾン・コミッティという名の平和団体によって計画されたハノイ訪問に参加の要請を受けた。この訪問の目的は、クリスマスカードをアメリカ人捕虜に届け、アメリカ国民と北ベトナムの国民の間の友情の精神を表明することであった。

アメリカ人によるこのような形の敵陣訪問は比較的安全だと考えられていた。というのも、北ベトナムではもう何カ月もの間戦闘は行われていなかったからである。しかし、予定されていた二週間の訪問の三日目の夜、代表団が宿泊していたホテルの電気が突然とまった。サイレンが鳴り響き、地下のシェルターに案内され、そこで数日を過ごすことになった。彼らは後に、これが一一日に及ぶ、クリスマス爆撃として知られているラインバッカーⅡ作戦の始まりだったと知った。この作戦は、第二次世界大戦以来、アメリカ空軍による史上最大の爆撃であった。後に、バエズはホテルを出ることを許された時に目にした惨状について、こう述べている。

泣いている男性がいました。生き残った家族がゾンビのように狭い範囲をうろうろと歩きまわっていました。いたるところに、親族の喪中であることを示す白い十字架のヘッドバンドをしている人がいました。……瓦礫の上に座っている女性を見かけました、彼女は拳で太ももをくり返し打ちながら、ひどく絶望して泣いていました。その女性は泣き叫び、うめき声になり、そして一人になってしまったことを嘆く悲痛なすすり泣きになりました……あちこちに靴、小さなセーター、割れた皿の破片、水に濡れてページがはりつき開いたままになった本などが散らばっていました……。

九メートルの溝のそばでは、別の女性が身を屈め、半径三〜四メートルくらいの範囲を行ったりきたりしながら奇妙な歌を歌っていました。私は通訳に彼女が何を歌っているのかを尋ねました。……ああ、天よ地よ、こんなに深い悲しみがあるなんて。私は地面に崩れ落ち、顔を覆ってすすり泣きました。その女性の息子はこの辺りの泥の中に瞬時にして埋まってしまったというのです。そして彼女は「息子よ、どこにいるの？」と、むなしく口ずさみながら、最後に息子をみた場所の上を、まるで怪我をした年寄りの猫のように行ったりきたりしていたのでした。[1]

このベトナムでの体験が一九七三年に発表された『息子よ、どこにいるの？』というアルバムの着想をバエズに与えた。しかし彼女は、一部の人から期待されたような「極左翼支持」ではなく、一九七九年までに、現在ベトナムを支配している共産主義に対する反対を表明し、反戦活動の同国人の多くと対立することになった。

数十年後、バエズは彼女のコンサート会場でデモをした四人のベトナム帰還兵との出会いについてこう書いている。(2)

彼らのプラカードは侮蔑的でした。が、それはたいしたことではありません。彼らには、それまでに誰にも話したことのない物語がありました。それは真の勇気、深い悲しみ、暴力、殺害、そして死の物語です。彼らが体験したことを経験していない私たちに、彼らのジレンマを真に理解することはできないし、彼らが受けるべき称賛、尊敬、共感を妨げる権利はないのです。

私はもちろんベトナム戦争には反対でした。すべての戦争に反対しました。私は多くの人から理解されることを望んではいません。特に四人の帰還兵たち、「バエズ、兵士は赤ん坊を殺さない、リベラル派が殺すのだ」「バエズは敵のベトナムを支援した、つまりアメリカ人を殺すことを支援した」というプラカードを持って私の前に立っていた兵士たちに理解されたいとは思っていません。しかし、彼らが私に向けた方向性のずれた怒りや軽蔑は、彼らがベトナムのジャングルから帰ってきた時に彼らに対して向けられた怒りや軽蔑に比べれば、ずっと小さな不名誉だったと思います。

退役軍人との和解後、バエズはこう書いている。(2)

私たちは、この奇妙な対立にそれぞれの形で反応し、そして真の交流に至りました。私の反応は、一生解決しないであろう彼らの葛藤、激しい怒り、普通の生活を取り戻すために使った時間に対する深い悲しみでした。彼らのリクエストに応えて、彼らのプラカードの裏にサインをしました。そしてその夜のコンサートで彼らのために一曲歌いました。彼らはその後しばらくの間デモを続けましたが、私はその四人と友人になり、彼らと共通の認識のもとに親しくなることができると感じました。

道徳を実践するには勇気がいる

私たちが知る限りでは、ストックデールとバエズは会ったことがない。私たちが想像できるのは、彼らはおそらく戦争反対や多くのことについて異なる意見をもっているだろうということだけである。しかし、また、彼らが自分が心から信じる価値観に従って生きることの重要性を真剣に考えたであろうということも想像できる。ストックデールが守り、指標とし、彼自身のレジリエンスを補強してきた道徳的価値観は、世界中のほぼすべての文化圏で数世紀以上にわたって賞賛されてきた。しかしそれは簡単に習得できるものではない。なぜならその実践には勇気が必要だからである。プラトンとアリストテレスから指針をとり入れ、ストックデールは勇気を「魂の忍耐」と定義している[26]。それは「人が恐怖をコントロールするための指標[24]」で「恐怖の存在する中で訓練されなければならない[25]」。恐怖なしに勇気は存在しないことをストックデールは理解していた。そして戦場に勇敢に向かう陸軍兵士や、大荒れの海に停泊している戦艦に着陸する空軍パイロットに敬意を表する一方で、多くの哲学者たちがいう「道徳的勇気」に最も感銘を受けた。

地球倫理研究所の創始者ルシュワース・M・キダーは、道徳的勇気を以下のように定義している。「価値観のために立ち上がること……危機に直面した時に権利のために力強く立ち向かう……正しいことをするための勇気……倫理的な困難にひるんだり逃げることなく毅然と顔を上げて向き合える崇高な精神[11]」道徳的勇気はすべての徳の基幹となるものである。実際、一八世紀のイギリスの日記作家、サミュエル・ジョンソンは、道徳的勇気のことを「すべての徳の中でも最も偉大なもの。なぜなら、その徳をもっていなければ、その人はいかなるその他の徳も保てる保証がないからである」。元捕虜体験者で、大統領候補だったジョン・マケインは「勇気がなければ、どんな徳も脆いものである。いかに賞賛され、目標とされ、信奉されていようが、いずれは軽んじられ、戦うことなしに諦めることになる[14]」と断言している。

キダーは、道徳を三つの構成要素に分けている[11]。一つ目は、私たちは道徳の価値と原則の核となるものを信じ、それに責任をもつ必要があるということである。二つ目は、これらの原則にのっとって立ち上がることによって、危険に直面する可能性があると認識すべきだということである。その危険はさまざまな形で現れるだろう。例えば、身体的な危険かもしれないし、喪失、拒絶、恥、失望かもしれない。三つ目は、道徳的勇気をもった存在であるためには、それが死別や、拒絶や、恥を意味するとしても、危険に耐え、正しいと信じることを実践しなければならないということである。
ストックデールの意識の中で、クヌトソンはキダーの三つの道徳的勇気の判断基準に当てはまった。たとえ彼が拷問に耐えられず北ベトナムの人たちに「ベイシック・フォー」の情報以上のものを与えたとしてもである。クヌトソンは、恐怖と直面し、多くの罰を受けることにより、また嘘の情報だけを提供することで恐怖に立ち向かい見事に振る舞った。ふり返ってみるば、クヌトソンは、ハノイ・ヒルトンの捕虜たちの中でも最も強靭、反抗的、そしてレジリエントな人物だったといえるだろう。

利他的行為とレジリエンス

二〇〇七年一月二日、元海軍兵で現在は建築現場で働く五〇歳のウェスリー・オートリーが、二人の娘と一緒にニューヨークの137ストリートの地下鉄の駅で電車を待っていると、近くにいた男性が倒れこみ、線路に落ちてしまった。プラットフォームにいた人たちは、電車のヘッドライトがトンネルの向こうから向かってくるのを、恐怖におののきながらみていた。その時、とっさの判断で、オートリーは線路に飛び降り、痙攣を起こしている男性の上に覆いかぶさった。彼にじっと横になっているように言い、線路と線路の間に彼と自分自身の身体を移動した。地下鉄の運転士が急ブレーキをかけ電車が停車した時には、すでに二人の上を五車両が通り過ぎていた。しかし、オートリーのコートは破れたものの、奇跡的に二人とも大怪我をすることなく助かったのである。後日ニューヨーク・タイムズのインタビューに答えたオートリーは、次のように言っている。「私は自分が特別なことをしたとは思っていません。助けが必要な人をみた時に、ただ正しいと思ったことをしただけです。[5]」

他人のために犠牲になったり、他者の利益のために危険を犯す、オートリーがとったような勇敢な行動のことを利他的行為という。社会科学研究によると、利他的な行為はレジリエンス、精神健康、幸福《ウェルビーイング》感と相関がある。このことは精神疾患に苦しむ人もそうでない人も同様である。シュワルツらが行った、プレスビテリアン派の教会に所属する二〇一六人を対象にした研究によると、[19] 教会のメンバーの中で、最も精神的に健康（身体的な健康ではなく）なのは、他の人を助け、また他の人からの助けを受ける機会のある人たちだった。重要なことは、助けてもらうことよりも、人を助けることのほうが精神的な健康とより強い相関関係がみられたことである。第二次世界大戦の時に、爆撃を受けた地域で早急に助けが必要な人に手を差し伸べた人々の間に確認された「社会的に要請された《リクワイヤード》援助行動《ヘルプフルネス》」という名称で知られるようになった現象がある。自分自身が満足するような役割を果たし、それが周囲からも社会的に必要だったとみなされた人は、後にトラウマと関連した気分や不安の症状を発症することが、予想されたより少なかったのだ。さらに、一九七九年の研究で、ラクマンは、空襲前に心理学的症状があった利他的な人たちは、爆撃の後にむしろ症状が軽くなったと明らかにした。シュワルツとセンダーら[20]も多発性硬化症の患者で同様の知見を報告した。この事例では、同じ病気を抱えた人の話を傾聴するピアサポートの訓練を受け、仲間をサポートした人たちは、生活の質が有意に改善した。

二〇〇三年にシュワルツが率いるマサチューセッツ大学の研究者たちは、利他主義、別の言い方でいうと社会的関心は、生活や結婚によりよく適応し、絶望感やうつが低いことに関連しているという研究結果を報告した。助けを受けること、助けを与えることのどちらも精神的健康によい影響を与えるが、助けを与えるほうが与えられるよりもよいということがわかっている。さらに、社会的な関心をもつことは生活上のストレスを軽減し、身体的な健康の予測因子であった。研究者たちは、この結果をもとに、社会的な関心、メンタルヘルス向上、ストレス軽減の相関は、関心の中心が自分自身から他者に移ること、自信、自己受容が高まること、自身の病気体験を捉えなおすこと、人生により大きな意味を感じることなどと関係しているかもしれない、と理論化した。

利他的行為は、ストレスの高い環境を生き延びた子どもたちのレジリエンスを高めるのにも役に立っている。身体的虐待を受けたイスラエルの子どもたちを対象にした縦断研究で、ジムリンら[30]は、適応がうまくいった子どもたちはうまくいかなかった子たちと比較して、たいてい兄弟やペットの世話などの役割を担っていたことを明らかにした。同様に、ワーナーらが行った、ハワイのカウアイ島にすむ貧困状態の子どもたちの古典的な研究[28]では、家族、近所の人、同じコミュニティに住む人たちなど周囲の人を助ける経験をした子どもたちは、後の人生で成功をおさめていた。

利他的行為と他の道徳的な行動の神経科学

過去何世紀もの間にわたって、倫理や道徳性についての研究をしてきたのは哲学者や宗教学者たちだった。しかし近年、心理学者、人類学者、神経科学者が、進化の潜在的役割や、道徳基準や社会的価値を形成し維持する脳の機能についての研究を始めている。

新生児研究、動物行動学（動物の行動実験の研究）、実験心理学による大規模な科学的研究の結果が示しているのは、利他的行為が人類の歴史を通じて人間の行動に重要な影響を与えており、それは、環境、遺伝子の複雑な相互作用を表現している。例えば、アメリカ先住民で農業を行う人の中でも、多くの作物を作り、他の人に分け与えた人は、自分が病気や事故などで困難な状況に陥った場合、分け与えなかった人よりも多くの見返りを得る。シャピロによれば、いわゆる「相互的な利他的行為」を実践することは、名声と力を高め、友人を得る機会が増え、コミュニティが危機に陥った時に資源《リソース》に優先的なアクセスを得るなどの多くの利益と報酬がある。[21]

著述家のシャーマーは、「道徳的感情の進化的起源」について、次のように述べている。「社会的霊長類として、人類は相互依存や協力に報酬を与え、身勝手さやただ乗りを少なくするために、正義と悪の感覚を発展させてきた。人間社会の形成は、人間性の形成の上に築かれたのである。[23]」

神経倫理学という新しい分野において、神経科学者たちは、脳がどのような過程で道徳や意思決定を行っているのかを研究している。この新しい分野には多くの未解決の問題がある。道徳と倫理は人間の脳にもともと備わっているものなのだろうか？　脳のどの領域が、道徳と倫理的な意思決定に関係しているのか、また、それらの領域のいずれかがレジリエンスと関連があるのか？　倫理観、または倫理観の中のある側面が、生存の可能性を高めるものとしてDNAを介して子孫に受け継がれていくのだろうか？　道徳的な思考と倫理的な行動は、行動科学的介入や薬理学的介入によって強化されるのだろうか？　もしそうだとしたら、道徳観が強くなることは、ストレスに対しての強さやレジリエンスを高めるのだろうか？

神経科学者は近年、社会的な協力や利他的行為の研究を始めた。その主な方法は、被験者たちに研究のために計画された特殊なゲームを行ってもらい、その間、彼らの脳をｆＭＲＩで撮影するというものである。この研究でよく使われるゲームは囚人のジレンマとしてよく知られている。これは、別々の場所に隔離され相談できない状況におかれた二人のプレイヤーが、それぞれ、自分がより重いペナルティ、または軽いペナルティを受けるのと引き換えに、相手を裏切るかどうか決断しなければならないという筋書きからなっている。この研究の結果、相互協力は報酬系のプロセスに関する脳領域（例えばドパミン側座核系）を活性化することがわかった。よって、利己的な行動でなくお互いに協力することは報酬系を活性化し、そのため協力をした人は気分よく過ごすことができ、今後もまた同じように協力的な行動をしたいと感じるのではないかと考えられるのだ。おそらく、自然淘汰を通じて、協力やグループとしての結束はドパミンが関係する報酬系によって強化されてきたのだろう。

この説は、協力、共感、利他的行為のような向社会的行動が遺伝的要因に強く影響されていることを示す多くの双子研究の結果からも支持される。[18]さらに、一〇一人の健康なボランティアを対象にした最近の研究によると、ドパミンの活性化に影響するある特殊な遺伝子の変異をもつ人たちは、変異をもたない人と比較して、発展途上国の貧しい子どもに倍の金額の募金をしたという。[17]この発見は興味深いが、利他的行為のような行動は、複数の遺伝子の影響を受けるということを意識しておくことは重要である。

研究者らは、個人的な価値観の研究において、自身の価値観について考えることや確認することは、脅威に対する感覚を和らげ、脅威を惹起する情報に対する防衛的な反応を減らし、失敗した後にくり返しそのことを考えることが少なくなるということを発見した。個人的な価値観に集中させると、被験者が研究で難しいテストを受けている時の生理的心理的ストレス反応が和らいだ。カリフォルニア大学のクレスウェルら[7]が大学生を対象に行った研究で、ストレスフルな実験に参加する直前に、自分自身にとって最も重要な価値観についてじっくり考え確認する時間をもった学生は、自分にとって重要でない価値観について考えた学生と比較して、ストレスホルモンのコルチゾルの増加が有意に低かった。

二〇〇一年に行われたfＭＲＩの研究で、グリーンらは、古典的な倫理的思考実験の「トロリー・ジレンマ」を使って、倫理的ジレンマと戦う時に脳のどの領域――例えば前頭葉のように論理的思考を行う領域と、辺縁系のように情動を制御する領域――が活性化されるのかを調べる研究を行った。このジレンマは、二つの異なるシナリオからなる。第一のシナリオでは、被験者は、五人の人（知り合いではない人）がいるところに電車（トロリー）が向かってきていて、もし電車がその五人を轢けば彼らは死ぬという状況を見ている自分自身を想像するように言われる。被験者は、電車を別の路線に変更させるためのスイッチを押すことができるのだが、変更後の路線には一人の人（これもまた知らない人）が立っているのである。よって、もし被験者がスイッチを入れると、五人は助かるが、かわりに変更後の路線にいる一人が轢かれてしまう。被験者の多くは、電車の路線を変更することは道徳的に正しいことであると答えた。第二のシナリオで被験者たちは、歩道橋で知らない人の隣に自分自身が立っており、向かってきている電車の線路の上に五人の人が足止めされている状況であることを想像するように言われる。被験者が自分の隣にいる人を線路に突き落とすことだけが五人の人を助ける唯一の方法である。どちらのシナリオでも最終的に五人が助かり一人が死ぬという点では同じだが、被験者の多くが、自分の隣に立っている人を電車の線路に押し出すことを拒んだ。スイッチを入れるかどうかという第一のシナリオと比較して、誰かを積極的に殺すかどうかという第二のシナリオには、情緒的なプロセスがずっと多くあり、脳の扁桃体部位の血流が有意に上昇した。五人の命を救うことになるとはいえ、一人の人を殺害するという決断をする際に活性化された脳の部位は、悲嘆や恐怖を人が感じる時に活性化する部位と同じであった。この研究が示唆しているのは、脳の情動を司る部位が活性化されると、情動は論理や根拠に勝る可能性があるということだ。

道徳的なジレンマに陥った時に、レジリエントな人たちはそうでない人たちと比べて、大脳皮質をより強く活性化させているのではないか、そしてその結果、情動だけに基づくのでなく、論理・根拠と情動の双方に基づいた難しい道徳的判断を下しているのではないか、という仮説を立てることができるかもしれない。

他に選択肢がない場合もある

道徳的な選択には時にジレンマがあることを、しかも時にはトロリー・ジレンマを超えるような苦痛をもたらすものであることを知っておくべきだろう。トロリー・ジレンマは仮説にすぎないが、現実世界では、トラウマを体験した人たちは、それよりずっとひどい状況に直面することがあるのだ。「正しい」とか「よりよい」という選択肢がまったくない場合もある。

修道女のダイアナ・オルティスからインタビューを受けた拷問からのサバイバーは、想像を絶する出来事について詳細に語っている。(15)

ある父親は自分自身だけでなく、一〇代の娘と九歳の息子が軍に拘束された時に体験した恐怖と屈辱的状況を記憶している。「私が与えられた選択肢はこういうものでした。自分の娘をレイプするか、彼らがするか……。自分の娘にそんなことをできるわけがないでしょう……。私は忸怩たる思いで目を伏せました……。兵士の一人が私の顔を上に向け、その恐ろしい出来事を強制的に見せました。……。そして、彼らが終えた後、同じことを私にするように強いたのです……。彼らはなんてひどい人間なんでしょう？　私はなんてひどい父親なんでしょう。」

拷問で「口を割った」ベトナム捕虜体験者たち、そして他のトラウマの被害者のように、この恐ろしい出来事を体験した父親が、たとえそれが避けようがなく他に選択肢がなかったとしても、そのことをくり返し思い出し、「自分は何でこんなことをしてしまったのだ」と自問するだろうことは容易に理解できる。時には「道徳的な」選択肢がないこと、そして言うに耐えない恐怖、困難、屈辱を体験した後に、若干の正気を保っていること自体がその人のレジリエンスを示している可能性があることを知っておくことは重要である。[12]

道徳的指針の訓練

道徳性（または道徳的勇気）は生まれつきのものなのだろうか？ それとも学習することができるのだろうか？ これは何世紀もの間学者たちを悩ませてきた問いである。生活の指針となっている道徳性や勇気を教えることができるのかという疑問をもつ人もいるし、可能であると考える人もいる。元企業の内部告発者で後にアメリカ上院倫理調査員となったリーは、著書『勇気』にこう書いている。「勇気は学習によって獲得された資質であり、一連の技術であり、訓練された技能である。それはボクシングようなものである。ただしボクシングよりももっと簡単で、ボクシングのように臭くないし、鼻血の原因になることもない。[12]」

もし、自分の道徳的勇気を高めたいと考えた場合、何から始めたらいいのだろうか？ 著書『道徳的勇気』の中で、キダーは三つのステップの要点を解説している。[11] まず、自分自身を公平、オープンに正直に評価する必要がある。誰もが核となる価値観と信念をもっている。自分の価値観と信念は何だろう、その中でもどれが最も大事なものだろう。その原則と価値観に沿って生きているだろうか？ 不十分だろうか？ どこがだろうか？ 変わりたいと思っているだろうか？ そうする勇気をもっているだろうか？

この自己評価は最初のステップにすぎない。次に、キダーが勧めるのは、これらの問いを自分が尊敬できる倫理観と高い理念をもった人物と話し合うことである。こうして話し合うことは、人生の中の多くの局面で自分がとってきた行動の道徳的な意味を認識し分析し、自分の核となる価値観を守ることに伴う危険を正当に評価するのに役立つだろう。

三番目のステップは、道徳的価値観の実践で、困難な状況でもそれを守り、維持することである。価値観を緩めること、妥協、省略することは簡単なので、常に慎重でなければならない。リーが書いているように、「回避の誘惑に直面」しなければならない。正しいと信じることをくり返し行うことによって、明確な立場をとることによって、自分の道徳的指針を確固たるものにし、強く成長することができる。アリストテレスが著書ニコマコス倫理学に書いたように、「私たちは自分が作った習慣のようにしかならない、節制した行動をすることで節度のある人になり、勇気ある行動することで勇敢な人になる」のだ。

しかし、どこからはじめるべきだろう？　マケイン[14]はシンプルにこう書いている。「自分のことより先に、まず義務を果たしなさい。」つまり、道徳的勇気を必要とする状況を遠く広く探す必要はないのだ。そのような状況は、私たちの日常の中にあるのである。

子どもたちの場合はどうだろう？　どのようにして道徳的勇気を子どもたちに教えたらよいのか？　効果的な方法の一つは「きりんプロジェクト」という「危険をおかしても公益のために取り組む」というモットーのプロジェクトである。これは義務教育期間の生徒のためのヒーロープログラムとして発展してきた。二〇〇七年時点で、九百以上の「キリンたち」の物語が記録され、三万人以上のアメリカと海外の生徒（海外は国際部門を通して）に届けられた。生徒は物語を読んだり聞いたりし、自分のコミュニティにいる同じようなヒーローについて話し合い、最終的に、自分自身のコミュニティの中にニーズをみつけ、サービス・ラーニング（訳注：社会活動を通して市民性を育む学習）プロジェクトを通してその問題に取り組むために働くことによって、「自分が物語の主人公になる」のである。例えば、ニュージャージー州マウンテン・レイクのワイルドウッド・スクールでは、生徒とボランティアの親がバレリー基金モリスタウン記念病院、モントヴィレ動物シェルター、ニュージャージー被虐待女性シェルターでプロジェクトを行った。これらのプロジェクトに積極的に参加することで、子どもたちは与えることの喜び、利他的行動の強化効果（訳注：行動したくなる動機を与える効果）を学ぶ。これらのプロジェクトは、他の子どもや大人たちに刺激を与える源となっていくのである。[29]

まとめると、自分自身の道徳指針を遵守することとレジリエンスは、お互いに強く結びついていることが多い。私たちは、自分自身が最も大事にしている信念と価値観のリストを守り、本や実在した倫理的な人たちから学ぶことによって、また、尊敬できる価値観をもった人と自分の信念について話し合うことによって、そして特に逆境の中にある時に自分自身の価値観を鍛えることによって、自分自身の道徳的な指針にさらに忠実になることができる。一歩一歩、私たちは自分の道徳的勇気を作り上げていくことができる。そうすれば正義の実践が最も必要になった時、すでに準備が整っていることだろう。

第四章　信仰とスピリチュアリティ——罪悪感、赦し、回復

困難やトラウマに取り組む過程で信仰やスピリチュアリティに目覚める人は多い。あらたまった宗教的儀式に癒しを感じる人もいれば、「神」とのつながりを感じたり宇宙の中に自分の居場所をみつけたりするような、個人的なスピリチュアルな実践を通じてインスピレーションや強さを求める人もいる。

二〇〇九年、心理学者のグレーバーは、彼女の著書に、信仰とスピリチュアリティの違いと関係について、明確に記している。彼女は「人は宗教を変えることがあるかもしれない、しかし生来のスピリチュアリティは変わらずもち続けているものだ」と述べている。グレーバーは信仰を、「神への道、存在の源」、スピリチュアリティを「霊的な体験を実際に感じる上で人に備わっている重要な能力」と定義している。(6) 自分に信仰心があると考えようが考えまいが、アメリカ文化、世界中のあらゆる地域・文化における、宗教とスピリチュアリティの重要性は否定しようがない。世論調査会社ギャロップの二〇〇七年の調査によると、九二%のアメリカ人が神、または「全能なる存在」を信じており、八一%が天国の存在を信じており、七〇%が悪魔、または地獄を信じているという結果が出ている。(15) アメリカ軍は、訓練プログラムの核の一つとして、スピリチュアルな要素をとり入れている。

世界には宗教やスピリチュアリティの影響力がアメリカよりもずっと強い地域が存在する。著者の共同研究者でニューヨーク大学精神科のアマド医師は、二〇〇五年一〇月に起こったパキスタンの大地震の生存者へのインタビューのためにくり返しこの地方を訪問した。アマド医師によれば、災害被害を説明する上でも、生存を説明する上でも、最

も強い影響力があったのはサバイバーの宗教心だったという。
著者らが行った、高いレジリエンスを発揮している人たちに行ったインタビューでも、スピリチュアリティと宗教の影響の大きさ、特にストレスの強い最も困難な時期における強い影響について語られることが多かった。次に紹介するソーシャルワーカーのエリザベス・エボーにとって、生命を脅かすほどのトラウマとその後遺症に直面した時、彼女の感情的側面を救ったのは、数年にわたるスピリチュアルな実践であった。

再び日が昇るのをみることがあるのだろうか？

エリザベスが仕事から帰宅途中の夜九時ごろのことだった。前日、彼女は東洋のスピリチュアル哲学と西洋の心理学的洞察の統合を主眼とするゲシュタルト療法の訓練プログラムに参加していた。その訓練の中で、彼女は他の二人の参加者から押さえつけられ、それに自由に抵抗するように指示された。その課題の目的は、内側にとどめられた個人的な力を開放することを体験するというものだった。彼女はまた、心身を浄化するための一〇日間の断食を終えたところだった。

エリザベスは帰りがけにスーパーに立ち寄った。買い物袋を持って車に戻ってきた時、隣に停まっている軽トラックに男が座っているのに気づいた。なんとなくその人のことを怪しく感じたエリザベスは、急いで車に乗って家に帰ろうと思った。しかし、彼女が買い物袋を助手席に乗せてドアを閉めようとした時、そこにはナイフを持った男がいて、彼女を車に押し込んだ。

エリザベスにとってトラウマは目新しいことではなかった。ソーシャルワーカーとして、ＰＴＳＤの症状に苦しむ多くの患者に接してきた経験があった。何年もの間、虐待を受けた子どもたちのカウンセラーと緊急電話相談のボランティアもしていた。彼女は怒りや敵意をもったクライアントとの交渉の知識があったので、特に恐怖を感じなかった。加えて、その男は毛むくじゃらでホームレスのような外見だったので、ただ金が必要なだけであろうと思った。

それまでの交渉経験を生かして、エリザベスは男に、自分が現金をおろすことのできる近くのATMに行った後、駐車場に戻り自分を解放するよう交渉した。最初、男はその提案に同意したようにみえた。彼は銀行に向かい、そこで彼女が現金をおろし、そして彼らはスーパーの駐車場に戻った。エリザベスはその時、家に帰ってこの「冒険」について友達に話している自分の姿を想像していたことをはっきりと覚えている。

しかし、スーパーに着くと、男は考えを変えた。急に右に曲がり、離れた場所に向かった。車を停め、エリザベスの手を背後に回し、手錠をかけた。エリザベスは恐怖に襲われた。彼女が叫び、暴れると、男は黙れと言った。男を説得しようとしたが、男はそれを無視し、車を発車した。数時間連れまわされ、エリザベスは希望を失いはじめた。男はエリザベスに、彼女を傷つけるつもりはない、すぐにどこかで車から降ろす、と言った。

　そして、私はそれを信じていました。彼が車を停めるたび、これで彼が私を車から降ろすつもりなんだと思いました。希望と失望が一晩中くり返されたのです。

深夜一時、あてもなく走りまわった後、男は町の端からほんの少し出たところのコンビニエンス・ストアに車を停めた。ついに逃げることができる、とエリザベスは思った。しかしその安堵は、男が彼女の手を車のハンドルにくくりつけるとすぐに恐怖に変わった。彼が店に入ると、エリザベスは誰かが気づいてくれるように祈りながらクラクションを何度も何度も鳴らした。誰も反応しなかった。助けを求める行動をしたことによって、男から罰を与えられるかもしれないと恐ろしくなった。

男は車に戻ってくると、モーテルに向かい、彼女を室内に連れこみ、レイプした。それからアダルトビデオを静かに見た。男はだまってしばらくベッドに横になっていた。彼女は男が自分を殺す方法を考えているのだろうと不安になった。彼女は男に、自分をトイレのパイプにつないでおいたまま去ってはどうだろうかと提案した。

男はその提案にのってこなかった。かわりに、数時間モーテルで過ごした後、車に彼女を乗せ、手を縛り、もと来た町の方に向かった。夜明け前、道には人気がなかった。誘拐されたスーパーマーケットから数マイルのところにある橋を渡った時、彼女は男がスーパーに戻り、彼女を解放することだけを願った。しかし一〇分のドライブの後、誘拐犯は渡ったばかりの橋にUターンした。男は車を停め、エリザベスの目をみて車から降りるように言った。

地面に足をつけると、エリザベスは安心感を覚えた。この悪夢はもうすぐ終わり、間もなく解放されるだろうと信じていた。しかし、男の考えは違った。彼は橋を指差した。「彼は私を橋から落とそうと考えていたのです。私は失神しました。」

エリザベスは約一二メートル下の氷のように冷たい水に落ちた時に目が覚めた。誘拐犯は彼女を橋から落とし、そのまま死なせようとした。落ちた時、痛みは感じなかった。ただ冷たい水のショックで目が覚めた。おそらく、着ていた分厚いウールのコートのエアポケットが落下の衝撃を和らげたのかもしれないし、失神して筋肉が弛緩していたため衝撃を吸収したのかもしれない。

パニックになるよりも、エリザベスは希望を感じた。生還するチャンスを得たのだ。彼女は水泳が得意だった。もっとも腕を縛ったままで泳いだことはなかったが。背泳ぎの姿勢になり、足だけを使って、九〇メートルほど離れた岸に向かって泳いだ。数分後、分厚いコートが重みを増していった。「私は疲れ果てていました。低体温症になるのを心配していました。」水面から沈みそうになるたびに、強く早く足を動かした。奇跡的に岸にたどり着いた。

河岸は急斜面で、厚い泥に覆われていた。エリザベスは、少しずつ泥の河岸を上り、道路に這っていった。何台かの車に無視された後、宅配便のトラックが彼女に気づき停まってくれた。ドライバーは彼女を最寄のコンビニエンス・ストアに連れていき、警察に電話し、熱い紅茶を買ってくれた。

当然の結果として、エリザベスはＰＴＳＤの症状に苦しんだ。多くのトラウマ・サバイバーと同様、彼女もその出来事の記憶に苦しみ、一日中恐怖心に圧倒されて過ごした。誘拐犯が逮捕されたことを知っても、恐怖心が強かったので、自宅で一人で一五分と過ごすこともできなかった。彼女は親友の家にしばらく住んだ。彼女が仕事に戻ることができると感じるようになった時、その友人は彼女を職場まで送り、帰りは迎えに来てくれた。幸い、上司は彼女の仕事を融通がきくスケジュールにしてくれた。働くことができる日もあれば、まったく仕事ができない日もあった。数カ月の間、まったく希望のない乳児のようだったと彼女はふり返る。

エリザベスは、スピリチュアルの実践を学んでいたことが彼女を強くし、ひどい試練の間自分自身を守るのに役立ったと信じている。また回復にも、スピリチュアリティは大きな役割を果たしたという。エリザベスは、再び情動的安定を取り戻した時、スピリチュアルな指導者とヒーラーを探した。瞑想し、サンスクリットのマントラを唱え、さまざまなハーブや、ホメオパティックなサプリメントをとった。そして呼吸法とムーブメント・セラピーを学んだ。彼女の目標は、より高いスピリチュアルの段階に達し、その過程でトラウマを乗り超えることだった。内なる平安を求めるために、彼女はひたむきだった。

数年後、エリザベスはさらなる専門的な訓練を完了し、公共機関を退職し、ホリスティック医学（訳注：人間を体・心・霊などの統合体と捉え、全人的なアプローチを重視する立場の医学）と幸福《ウェルビーイング》を重視したクリニックを開業した。また、彼女は、結婚し母親にもなった。数年にわたり、重度のストレスを抱えた生活をしなければならなくなったにもかかわらず、エリザベスは、誘拐されたことは結果的に彼女の成長の基盤として役に立ち、自身の人生について考え、それをよりよいものに変えていくのに役立ったと信じている。彼女によれば、誘拐された後の人生を前に進めることができたのは非常に多くのレジリエンスの要因があったからだが、最も重要だったのはスピリチュアリティだったという。彼女はスピリチュアリティのことを、中核的で、束ねられた糸のようなものであり、生き延び、自身を癒し、最終的にはトラウマを乗り越えた彼女の能力を説明するものだと言っている。回復への過程は、彼女の世界に対する見方を根本的に変えた。その試練以前には、たとえ危機が自分に関係あることだったとしても、「それは自分には起こらない」と信じて生きていた。今、彼女は真実を知っている。人生は儚く、簡単に奪われてしまう可能性があるものだということを。

終結にいたる唯一の方法は、自分自身の内面にあります。外で起こることではないのです。こんな出来事は自分には起こらないと今後私が感じることはないでしょう。実際、起こったのです。スピリチュアルな哲学を学ぶことと、瞑想を訓練することとマントラを唱えることによって、スピリチュアルな体験、気づきの体験、そしてすべてがつながる体験をしました。私は以前よりも完全に今ここにある現実の中にあり、にもかかわらずより偉大な存在の一部であることを深く実感しています。

何か悪いことが起こった時、それをどう修復するかとか再び起きないようにするにはどうするかを考えるかわりに、私は苦しみも痛みも人生の一部だと認識します。しかし、私はその痛みの中にとどまりません。痛みの経験は消えていき、それに直面しても生きていると感じることができます。そのため私は、どんな体験も、それがどんなにトラウマ的であっても、それが私を本質や気づきに近づけてくれるという信念をもつことができます。だからといってレイプされたことへの怒りがないわけではありませんが、怒りを感じる瞬間というのは本質的な自分を体験する旅の一部でしかないのです。

エリザベスは今、誘拐されるまでの自分自身を「無意識」だったと感じている。「誘拐犯が私を目覚めさせたのだと思います。私はぐっすり眠っていたので、眠っていたことにすら気づいていなかったのです」と彼女は言う。誘拐犯が刑務所に入っていた時に、彼女は自分が参加していた瞑想のグループから次のようなスピリチュアルな文章を誘拐犯に送ってもらった。「刑務所での日々が修道院でのようなものでありますように。あなたにとって成長の時となりますように。」それから何年もたった後、彼女は以下のような体験をしたのだという。「友人と森に出かけた時、そこで彼の魂を感じました。ふり向いてその魂に向かい合い、人生の道中の教師であってくれたことを感謝しました。すると、彼の魂が離れていくのを感じました。」

エリザベスは、トラウマのサバイバーには、被害者であり続けることと現実世界に戻ってくることの間に橋が架かっていると考えている。彼女自身は、スピリチュアリティに目覚めること、現実に対するより広い視点、自身より偉大な存在とのつながりを深めることにより、その橋を渡ったと感じているという。デューク大学のトラウマ研究者オコナーはこう記している。「スピリチュアルな方法は、希望を回復し、正義と不正義、安全と危険、善と悪に対して、よりバランスの取れた見方をするのに役に立つ。ＰＴＳＤにおいて、スピリチュアルの力を受け入れることは、スピリチュアルな目覚めを導くかもしれない。」これが、エリザベスが発見したことである。しかし、それは簡単なことではなかった。何年もの時間が必要だったし、神話学の学者キャンベルが「英雄の旅」と呼んだ旅に出るには勇気が必要だった。復讐をすることや恐怖の闇に隠れることに執着するよりも、むしろ、ユングが「シャドウ」と呼んだ「魂の暗い闇」に直面することを彼女は徐々に選択したのだった。エリザベスが到達したのは、スピリチュアルな目覚めだったのである。

神が一番大切である

私たちがインタビューをした多くのレジリエントな人たちは、前述のエリザベスと同じように、スピリチュアルな信念やプラクティスの中に強さを見出していた。このことは、元ベトナム捕虜兵たちにおいて、顕著であった。実際、ロチェスターとキリーはベトナム捕虜兵の古典、『名誉に《イン》かけて《オナー》なすべきこと《バウンド》』で以下のように述べている。「ベトナム捕虜による個人的な記録で、スピリチュアルなエピソードをまったく含んでいないものはないと言っていいだろう。[20]」

ディック・ボルスタッド少佐は、最悪の状況の時でも信仰を失うことがなかった兵士の一人である。戦争捕虜としての試練から四五年たった現在でも、彼は自身の人生の基盤としてのカトリックの信仰について語っている。

ディックはミネアポリスの南の貧しい家庭に育った。彼の父親は大工で、妻と六人の子どもの生活を支えるため、起きている間はずっと働きづめだった。父親自身は教会に行く時間がなかったが、子どもたちには毎週日曜日に教会に行くことを強制した。

六年生の時に、二週間の宗教サマープログラムに参加したことが、彼の人生を決定づける出来事となった。プログラム最終日、先生が一番きちんと出席した人が教室の壁のセント・アンソニーの肖像を賞としてもらえると発表した。一度も欠席をしてないのはディックだけだった。

私はセント・アンソニーの肖像をもらいました。セント・アンソニーは物事を探すのを助けてくれる聖人です。もし物をなくしたり、どうしたらいいかわからない時に助けてくれるのです。それ以来、私はセント・アンソニーに助けてもらうようになりました。

ディックは一九歳の時にアメリカ海軍基地に配置された。二年後の朝鮮戦争で、彼は戦地に招集された。海軍の第一支部の一員として、ディックは韓国の仁川に上陸し、歩兵として戦い、負傷し、パープル・ハート勲章（戦傷した米国軍人に贈られる勲章）を受けた。数年後、彼は空軍パイロットとして従軍し、彼の飛行機は撃墜され、北ベトナムで捕虜となった。ディックはセント・アンソニーに勇気と希望と忍耐をみつけるのを助けてくれるように祈った。

彼らによるどんな仕打ちにも耐えられる強さを与えてください。拷問の間、痛みを感じている時はいつでも、私は痛みを神に委ねます。そして、私はいつも、家に帰る時に頭を上げて帰ることができるようにと祈りました。私は誇り高き行動をとる強さをもつことができるように祈りました。そしてもちろん、仲間のために祈りました。セント・アンソニーに祈り、彼が私のためにキリストに祈ってくれるように、命乞いをしてくれるように、キリストが私の願いを聞いてくれるように頼みました。セント・アンソニーがいてくれると、私一人よりも祈りが届くのです。

収容所で、ディックは決して孤独を感じることはなかった。ひどい拷問と欠乏の間も、彼はセント・アンソニーとイエス・キリスト――十字架に架けられ死んだキリスト――が、自身の十字架に耐えているディックのそばについていると信じていた。

ディックが収容所から解放された時、彼と彼の仲間の捕虜はフィリピンのクラーク空軍基地に飛行機で移動した。基地に着くと、彼と健康な仲間たちはすぐに食堂に案内された。長期間飢餓状態におかれていた彼らにとって、それは夢のようなことだった。しかしディックにはまずやりたいことがあった。

私が最初に考えたのは、クラーク基地に着いたら、何よりも先にまず神父に会い告解をすることでした。

彼はカトリックの神父に会った時に告解を聞いてほしいと頼んだが、次の礼拝を待つようにと言われた。

それで、私は言いました「今、お願いしたいのです。」
すると神父は答えました「では、もうしばらくしてからにしましょう。」
さらに私は言いました「いいえ、今すぐお願いします。」
そこで彼は部屋を準備し、私の最初の告解を聞いてくれました。
それでようやく私は落ち着いたのです。私は神に対してきちんと折り合いをつけたと思えたのです。

ディックに収容所で生き延びるのに役に立った最も重要な一〇の要因をあげるように頼むと、彼は宗教を一〇のリストのトップにあげた。

もちろん。それは疑いようもないことです。私は信心深いほうではないのです。私は普通の人間ですが自分の信仰を信じています。私は信仰を実践します。宗教以外には家族と祖国をリストの上位に入れると思います。しかし私には信仰が最も重要です。それを超えるものはありません。

ディックのように、元ベトナム捕虜のロビー・リスナー大佐は、祈りは大切な人とつながるのに重要な役割を果たすことに気づいた。著書の中で、彼は祈りについて書いている。(19)

私は長い時間祈りました。祈ることは、私ができる数少ないことの一つだったからです。私は自分の家族のためだけでなく、仲間の捕虜たちのために祈りました。それから、親戚全員のために、友達のために、そして政府のリーダーたちのために祈りました。祈りの中で彼らの名前を言うことは彼らを近くに感じることができ、とても意味のあることでした。

リスナーは拷問で生き延びるための手段として祈りを用いた。多くの場合、彼は神に「拷問に耐える強さを与えてくれるように」祈ったが、その痛みが耐えられないほどひどい時には、彼はその痛みから解放されるように祈った。

私は言いました。「神様、もう十分に長いこと耐えました。半分病気のような状態で、惨めで寒くて空腹です。ここから出してください、服と毛布といくらかの食料を与えてください。」

そして、北ベトナム兵からロープトリック（序章参照）で、後ろ手に手を縛り、徐々にその腕を肩関節が外れるまで上げられたり、監視兵から喉の周りにロープを巻きつけられ、それを両踵にくくりつけられたりした時（背中側で縛るので、リラックスして背中を丸めると、自分の首を絞めることになってしまう）、リスナーは聖書に戻った。

痛みに引き裂かれそうな時、必死になって祈りました。聖書の一節をくり返しくり返し唱えました。「私は十分に恩寵を受けています、十分に恩寵を受けています。」私は、その一節は、耐えなければならないことはどんなことでも屈せず耐えられるように、神は恩寵を与えてくださるという意味だと考えました。

ベトナム帰還兵のラリー・スタークは、自分が神の存在を信じている場合にのみ、神は常にそばにいて私たちの「状況」を理解し、進むべき道を照らし出すパートナーとして働いてくれると信じている。

神は常にともに歩んでいて、あなたの状況を理解していることを認識すべきだと思います。あなたがすべきことは、彼の存在を受け入れることだけです。そうすれば、どんなことであれ、対応することができるのです。神とともに対処することができます。そうすれば、あなたはその重荷を持たないということになるのです。一人ですべてを背負わなくていいのです。信仰がなければ、捕虜生活はずっと困難で、多分耐えられなかっただろうと思います。

怪我のために体力も十分でない状態で北ベトナムの山々を行進させられていた時にすら、スタークは神のしるしをそばに感じていたという。

私たちは山を登っていて、雲の上の表面をみることができました。雲の層の中を下のほうから歩いてきて、その雲を見下ろしていました。そして私は言いました。「ほら、神の道に挨拶をするための道だ。なんて美しいのだろう。」

また元戦争捕虜のジョン・マケインは著書の中でこう書いている。

悲惨な体験の中での絶望感から自分を守るために、捕虜たちは自分の信仰をしっかりもとうと全力を尽くし、暗闇の中でひとりその信仰を告白し、信仰がよみがえるのを早めました……。かつて、私は長く苦しい尋問の後で別の独房に移されたことがあります。その壁には「神、全能の父を信じる」と彫られていました。

多くの宗教やスピリチュアルな実践において、儀式や式典は中心的な要素である。正式な儀式が禁止されている状況においても、信仰をもつ人たちは仲間とともにそれを行なおうとするものである。例えば前の章に書いたように、北ベトナムはハノイ・ヒルトンというニックネームで呼ばれる施設に多くのアメリカ人捕虜を集中させていた。一九七〇年代、北ベトナムは各地からハノイに捕虜を集めた。

すぐに、収容所のルールに反して、多くの捕虜たちが宗教集会を開くようになった。収容所中の捕虜たちがその歌を聞き、歌に加わった。

「私たちは礼拝を行うと決め、ベトナム兵にそう伝えました。彼らは礼拝を禁止しました。」ブッド・デイはふり返る。しかし一九七〇年二月から、捕虜たちは礼拝を行い賛美歌を歌うようになった。デイは言う。「ベトナム兵はそこに入ってきて、壁に向かって礼拝を行っている捕虜たちを取り押さえました。そして銃を向けて部屋の外に追い出しました。私は立ち上がり、合衆国国歌、ゴッド・ブレス・アメリカ、マイカントリー・ティスオブジー、など思いつく限りの歌を歌いました。」

礼拝を準備することで北ベトナム兵からひどい罰を受けるとわかっていても、彼らはそれを続けた。なぜなら彼らは信仰心を表すことは士気を高めると信じていたからである。礼拝の後、北ベトナム兵たちは主催者たちを三八日間拘束した。

ハノイ・ヒルトンで最も尊敬を受けた高官の一人であるボブ・シュマーは、神を信じているが、自分が信心深いとは思っていないという。しかし、「ベテラン」捕虜として、新しい捕虜が隣の監獄に入ってきた時に次のようなアドバイスをした。

ここでまず必要なことは、信仰だ。私は牧師ではないし、勧誘しているわけでもない、ただ真実を伝えているだけだ。もし自分自身より強く高い存在をうまく活用しなかったら、多分ここでの「生活」に耐えられないだろう。

著者たちがインタビューをした元捕虜たちは、収容されていた間、多くの時間を祈って過ごしたが、捕虜になる前は自分が信心深いと思ったことはないという。常に苦痛があり、死がすぐそこにあるというひどい状況におかれたことで、それまでの人生のどんな時よりも信仰と祈りが必要となった。これは、いわゆる「苦しい時の神頼み」で、宗教家たちの中には疑問視する向きもあるが、多くの元ベトナム捕虜やトラウマからのサバイバーにとって宗教とスピリチュアリティは、それが以前からのものであるにしろ、新しく芽生えたものにしろ、生き延びるために中心的な役割を果たしていたのである。

無宗教の場合は？

私たちがインタビューした元ベトナム捕虜の中には、宗教や神の存在のような支えなしに心を強く保ち、生き延びた人もいる。アル・カーペンターは元海軍パイロットで、北ベトナムの収容所での六年半におよぶ隔離、拷問、極度の欠乏に耐えた人物である。他の捕虜たちによれば、彼は「真にタフな男」だという。その彼に、捕虜だった期間、宗教やスピリチュアリティが役に立ったかどうかと尋ねると、彼はこう答えた。

全然なかったと言っていいです。たしかに、それは要因の一つではありました。でも、長期間影響することはありませんでした。私はもともと宗教心が強いほうではありません。一般的なプロテスタントの信徒で、年に数回教会に行っていました。収容所に入れられてから考えたのは、これまで宗教について、本当に重要なことについて、そしてそれが自分の人生にどう

作用するかについて、真剣に考える機会がなかったということでした。そこで、少なくとも一年の間、どんなにいらいらしても、退屈でも、得たものが何だったとしても、宗教を追求すると誓いました。私は異なる宗教的背景をもつ仲間といっしょに、それを行いました。

例えば、アルはカトリックについて、信心深い他の捕虜からできるだけのことを学ぼうとした。

この状況から抜け出すためにではなく、自分のおかれた状況に適応するために、そしてこの状況をよりよく理解できるために、自分の考えが適切であるように、と祈りました。私は真剣にそう祈りました。いつも一生懸命祈りました。そして、私が得た結論は何だったと思いますか？　人が祈りから得る恩恵です。それは心を開くための力であり、言語化することを通して自分自身の内面を見つめる力です。木、壁など、何であれ対象に語りかけることによって、同じことができるのです。私は、何か超越した存在から答えをもらったり、安心感を与えられたとは思っていません。その安心感は自分の内面の深いところから来るものです……私はこの時期に、誓うことをやめました。私はやるからには徹底的にやる人間です。それは大変なことでした。それまでのやり方で自己表現しないということは耐え難いことでした。しかし私はそうしました。一年間それを続けました。つらかったです。しかし、私がたどり着いた結論は、私は自分で対処できるということでした。私は、真に自立したのです。

宗教がアルのレジリエンスを高めることはなかったが、困難に直面した時に宗教とスピリチュアリティが多くの人にとって助けになることを、彼は理解している。

特殊部隊の教官も神に力を求める

この本に登場する特殊部隊の教官たちの多くが、スピリチュアリティや宗教が強さの源となり恐怖をコントロールするのに役立ったと語ったことは、彼らの仕事の危険度を考えると驚くことではないだろう。元ベトナム捕虜たち同様、多くの教官が神との個人的なつながりを感じており、理想主義で倫理的である傾向があった。実際五〇％以上の特殊部隊の任務《ミッション》は人道主義的なものである。
マーク・ヒッケイは成人して以降の人生の大半を、特殊部隊の一員として過ごした。彼は医者で、統率力があり、強く、忍耐力がある人物との評価を仲間から得ていた。しかし、その名声の理由は一六〇センチという彼の身長とは関係なかった。

私は典型的な特殊部隊員の外見とは異なっていました。一九三センチの長身でがっしりした胸板の兵士ではありませんでした。自分が身体的に特別だと思ったことはありません。自分に唯一あったのは神との関係でした……私は基本的に自分の脳を単なるコンピュータのようなものだと考えています。それはデータを吐き出します、そのためにはまず入力されなくてはいけません。それをするのは誰でしょうか？　私の魂なのです……決断や勇気が自分の脳の外側のどこかからやってくるのがわかります。

優秀な外科医のヒッケイには、多くの長所があった。彼は決して途中で物事を放り出さない。「私を前に進ませるものは聖書です。聖書には『神の栄光に向かってすべてのことをやりなさい』と書かれています。私は自分のためにだけではなく、神のためにもベストを尽くしたいのです。神こそが私が感動させたい、と思う相手なのです。」
神と宗教が彼の特殊部隊での成功に果たした役割は何だと思うかと尋ねた時、ヒッケイ医師はこう答えた。

私にとっては、それが理由なのです。それこそが理由なのです。私は、死後どこか行く場所があると信じています。それは単に次の段階にすぎません。私は死を恐れないので、いろいろなことができるのです。特殊な方法で死ぬということについては恐れるかもしれません。サメには食べられたくはないですが、死を思うことによって恐怖を感じることはありません。なぜなら、私は神を信じていて来世には必ず何かがあると信じているからです。

別の特殊部隊教官のクリフ・ウェルチも同じような信念をもっている。
私は死を恐れていません。もし死んだら、私はさらによい場所に行くだろうと思っています。だから、いつ死がきてもいいのです。そう、本当に心配していないのです。多くの人が「それは賢いやり方ではない」と言います。しかし、私にとって信仰は大事なのです。もし、私が信仰をもってなかったら、何もないに等しいということです。神はいないと言う人がいます。また、宗教は弱い人のためのものだと言う人もいます。なんとバカなことを言うのでしょう。何かを信じているか、もしくは空っぽな人間であるかのどちらかです。これが、日曜日に教会に行きはじめた時から今までの私の人生の生き方です。常に、教会はそこにあるのです。

信仰と回復

一部のサバイバーにとって、トラウマ後、その困難から回復する過程の中で、信仰が人生の中心的役割を果たしたと考えられる。ティム・ポロックは若い退役軍人で、イラク戦争で重傷を負った。ＵＳＡトゥデイのインタビューによると、二〇〇四年の偵察軍事行動の際に、彼の頭蓋骨の半分が吹き飛ばされたという。地元のオハイオに帰り、軍の仕事から退職した後、ポロックはその負傷による痙攣発作や障害に苦しんだ。彼は不安焦燥感やＰＴＳＤの症状に苦しんだ。「大酒を飲み、銃を購入し、自殺を考えた」という。

ポロックにとって、そこから回復への道は、聖職者として学ぶことだった。彼は、苦しんでいる退役軍人を先輩の退役軍人とつなげるという使命をもつＮＧＯの「ポイントマン」に参加することで、新たな目的を見出した。アメリカ国内中の宗教団体のサポートを受け、ポイントマンは二五〇以上の退役軍人による支部を世界中にもっていた。また、現在任務についている兵士や退役軍人の家族たちに支援を提供する、軍人の母親、妻、友人らによる「銃後のグループ」もあった。ポロックは入院中の負傷兵を訪ね、ＰＴＳＤに苦しむ退役軍人をコーチした。「私は常にトラウマ後のストレスをもち続けるでしょう。しかし、私は神を通して、それをどのようにコントロールするかを学んでいます」とポロックは自身について述べている。

もちろん、トラウマ・サバイバーのための、あらゆる宗教ベースのプログラムは多くあり、その対象は軍関係者に限らない。例えば、「トーラと一二ステップ」という会社は、嗜癖を克服することに重点的に取り組んでいる団体で、トラウマのサバイバーに共通する問題を扱う。この組織のホームページによると、「薬物とアルコールには、『偽スピリチュアル』なつながりと超越を得られる感覚があり、私たちが創造主との関係を本質的に求めるのと似ているところがあります。そして『よいこと』に対する誤った感覚は、強い不満、空虚感、絶望感、最終的には死をもたらすのです」。このプログラムは、どんな信仰をもつ人にも開かれているが、ユダヤ教の教えに基づいたスピリチュアルなサポートとそれを応用した回復の一二ステップ、ユダヤ教の伝統的な思想体系であるカバラや、個人の成長を目指すことを目的とした倫理学の古典を学ぶ双方的な授業、そして学習能力を向上させるためのリーダーシップの技術・方法論のトレーニングを行っている。他には、アメリカ・キリスト教カウンセラー協会も、トラウマからの回復の助けを求める人々の資源となる全国的なネットワークをまとめている。

宗教をもたない人も、トラウマや人生の困難に対処するために、さまざまなスピリチュアルな実践を活用している。ユダヤ・キリスト教の教えから派生したものもあれば、そうでないものもある。例えば、ヨガ、太極拳、気功、合気道、密教儀式、イスラム神秘主義、サーダナー（ヒンズー教や仏教の精神的修行）、アメリカ先住民の伝統的なヒーリングなどである。トラウマ・サバイバーにおけるこれらの効果についての研究は急速に増えている。ボストン大学のヴァン・デア・コークらによる、ヨガのクラスと集団療法のどちらかに参加したPTSD患者の研究が、二〇〇六年発行のニューヨーク・アカデミー・オブ・サイエンスに掲載された。その研究によると、ヨガのクラスに参加した患者の方が、集団療法に参加した患者に比べて有意にPTSDの症状が減少した。また、ヨガは、感情の自己コントロールと関係がある心拍数変動の改善とも相関があった。さらに、最新の研究では、ヨガをすることにより、脳内の主な抑制性神経伝達物質のGABAが増加することが示唆されている。GABAを増加させる薬には、不安を軽減し、リラックスさせる効果がある。(24)

信仰、罪悪感と赦し

罪悪感と赦しは、特にストレス、トラウマ、レジリエンスという文脈において、複雑なテーマである。サバイバーは数年にわたり罪悪感をくり返し感じたり、罪悪感により何もできない状況になりうるし、ひどい傷の原因となった相手の人間、組織や社会を赦すことは、多くの人にとって不可能なことである。しかし、それを放置していると、罪悪感と赦すことができないことによって、私たちの内面の資源は弱まってしまうのだ。

戦場から帰還した兵士のためのスピリチュアリティに基づくプログラムでは、彼らが意識的・無意識的にもつ罪悪感にしばしば取り組む。例えば、「ポイントマン」代表のダナ・モーガンは、兵士たちにこのように伝える。「すべての人があなたを赦します。次はあなた自身が自分を赦す番です。神はすでにあなたを赦しているのですから。」

暴力や虐待の被害者にとって、加害者を赦すことは自分を赦すこと以上に困難なことだろう。ニューヨークタイムズに、エリザベス・カデスキーがアパートの廊下でスキーマスクをかぶった男に襲われた時のことを書いている。[7]「数カ月後にみた夢の中で、そのマスクの男が同じ廊下で私が帰ってくるのを待っていました。今回は彼はマスクを手に持っていました。彼をみつけた瞬間は恐ろしかったけれど、彼の顔をみると彼も人間だと思いました。彼は、他人を傷つけた罪悪感に悩まされていると言いました。私は彼を赦せるかどうか考えてみました。」

「赦すことができるか?」という問いは、中心となる問題である。フロリダ州立大学のランバートらによって二〇〇九年に行われ、百人以上が参加した研究で、参加者は、「特定の人のために祈る」、「何かについて祈る」、「特定の人についてポジティブなことを考える」、のどれかのグループに分けられ、それを四週間毎日続けた。その結果、「特定の人のために祈る」グループだった人たちが、他のグループと比較して、より寛容になり、無私無欲の気遣いが増した。おそらく赦しの過程で、前述のエリザベスが夢の中で強盗に対して感じたように、人は他人とその人のもつ視点に共感できるようになるのだろう。赦しとは復讐の欲求を手放すこと、つまり自分自身を「被害者」とみなし続ける非生産的なことをやめる、ということでもあるのだ。

あるサバイバーは次のように言った。「神はその人がどんな人であれすべての人を愛してくださる、ということを信じているなら、そして、神はどんなことであれ赦してくださるということを信じるなら、神はあなたの加害者をも愛し赦すのだ、ということも信じなければなりません。もし、あなたがまだ赦しの段階にきていなくても、神が赦すと知ることは、終結の目安になるでしょう。」

心身の健康と信仰

ディック・ボルスタッド、ボブ・シュメイカー、マーク・ヒッケイ、エリザベス・エボーらの話は、宗教とスピリチュアルな信念とレジリエンスの関係を雄弁に物語っており、またそれらの信念とレジリエンスの関係は科学的研究によって証明されている。最新のメタ・アナリシス（特定の分野の研究において学術雑誌に論文として発表されたもののうち、適切にデザインされ、適切に行われた研究をすべて集め統計をとったもの）によると、宗教的活動は、健康な一般人では身体的および精神的健康と相関があり、また、闘病中の人ではその状況により適応できていることと相関があると結論している。例えば、国立医療研究所のマクキューローらの研究グループによる最近の研究では、四二の研究で合計一二万六千人を対象とした研究を分析した結果、宗教に積極的に関わりをもっているグループの方が、そうでないグループと比較して寿命がわずかながら長かった[14]。他にも、低い血圧、高血圧の罹患率の低さ、また、おそらく高い免疫機能などとも信仰心が関連することを示唆する科学的エビデンスがある。リウマチ、重度の火傷、臓器移植の患者を対象にして行われた研究では、自分自身を信仰心が篤いと述べている人は、そうでないという人と比べて健康で、入院期間が短く、合併症が少ない傾向があった[18]。

多くの研究で、高い信仰心はうつ病の履患率の低さと相関してることが示されている。このことはアメリカやヨーロッパに暮らしている高齢者、身体的疾患をもつ高齢者、大腿骨置換術を受け回復した高齢者、喪に服している成人、大学生に当てはまった。デューク大学医学部の研究者たちは、身体的疾患で入院した五〇歳以上の八三八人を対象とした研究で、自分は信心深いと答えた人はうつ病の症状が少ないということを見出した[8]。同じようなことが、子どもでも報告されている。信仰心のある子どもは、そうでない子どもと比較して、希死念慮や自殺企図が少ない。

重要な注意点がある。それは、信仰心が常に幸福感やレジリエンスと相関があるわけではないということである。信仰による適応のポジティブなものとネガティブなものを区別した研究がある[16]。神を、罪を「裁く存在」としてみなす人の場合、自分はその苦しみに値すると考えるかもしれない。また、自分の運命は情けのない全能の神によってコントロールされていると考えるかもしれない。そのことが、自分でコントロールできるという感覚を限られたものにするかもしれない。

信仰と心身の健康の相関は明らかだが、その明確な理由はわかっていない。しかし、おそらく、定期的に礼拝などの宗教行事に参加することは、楽観主義、利他的行為、人生の意味と目的を探すこと、といった多くのレジリエンスの要因を強めるのだろう。それに加えて、宗教グループに所属することで、他者に親切にすることで意味のある社会的役割を果たすことを奨励する、ポジティブでレジリエントなロールモデルと定期的に会うことができる。信仰はまた、薬物やアルコール依存のような破壊的な習慣から遠ざける役割も果たすかもしれない。スピリチュアリティ・宗教の追求や、祈りや瞑想に集中すること、また、礼拝に参加することなどのうち、精神的健康やレジリエンスと最も相関があるのはどの要因かということが研究により明らかになりつつある。例えば、レジリエンスと宗教の関連は、礼拝などの宗教行事に参加する中で行う他人との交流の質によって一部説明されるだろう。宗教「religion」という言葉は、ラテン語の団結を意味する「religare」からきている。定期的に宗教礼拝に参加する人は、非宗教的な状況でしばしば得られるサポートよりも、より深く広い社会的サポートを得ることができる。宗教団体においては、困難な状況にある仲間に対して、食事や経済的援助、情緒的・道徳的サポートをするのは珍しいことではない。

しかしながら、彼らが得るのは仲間からの支えだけでなく、神からの支えもあるだろう。多くの宗教では、信者自身と神――導き、強さ、保護を与えてくれる全能の存在――との関係に心を注いでいる。人によっては、（このような）神との関係が内面の強さと自己効力感を高め、ルネッサンスの詩人で哲学者であるダンテの「勇敢でありなさい、そうすれば全能の神があなたを守ってくれるでしょう」というアドバイスに従うための助けとなるだろう。神が自分の味方であると信じることは、もしそれがなければ怖気づいてしまうような困難に立ち向かうことができるという自信となる。二〇〇六年、精神保健の研究者のファロットとヘックマンら[5]は、トラウマを経験した時に宗教的な対処方法を用いた人は、そうでない人と比べて、苦痛を低く報告するということを見出した。

信仰は困難の中にある家族を強める

著者らがインタビューをしたレジリエントな人物に、ダウン症の息子ブライアンがいるロン・ガレット、バーブ・ガレット夫妻がいた。ブライアンが生まれる時、ロンとバーブはとても喜び、また、赤ちゃんが女の子であることを望んでいた。赤ちゃんはハイディという名前をつける予定になっていた。

ブライアンの誕生は、一転、ショックとなった。それまで、ロンとバーブがダウン症について学ぶ理由も特になく、考えたこともなかった。生前に、赤ちゃんが先天的な障害をもっていることを示唆するものは何もなかった。突然、彼らはそれまでの育児についての考え方と、「普通の定義」を大きく考えなおす必要性に迫られた。ブライアンは、他のダウン症の新生児と同様に、筋緊張が少なく、飲み込む力が弱かった。バーブが思い出して言うには「抱っこの仕方、授乳の仕方など、子育てで普通にすることとすべてを、新たに学びなおさなければなりませんでした」。ブライアンはわずか生後六週の時から、発話と哺乳のための治療、作業療法、理学療法を受けはじめた。彼が退院してから三カ月は、バーブは仕事から家に帰ると、生まれてくると思っていた普通の子のことを考えては毎日泣いていたそうだ。障害のある子どもに対する戸惑いの感情から、距離をとる友人もいた。彼女は「いつかまた幸せになる日が来る」という内容の本を読んだが信じなかった。ブライアンがまだ乳児の時に、バーブは、ダウン症の子どもをもつ母親のグループからランチに誘われたことがあり、多少は孤独感から救われたが、バーブは周りの人に頼るよりも、自身の信仰を頼りにしていた。特に支えとなったのは、「神はよい贈り物を与えてくださる」という子どもを亡くした伝道師の言葉であった。

バーブとロンは、福音派のクリスチャンだった。ロンによれば、彼らの信仰は、ブライアンの親となることを含め、すべてに力を与えてくれるものなのだという。夫妻は、「どうして私たちがこんな目にあうのか」とは決して考えなかった。しかしバーブは、ブライアンがダウン症をもって生まれてきたのは神の意思なのだろうかとしばらく悩んだ。しかし、時がたつにつれて、彼女は神はブライアンがダウン症をもつことを赦し、障害は一時的なものだと信じるようになった。「なぜなら彼が天国に召される時に彼は完全になるからです」と彼女は説明した。

ブライアンがまだ小さかった頃、ガレット家は『人生《ライフ》は続く《ゴーズオン》』というダウン症のティーンエイジャーが主人公のテレビドラマをよく見たものだった。その番組は、情報収集に役立ったと同時に、将来に起こりうる問題を考えることになり不安にもさせられた。ブライアンとの生活は、困難の連続だった。彼の身体が成長し、より活発になるにつれて、精神的・情緒的発達の遅れが目立つようになった。青年期になっても、まるでずっと幼い子どものように行動し、エネルギッシュで、ずっと話し続け、注目してもらいたがり、家をめちゃくちゃにする傾向があった。

長期間の訓練を続けたことで、ブライアンは読み方を学び、それが彼の教育上大きな効果をもたらした。ブライアンは、知的障害者の国際的なスポーツ大会であるスペシャルオリンピックの選手として活躍し、多くのメダルを獲得した。一八歳の誕生日の直前に、彼は普通クラスと特殊クラスの教育プログラムを組み合わせて用いる地元の高校を卒業した。そして高校卒業後、実践的な生活技能の獲得に焦点を当てた特別支援プログラムに参加した。

それでもなお、ブライアンを育てるのは大変なことだった。例えば、彼はよく行方不明になった。何度も学校を抜け出し、時には警察や、学校関係者が近所を捜索する騒ぎになった。空港で両親とはぐれたこともあった。バーブとロンはいつも「神様、彼を見失わないよう助けてください！」と祈ったものだった。

ブライアンには、知らない人と友達になる才能があった。バーブが言うには、彼は彼女がこれまでに出会った誰よりもフレンドリーな人物だという。彼女自身はシャイであるが、ブライアンが他の人と関わる様子を観察することによって、どうやったら社交的に振る舞えるかということを学んだという。実際、彼はバーブのロールモデルとなった。しかし、彼女はブライアンの社交的な振る舞いをすべて真似たわけではない。例えば、数年前、ある大きなパーティに参加した時、バーブはブライアンがハゲ頭の人の後ろに立っているのをみた。すると彼は唐突にその男性の頭をなではじめたのだ。幸い男性はそのことを気にはしなかったようだが、バーブは腹を立てた。

ブライアンは多くの人を感動させ、刺激を与えた。彼と知り合ったことをきっかけに特別教育を学ぶことにした人もいる。ロンとバーブは、ブライアンは、友情を支え、人が一番必要としている時に元気づけるという役割を神から与えられたと信じている。彼は祝福され、夫婦の人生に喜びをもたらしてくれた。いまなお、彼らは「現世でのことは一時的なものにすぎず、いつか天国で、障害のない彼と一緒に楽しく暮らすだろう」と信じて、永遠を待ち望んでいる。

祈り、瞑想、マインドフルネス

多くの宗教やスピリチュアリティは、祈り、瞑想、マインドフルネスなどいくつかの形式をとり入れている。これらは数千年の間、心を静め、鍛えるために用いられてきた。

祈りは、端的に言うと、神に、より高い存在に、宇宙に、話しかけることである。作家のロングマン・ジュニア(12)は祈りをこのような方法で表現している。

祈りとは、本質的に、人間（そしてヒトという種）と父なる神との関係の基礎となるコミュニケーションである。ユダヤ教徒、イスラム教徒、キリスト教徒が神に祈る時、その行為そのものが少なくとも次のことが真実であることを前提にしている。

・私たち個人、すべての人、周りのすべてのものを超える存在があること。
・その存在はあなたのことを大切に思っていて、あなたの悩みを心配していること。
・その存在はあなたのことを大切に思っていて、あなたの反応を求めていること。
・その存在はあなたのことを大切に思っていて、あなたに応えていること。
・その存在は実際にあり、その返事によって変化がもたらされること。

クリスチャン・ライターのCSルイスは、著書の中で誠実さを祈りの本質であると言っている[11]。「話しているのが本当の私でありますように。私が話しかけているのが本当の神でありますように。」

人気作家のチョプラ[2]は、この定義をさらに広めた。「なぜ、祈りを意識的な行動だと考えないのですか？　ユダヤ・キリスト教圏に生きる人々にとって、神という人格をもった存在（一般に男性的な神）という考えを手放し、個人の気づきのような非人格的な何かを考えることは困難なことかもしれませんが、私はこれが重視されるべき点だと思うのです。」

祈りと人生の満足度の相関について、東イリノイ大学のウィッティングトンとシャーら[28]は、四三〇人の無神論者を含む、さまざまな信仰の人を対象にした研究を行った。その結果は、この章で参照されている他の多くの研究と同様、相関が認められただけで、祈りが何か特定の結果の原因となることを証明はしなかったが、にもかかわらず興味深いものであった。祈りを六つのタイプに分ける評価尺度[9]を用いて、参加者たちは自分の祈りがどのタイプに属しているかを報告した。また、参加者は主観的な幸福感、スピリチュアルサポート[1]、楽観主義[22]、人生の意味[23]、人生の満足度[4]、自尊心[21]を測定する質問紙に答えた。回帰分析によって、三つのタイプの祈りがポジティブな結果と相関することがわかった。具体的には、与えられたものに感謝する祈りは、主観的な幸福感、自尊心、楽観主義と有意に相関があった。受容の祈り（あるがままに受け入れるオープンな姿勢）は自尊心、楽観主義、人生の意味と有意に相関があった。そして崇拝の祈りは楽観主義、人生の意味と有意に相関があった。[28]

「幸福感にいい影響を与える祈りは、エゴが少ないという性質が特徴的である……このことは、ユダヤ教やキリスト教、イスラム教の西欧圏の宗教の祈りと、仏教などの他の宗教の実践をつなぐかもしれない」と研究者たちは理論づけている。[28]

このことは次の問いを生む。祈りと瞑想は異なるのか？　多くの人はイエスと答えるだろう。しかし瞑想をしながら祈ることができるという人、祈りながら瞑想をすることができるという人もいるだろう。

瞑想はさまざまな形をとる。マインドフルネスに基づくものは、「今ここ」に意識的にいることを教える。つまり今現在起こっていることに「完全にあること」である。プラクティスを通じて、「関与しながらの観察」、自分の心が自動的にくり返してきた方法を観察することを学んでいく。ある僧侶が説明するには、瞑想は、自分の心が道からそれていくのを観察し、迷子になった子どもに正しい道を教えるように、そのそれていった心をもとに戻すことができるという。著書『さとりをひらくと人生はシンプルで楽になる』（徳間書店）で、ドイツ人哲学者のトール[25]はこの点を強調している。

現在を意識する姿勢を養うためには長期の訓練が必要である。バガヴァッド・ギータが警告するように、「心は休むことがなく、荒れ狂い、力強く、暴力的で、心をコントロールしようとすることは、風をコントロールしようとするようなものである」。心にあなたを使わせるのではなく、心をあなたが使うことを学ぶことは、人生の中でも最も難しい課題の一つである。しかし、多くの瞑想の教えは、そのような努力をすることによって、個人的自由を高めることができ、行動だけでなく思考や感情を修正する能力を高めることができることを示している。瞑想を学び、心と身体を観察し、現在に注意を向けることで、「何が起ころうと落ち着いて勇敢に向き合い、どんな嵐のような出来事にも、柔軟に対応できると知る」ことができると、世界でも有数の瞑想の師、エクナット・イーシュワランは書いている。祈り、瞑想、マインドフルネスに関する神経科学的な研究はすでに始められている。これについては第八章の脳の健康増進であらためて紹介したい。

実践の提案——スピリチュアリティを生活の中にとり入れる

人生のスピリチュアルな側面を開発したり、スピリチュアルな実践に最良な方法があるわけではない。ある特定の宗教的な環境の中で育った人は、そこに安らぎや力強さを感じ、生き返った感じがするだろう。ただ、宗教的背景がなかったり、宗教に対して否定的な考えの人もいるだろう。誘拐される以前のエリザベスのように、スピリチュアルな啓発を求める人もいるだろう。または形式的な宗教やスピリチュアルなものにまったく興味がない人もいるかもしれない。

あなた自身の環境がどのようなものであれ、関心がある人には、人生のスピリチュアルな側面を探り、それを強さの資源《リソース》として役立てる方法が多くある。これらに関心のある読者に役に立つであろう方法を以下にいくつか紹介する。

・祈りや瞑想の時間を生活の中にとり入れよう。朝目覚めてすぐ、または寝る前、またはその両方に行われることが多い。
・聖書、経典など、自分が選んだ宗教や実践について書かれたものを定期的に読む習慣をもとう。
・日々のスピリチュアルな実践を行う特定の場所をもとう。特定の部屋、家の中や自然の中の小さな場所など。車の中もいいかもしれない。
・身体を動かす形をとるスピリチュアルな実践もある。例えばウォーキングをしながら祈る、ヨガ、武術、宗教儀式のダンスなど。
・（お経などを）唱える、歌う、宗教音楽を演奏する、聖なる考えを表現する目的で絵を描く、スピリチュアルな詩を書くなどの創造的なスピリチュアルな活動を行う。

・礼拝や実践のグループに参加する。例えば宗教的な集会、祈りのグループ、聖書の勉強会、瞑想センターなど。実際にどこかに行って人に会う場合もあるだろうし、オンラインのコミュニティもあるだろう。

最後に、ＰＴＳＤサバイバーのための感動的な祈りを紹介したい。これはＰＴＳＤをもったベトナム帰還兵の妻、ペイシェンス・メイソンによって書かれたものである。


神よ、宇宙の調和のなかでは、痛みなしに記憶のトラウマから癒されることがないとわかっています。

私がこの痛みを乗り越えるのを助けてください。

金色の癒しの光で私を包んでください、平和と愛の白い光で私を満たしてください。

私が記憶をたどる時に感じる痛みに耐えるのを助けてください。

私が泣くのを助けてください。

私が思い出すのを助けてください。

私に何が起こっても、生き延びるために何をしても、私自身を愛するのを助けてください。

怒りや無感情のような、生き続けるのに役立った、生き延びるためのスキルを手放させてください。なぜならそれらは、今私がなりたい自分になるには役に立たないと気づいたからです。

宇宙の調和の中で未熟な私がもう一度成長していくことができるようになるまで、私を光と愛で満たしてください。もしそれがあなたの意思であるのならば。アーメン。(13)


おそらく、この本に書かれたレジリエンス要因の中で、宗教とスピリチュアリティは最も個人的なものであり、強い感情を伴うものである。宗教、スピリチュアリティ、マインドフルネス、瞑想は、強さやレジリエンスの源として、世界中の誰もが手に入れることができるものなのだ。

第五章　社会的サポートを求める——相互に依存すること

この世で生きていくためには、他者の存在が必要である。誰かが自分の幸せを気にかけてくれている、何か困ったことが起きた場合に助けてくれる人がいる、とわかっていることは支えになる。家族や親しい友人など、連絡をすればすぐに助けにきてくれるようなネットワークがあればさらによい。また、他者を助けることも大切である。物事が順調な時には、家族や友人の存在を当たり前のものと考えがちで、人間関係を作ることはあまり重要だと感じられないかもしれない。しかし、親密な人間関係は、ストレスや危険な状況下にある時に、私たちを強め、守ってくれる。周りにいる人々と相互的に依存することは、決して弱さの表れではなく、レジリエンスの基礎となりうる。

元ベトナム捕虜で司令長官だったロバート・シュメイカーは、社会的ネットワークの重要性を認識している。著者らがインタビューしたレジリエントな人たちのほぼ全員がそうだったように、彼もまた、人間はお互いに親しくなるよう創られているという基本的な生物学的事実をどのように活かしたらいいかを知っていた。北ベトナムでの八年間にわたる捕虜生活の間、シュメイカーは、機知と創造力を生かして、独創的なコミュニケーション手段をつくり出した。その手段はタップコードというもので、これにより捕虜たちはお互いに連絡をとることができるようになり、それは彼らにとって決定的に重要なライフラインとなった。

ホア・ローにある「ハノイ・ヒルトン」の蒸し暑くネズミが出没する独房の暗闇の中で、シュメイカーは、今後アメリカ人に会うことがあるのだろうか、と考えていた。毎日数時間、仲間の捕虜兵士に会えるよう祈りながら、彼は湿っぽい床に寝そべりドアの下の隙間を覗いた。孤独な生活が三カ月になったころ、色白で背が高く衰弱したアメリカ人が、ベトナム人兵士に付き添われてトイレに行く時に、シュメイカーの独房の横を通り過ぎた。シュメイカーは元気づけられた。しかし、どうしたら、この捕虜と連絡をとることができるだろうか？　シュメイカーはそれから数日間、連絡をとる方法を考えた。トイレが連絡をとることができる唯一の場所のようだった。ベトナム人兵士がトイレに入ることはめったになかった。なぜなら、ネズミと人の糞尿の悪臭が堪え難いものだったからである。

一日に一回、守衛は私を独房から出し、私が用を足す「シャワーエリア」に連れていきました。私は、例のアメリカ人も同じようにここに用を足すために連れてこられることに気づきました。およそ三〇メートル先のシャワーエリアから彼が出てくるのがみえました。……当時私の視力はよかったのです……そして、いちかばちかやってみました。私の独房にあった机にはインクのしみがあり、それに水をたらして、インクをとりだしました。それを使ってトイレットペーパーに「ハノイ・ヒルトンにようこそ」と書きました。そして彼に「シャワーエリアから出る時に、股をかく」ように伝えました。彼は出てきて股をかきながら去っていきました。その日は、彼と連絡がとれたことで幸せな日になりました。以後「ハノイ・ヒルトン」という名前が定着したのです。

すぐに、別のアメリカ人がハノイ・ヒルトンに連れてこられた。三人の新しい捕虜がシュメイカーの監房に入ってきた時、四人は数日ノンストップで話し続けた。彼らは自分たちが抵抗組織を作れないように、すぐに別々の部屋に離されるだろうと自覚していた。

私たちは、自分たちの精神的健康を保ち、生存力を最大限に高めるためにできることについて話し合いました。私は「我々に必要なものは、コミュニケーションをとるための方法だ」と言いました。

グループでコミュニケーションについてのブレイン・ストーミングをした時、シュメイカーと同室にいた空軍大佐のスミッティ・ハリスは、数年過ごしたジャングルでのサバイバルクラスでの会話を思い出した。それは、元朝鮮戦争捕

	1	2	3	4	5
1	A	B	C	D	E
2	F	G	H	I	J
3	L	M	N	O	P
4	Q	R	S	T	U
5	V	W	X	Y	Z

虜アメリカ兵の話で、水道管をコツコツと叩いてメッセージを送り、水道管に耳を当てて他のビルからの返事を聞くというやり方でコミュニケーションをとっていたというものだった。それは横五行×縦五列のアルファベット表からなっており、最初の行の五文字を上からとってAFLQVコードと呼ばれていた。

シュメイカーは賢明で、すぐにハリスの話の重要性を認識した。捕虜たちのコミュニケーションに欠かせない役割を果たしたシュメイカーは、高校を卒業する時は全校総代で、海軍学校では六八六人の士官候補生の中で八番目の成績、さらに航空工学の修士号をもち、NASAの宇宙飛行士プログラムに選ばれたこともある優秀な人物である。彼は、のちに「タップコード」と呼ばれることになるものが、アメリカ人捕虜たちの命綱となることをすぐに理解した。これがその表である。

（コードの使い方を知るのにまず必要なことは、コードを送る側はまず横の行を打ち、次に縦の行を打つということである。例えば、Hという文字は上から二行目で、左から三列目である。よって、Hを送るには、まず二回コツコツと鳴らし、少し時間をあけた後、三回コツコツコツと鳴らすのである。アルファベットは二六文字だが、表を左右上下とも対称（五行×五列）にするために、アルファベットのKはコード表から外され、Kを送る場合にはCCが代わりに用いられる。）

四人のメンバーが異なる牢屋にわけられた時、それぞれ次の牢屋で同室の捕虜にタップコードを教えた。ハノイ・ヒルトンから他の刑務所に送られたら、そこで他の捕虜にタップコードを教えた。タップコードを打ち、壁に食器を当ててそれを聞くことで、捕虜たちはメッセージを伝え合った。数カ月のうちに、タップコードはハノイ・ヒルトンやその他の刑務所にいる捕虜たちのコミュニケーション・ネットワーク、抵抗活動の支柱となった。

スティーブ・ロング大佐がタップコードについてどのように教わったかを紹介したい。
　隣の牢屋に二人の海軍パイロットがおり、反対側には空軍の航法士がいました。その牢屋に入れられた最初の夜に、空軍航法士が壁の向こうからこう話しかけてきました。
「タップコードを知ってますか？　五×五の表でできていて、左端がＡＦＬＱＶです。明日の朝それを使います。」その後、夜の間そのタップコードがどういうものかを把握しようと努力しました。もちろん、効率のよいコミュニケーションのためには簡潔さが重要なので、イニシャルを導入しました。私はＳＬでした。Ｓは上から四行目で左から三列目、Ｌは上から三行目で左から一列目なので、私はそのように壁を叩きました。そうすると、そこにいる全員がＳＬがいるということを知るというわけです。このイニシャルはスベデ・ラーセンが来るまでは役に立ちましたね。

　壁を叩くかわりに別の音を使うこともあった。他の独房とつながった壁のない場所に入れられている場合、咳や箒で掃く音が使われた。鼻をすするのが一、咳が二、咳払いが三、大きな音の咳が四、ツバを吐くことが五であることを捕虜たちは皆知っていた。

　咳や箒の音、一、二、三……私たちが用いた中で最も独創的で、ベトナム兵が内容を把握しないように可能な限り短時間内に行ったのが、咳と鼻をすする音での一と二のタップでした。例えばＢは、一番上の行で左から二列目なので、鼻をすすり咳をする。咳払いが三で、激しい咳が四、ツバを吐くのが五です。たいていの言葉は簡略化されました。例えば尋問(interrogation)はquizという文字数の少ない単語に簡略化され、さらにＱで表されました。ベトナム兵が私の部屋に来て、これから尋問だと言われ、他の人にそのことを伝えたいとします。その場合、私は激しい咳の後咳払いをし（Ｓ）、咳払いのあと鼻をすすり（Ｌ）激しい咳の後鼻をすすります（Ｑ）。これはＳＬＱで、「スティーブは尋問に行く」ということになります。

　チャーリー・プランプ大佐は、北ベトナム兵から拷問を受け独房に入れられた直後にタップコードのことを知った時のことを述べている。独房の中をうろうろと行ったり来たりしていると、プランプは独房の隅の方から虫のさえずりのような音が聞こえてくるのに気づいた。はじめ、彼はその音をコオロギかと思った。しかしよくよく聞くと、その音はリズムを刻んでおり、独房の壁の穴を、ワイヤーが前後に動いているのに気づいた。そのワイヤーの反対側にいたのがシュメイカーだった。シュメイカーはプランプとのコミュニケーションについてこう述べている。

> 私たちの独房は隣接していて二メートルほど離れていました。チャーリーは一人で、拷問のために体中のあちこちが腫れていました。私はワイヤーを何本か盗んできていました。それはある程度硬かったけれど、コートハンガーにするほどの硬さはありませんでした。それを独房のコンクリートの壁の中に隠していましたが、それを二メートル向こうのチャーリーのところに届かせるのは簡単ではありませんでした。独房同士の間にはコンクリートの壁があるだけでなく、排水用の穴が空いていたのです。
>
> とにかく、彼は独房内をウロウロと歩き回り、小さなコオロギの声に気づき、それがリズミカルなものであることに気づきました。そして下を向くと、ワイアーの先にトイレットペーパーがついたものがあったのです。
>
> しばらくの間、彼はそれをつかむかどうか悩みました。ついに勇気を出してメモをとると、ワイヤーはひっこみました。そのメモにはこう書かれていました。「このコードを覚えるように。そしてこのメモを飲み込んでしまうように。」彼はその通りにしました。それから私は毎日、毎日ワイヤーを差し込みました。タップコードは壁を叩く暗号という意味ですが、同じことをワイヤーを使ってすることはできません。そこで、ワイヤーの両端をそれぞれ持ってワイヤーをピンと張り、強く引っ張ることでタップコードを使うことができたのです。

プランプ[17]は、のちに、このコオロギの鳴き声がコミュニケーションだったことに気づいた時のことをこう述べている。

> この時どんな気分だったか想像できますか？　ワオ！　すばらしい！　誰かがネットワークを求めている。誰かが自分と仲間になりたがっている。誰かがコミュニケーションをとりたがっている！

他にも、その状況によって、独創的な形の「タッピング」が生まれた。例えば、のちにアラバマの上院議員となったジェリー・デントンは、日本の撮影隊の撮影中、まばたきで、拷問（torture）という単語をタップしてみせた。シュメイカーはタップコードが情報伝達や抵抗組織を作るためだけにでなく、精神衛生上不可欠なツールであることを理解していた。ストレスやトラウマ的な状況にある時、孤立以上に人間の心身の健康に痛み、破壊的な影響を与えるものはほとんどない。捕虜たちはタップコードを用いて、彼らに不可欠なネットワークを作り上げた。支持的なコミュニケーションは、捕虜たちが拷問・尋問から戻ってきた後、特に重要だった。タップコードを用いることで、捕虜たちは、「要求に屈して」情報を漏らしたことに対する不安や罪悪感や絶望感による苦しみを打ち明けることが可能になり、捕虜同志で同情や安心を与え合うことができるようになったのである。同志に、尋問の間に何を言ったかを伝えることはまた、捕虜たちが話のつじつまを合わせる役に立った。

スティーブ・ロングはタップコードが自分の命を救ったと信じている。ベトナム戦争の間、アメリカと北ベトナムの戦闘作戦、補給作戦は、公式には参戦していなかったラオスにまで広がっていた。アメリカもベトナムもラオス国内での作戦を公式に認めていなかったため、ラオスで兵士が殺されたり捕まったりした際、どちらの側もその情報を秘密にした。ラオスで捉えられた捕虜たちは、他の捕虜たちとは分けられ、匿名のまま行方不明者として扱われた。ロングらラオスで捉えられた捕虜たちにとって、これは悪夢だった。誰も、家族すら彼らが生き延びていることを知らないのに、どうして祖国に帰ることができよう？

私たちは別扱いでした。何の恩恵も与えられませんでした。マスコミの情報も入ってこず、家族との手紙のやりとりもなく、とにかく何もありません。それで、私たちは、「普通の捕虜たち」と連絡をとる必要性を認識しました。そうすれば、彼らのうち誰かが解放された時に、自分たちの名前を伝えることができる。自分の名前をできるだけ広めるのが使命《ミッション》となりました。それで、私たちは他の捕虜たちよりも多くコミュニケーションをとったのです。なぜなら、自分自身の安全のために、生きのびるために、必要性を感じていたからです。

後に、ロングの勘は正しかったことが証明された。ベトナム戦争が終わった一九七五年、パリ平和会議で、アメリカとベトナムの間で捕虜の交換について話し合いがもたれた。北ベトナムの捕虜たちの間に安堵と喜びが広がったが、ロングの喜びはつかのまであった。

北ベトナム兵が私たちの監獄に来て「どう思う?」と聞きました。私たちが「すばらしい、これで国に帰ることができる」と答えると、彼が「ベトナム戦争は終わった。ベトナム戦争捕虜は帰国する。ラオス捕虜はラオス戦争が終わったら帰国するんだよ」と言ったのです。気が滅入りました。航海中に風がなくなったように感じました。私たちは解放されなかったのです。

平和協定が結ばれてから一週間後、アメリカ兵の第一群が解放された。彼らはすぐに機密情報の報告者と会い、知っている捕虜の名前をすべて伝えるように言われた。

そしてもちろん、そこに長くいてコミュニケーションをしっかりととっていた、少なくとも私たちのうちの四人の名前は、彼らが伝えた名前の中でもはじめの方に含まれていました。諜報機関はそれを国防省に送り、国防省はパリに戻り、ベトナム側にこう言いました。「まだベトナムにロング、スティシャー、ベディンガー、ブレイスの四名が残っていることがわかっています。もし彼らを解放しなければ、Ｂ52での爆撃を再開します。」ベトナムは、もう十分に爆撃を受けていた。彼らはとにかく戦争を終結させることを決断しなければなりませんでした。そうしなければＢ52は爆撃を続けるからです。そして、ベトナムはその四名だけでなく、さらに六名を解放しました。私たちができるだけコミュニケーションをとった意味はあったのです。

強いきずなは命を救う

ベトナム戦争元捕虜たちが、別々の場所に幽閉されていたにもかかわらず、連絡をとり合う方法を作り上げたことは、驚くことではない。なぜなら、軍隊というのは、強い人間関係を育み維持することを重視する組織だからである。兵士は、部隊、分隊、小隊、中隊、大隊、そして師団に所属する。単独行動をとることはない。問題は、個人ではなくグループで対処され解決される。このチームスピリットは、訓練初日、男性は丸刈りにされ、男女とも軍服を支給されることで、象徴的に伝えられる。個人の嗜好はグループ全体のニーズより後回しになるのだ。

第三章の道徳的指針でみたように、ハノイ・ヒルトンのベトナム捕虜はジェームス・ストックデールを収容所における上位士官としてみていた。彼は北ベトナムに対する「ＢＡＣＫ ＵＳ」レジスタンスの原則を作り上げた（第三章で紹介）。彼は、拷問の後、捕虜たちが自分の脆さや失敗を反芻する状況を放っておかないようにした。仲間が拷問から戻ってくるとすぐに、彼らは自分の独房から支持的なメッセージを送った。

人間は、他の動物同様、生存のために生物学的に鎖でつながれている。ストレスの強い状況や危険な状況におかれた時に、自然に自分自身の安全を守ることに集中する。資源を守りそのために戦うのは当然のことである。しかしながらストックデールは、彼が尊敬する多くの文学者や哲学者のように、レジリエンス、勇気、そして耐久力は、個人的な強さや学習や生存本能を超えたものを含んでいると信じていた。真のレジリエンスと勇気は、寛容さ、思いやり、そして利他的な行動によって測られる。彼は、著書『ベトナムでの経験』(23)にこう書いている。

孤独で、不安で、どんなに頑張って自分の記憶を保とうとしても、できる限り爪を立ててその記憶にしがみつこうとしても、自分の文化が消えてなくなろうとしている時、そして努力にもかかわらず自分の文化の低級な部分がみえてきて、いかに自分の文化がベニヤ板のように薄くて断片的なものかを悟った時、さまよい苦痛に満ちたほんの数カ月の間に人間はみな獣になりうるという真実を唐突に知ることになるのだ。そして、手の届く範囲にある唯一の救命道具――自分のすぐ近くにある人の心――に対してある種の暖かい気持ちをもつようになるのだ。「何があなたをいつも前進させていたのですか？　何が最も価値のあるものでしたか？」と聞かれた時の私の答えは、「隣の部屋の人の存在」だった。

もし一つの求心的な価値、ストックデールの英雄的でストア派的なリーダーシップの原則が一つあるならば、これである。「君の役目は君の兄弟の世話をすることだ。」これが「ＢＡＣＫ ＵＳ」におけるＵＳ――個人以前に全体で一つであるという思想である。これがストックデールの「救命胴衣」だった。

兵士たちの強い連帯は、軍の規律の中でも最も高い価値が置かれているものだ。このつながりこそが、愛国心のように抽象的なものよりも、兵士たちに強い動機づけを与えた、と元アメリカ特殊部隊の指揮官で、のちに米国の統合参謀本部議長となったヒュー・シェルトンは言う。

現代の陸軍の機動部隊をみると、隊員たちが自分自身のことよりも自分の左右にいる仲間のことを気にかけていることがわかるだろう。誰もが皆、チームの任務《ミッション》を果たすためにそこにいる。軍隊は、個々人の業績ではなく、チームとしての業績が評価される構造になっている。それこそが人が戦う理由なのだ——人は祖国のために戦うと言いたがるものだが、実際は自分の左右にいる人、仲間のために戦うのだ。

特殊部隊は、いかに部隊が強い結束を育むかという好例だ。チームに属する一二人の兵士にとって、「兄弟の団結」というラベルには真の意味がある。いくつかの要因が部隊の適切な連帯と機能のために不可欠と考えられている。その中には、信頼、健康的な競争、相互的なサポートと利他的行為が含まれている。

シェルトンは、軍隊を退職した後、大企業の経営者たちに講演をした時、チーム精神を育むことは、軍隊の最高責任者として学び実践したことと似ていると述べた。「一チームで一つの戦いです」「もし私たちがうまくいけば、一緒に働いている人も皆うまくいくのです。満ち潮はすべてのボートを同じ高さにもち上げるのです。」

著者らがインタビューを行った特殊部隊の教官の多くは、国内各地で共に働いたチームメンバーについて、自分が生きている限り頼りにすることができると語っていた。お互いに一度も会ったことがないメンバーでも、特殊部隊メンバーの仲間を家に招いて家族同様にもてなす用意があるという。ゴードン・スミスは、世界中にチームメンバーという「家族」がいて、必要な時にはいつでも、どんなことであっても、自分と家族を助けてくれるだろうと感じている。

しかし、このような相互サポートや互助を経験するために、特殊部隊員になる必要はない。例えば、フリーメーソンは、会員とその家族を必要に応じて助ける。ボーイスカウト、ガールスカウトは、若者のための組織ではあるが、スカウトマスターや大人たちにも同じように奉仕と助け合いを奨励している。また多くの宗教が、助けと社会的サポートの提供を使命の一つとしている。これらは、利害関係を共有する意識や共同体意識を育むグループの例のほんの一部である。

自らサポートを求めて手を伸ばす

エリザベス・エボー（第四章で紹介した、誘拐されレイプされたソーシャルワーカー）は、友人や専門家による心からのサポートが、回復の過程において不可欠のものだったと信じている。被害直後の数カ月は、誰もが助けてくれた。

順調に回復できた理由の一つは、回復過程のはじめからとてもよい助けを得られたからなのです。警察官たちは使う単語一つ一つに対して、また行うことすべてに対して、細かいところまで気を使い、注意深く接してくれました。彼らは心から助けてくれました。加えて、私を病院に連れていってくれた宅急便のドライバーは天使のような人でした。彼は十分以上のことをしてくれました。病院についてからは、医師も看護師も私の味方をしてくれました。

心の底から思うのは、トラウマ体験後の数日から数週間は、それを乗り越えるという点において、決定的な影響を与えるということです。自分がもとの世界（環境）に戻り、それがちゃんと自分の周りにあるということは、大きな癒しの力になります。当時、それはその地域で起こった最悪の犯罪でした。毎日、二四時間、友人や地域の人たちが電話をかけてくれ、訪ねてきてくれました。また見知らぬ人から励ましの手紙が届き、私のために祈ってくれる人がいました。電話の電源を切らなければならないくらい電話がかかってきました。自分が一人ぼっちで孤独で誰も自分のことを心配してないなんて感じることはありえない状況でした。少なくとも二週間の間、その事件はいつも新聞の一面記事でした。

著者らの同僚のアリスは、夫を亡くした後に、エリザベスと同じような経験をした。

夫を亡くしてとても悲しく傷つきましたが、落ち込むことはありませんでした。家族、友人、隣人、さらには特に私に親切にする理由のない知らない人まで、多くの周囲の人から支えられていると感じることができたからです。例えば、主人の口座を閉めるために電話したクレジットカード会社の女性は、とても親切でした。教会の人たちは、私のために祈ってくれました。ほとんど私のことを知らない職場の人がカードを送ってくれました。母と妹はしょっちゅう電話をくれました。そういうことすべてが私の気分を救ってくれたのです。

トラウマの後、サバイバーたちが、助けや親切を受けることは珍しいことではない。しかし、注目を浴びる期間が過ぎてしまえば、真の愛情と友情を知る時が来る。支えてくれた人たちは、ふつう、短期間で自分たちの日常に戻り、時にサバイバー自身は、最も善意に満ちた働きかけに対してさえ、冷たく、敵意さえもって反応するかもしれない。例えばエリザベスは、不信感や怒りのような、トラウマ体験後の反応としてみられる感情を感じたことを覚えている。彼女はもう誰のことも完全に信じられないと感じた。のちに彼女の夫になる男性に出会った時も、関係を深めていくのは簡単なことではなかった。

彼は、幾度となく私の怒りの矛先となりました。私は自分自身をコントロールする必要があり、彼はあまり周囲から信用されてこなかった人だったので、私は彼を信用していませんでした。しかし、私が信じなかったのは彼ではなく、世の中でした。彼はへこたれませんでした。私の人生において本当に信頼できる存在だったのです。……夫と私はお互いを補い合う存在です。私たちはお互いを癒します。他のカップルなら別れてしまうような時に、私たちは一緒に瞑想し、本当に苦しい時の中に救いを求めるのです。

思いやりのある専門家や、誠実な友人、彼女を愛してくれる配偶者や家族がいなければ、今でも恐ろしい事件の心理的後遺症から抜けきれず、孤独で、無力感を感じ、襲われた時の記憶につきまとわれていただろうとエリザベスは信じている。「私たちはサポートなしには何もすることができません……。助けを求める行動があなたの道を開きます」と彼女は言う。しかし、彼女はこうも言う。「サポートする人たちは、甘やかすのではないことを理解しなければなりません。支えることと、依存や問題行動を許すことは違います。ある時点で誰かが〝取り組む時がきた〟ことをはっきり伝えないといけないのです。」

著者らの友人のビクター・ダニエルズは、四二年間連れ添った妻をがんで亡くした後、同じ真実に気づいた。妻が摘出不可能な副鼻腔がんであると診断された時、ビクター自身の心臓には心疾患のため二本のステントが入れられていた。妻は三年間治療を受けた後ホスピスに入所し、そこで数週間後に亡くなった。ビクターと妻には子どもがなく、親戚は自分自身の生活で精一杯で、彼とともに過ごす余裕がなかった。彼の友人や隣人には配偶者を亡くした人が数名おり、その多くは配偶者を亡くしてから何年もの間、悲しみにとらわれて生きているようだった。彼は、そのようになりたくないと思った。

家庭医を受診した時、ビクターはやる気が起きず、朝起きるのが億劫であると伝えた。主治医は彼に、地域の病院のがんセンターで毎週行われている、家族をがんで亡くした人のための支援グループに行くことを勧めてくれた。ビクターは助言に従い、そのグループに通うようになった。そこで彼は、愛する人を亡くした後、「新しい普通の」日常を作り出すために努力し、前向きに人生を生きていこうとしている仲間と出会った。彼らの励ましもあり、ビクターは、失ったもののことを考えて過ごすのではなく、残りの人生をどのように生きていきたいかということに焦点を当てるようになった。彼は、「新しい人生」の中で達成したい目標をいくつか設定した。最初のステップは、地元のゴルフ場でのアルバイトを再開することだった。これは日々の生活のリズムを作り、人生を積極的に楽しもうとする人とのつながりを作るのに役立った。彼の気力と物事の捉え方は徐々に回復していった。そして、友人と同僚に支えられながら、彼は目標を達成する努力を続けた。まもなく、社会的ネットワークの真の効果が表れた。彼は恋をし、再婚したのである。彼の新しい妻も夫を亡くしており、彼らは支援グループで出会ったのだった。

サポートを求めるということは、自ら率先して他人からの助けを求めることである。それはただ受身で待ったり、誰かが救い出してくれるのを待つこととは違う。そして、私たちが助けを求めれば、私たち自身が開かれ、世界は広がるのである。自分のことを気にかけてくれる人と関係を築くための新しく深い方法を発見するのだ。

社会的サポートは心身の健康を守る

レジリエントな人々が、心身の健康を支える社会的な絆を作ったり、社会的サポートを育むために用いてきた方法は、研究者たちによって長年研究されてきた。社会からの孤立と社会的サポートの少なさは、高いストレスやうつ病、PTSDと関連していることが現在ではよく知られている。例えば、二四九〇人のベトナム帰還兵を対象にした研究で、社会的サポートの少ないグループでは、サポートを多く受けているグループと比較してPTSDに苦しんでいる人数が二・五倍多かった。[9] 同じように、がん患者、[14] 心疾患患者、[7] リウマチ患者、[18] 多発性硬化症患者らを対象にした研究結果から、[16] 社会的サポートを多く受けているグループの人たちは、うつ病に苦しむ人が有意に少ないということがわかっている。

孤立は身体的健康にも影響する。例えばある研究結果によると、社会的ネットワークがほとんどなかったり、適切な心の支えを得られないと、心臓発作の既往のある人が再度発作を起こす割合が三倍に、健康な人でも冠動脈疾患になる可能性が二～三倍になる。[19] 実際、社会的サポートが平均余命に与える影響は、肥満、喫煙、高血圧、運動量の影響に匹敵するという。[20]

一方、社会的サポートをしっかり受けられた人は、うつ病にかかりにくくなり、かかったとしても回復しやすく、また、幼少時に性的虐待などのひどいトラウマを受けたとしても、回復していく人が多い。また社会的サポートの強さは、身体の病気で起こるさまざまなマイナス面を少なくすることとの相関もある。ロザンキら[19]によると、親密で支持的な関係は、喫煙、過剰なアルコール摂取、脂肪分の高い食事の過剰摂取のような、健康に悪影響を与える行動を抑える効果がある。ホラハンら[7]の研究によると、豊かな社会的ネットワークは、自己効力感を増す効果的な対処方法を育むことによって心身の健康を高め、克服されないように見える危険の程度を減らし、自尊心を高める。

概して、質の高いポジティブな社会的サポートはストレスに対するレジリエンスの強さと相関があり、また心身の健康とも相関がある。PTSDの症状発現を予防する効果もあるかもしれない。

サポートを受けるより与えた方がよいのだろうか？

これまで、この章では他者から社会的サポートを受けることの大切さに焦点を当ててきた。しかし、社会的サポートを与えることもまた、サポートを受けることと同じくらいとても意味のあることなのだ。古典的名著『人を動かす』（創元社）の著者、カーネギー[3]のアドバイスはこうだ。「相手に興味をもつことで二カ月もあれば多くの人と友人になれる。それは二年間かけて自分に興味をもたせることができる人の数より多いだろう。」友達を作ることは、誰かの友達になることなのだ。

社会的サポートを与えることは、サポートを受けるよりも身体的健康によりよい影響があるという研究が少なくとも一つある。ブラウンら[2]は、高齢者を対象に五年以上にわたって、どのくらいの社会的サポートを受けているか、与えているかという調査を継続して行った。五年後、死亡率と社会的支援を受けることの間に相関はなかった。しかし、配偶者を感情的に支えている人、友人、隣人、親類らを物質面、経済面などで支えている人たちの死亡率は有意に低かった。第三章の道徳と利他的行為で述べたように、シュワルツら[22]によると、他の人を助けることは、助けている本人にも役に立っているのである。

二〇世紀の作家ホワイト[24]は著作『シャーロットの贈り物』（講談社）の中で、サポートを与えることの意義について、クモのシャーロットの言葉としてこう書いている。「あなたを助けることで、私は自分の生活をほんの少しいいものにしようとしていたのです。誰もがそうすることで辛い人生が耐えやすくなることを神様は知っています。」

社会神経科学が与えてくれた、人間関係の生物学への手がかり

近年、社会神経科学という新しい分野での研究が増えてきている。この分野では、人が人の助けを必要としている時に、脳の領域、神経伝達物質、ホルモンがどのように人と人（親子、夫婦、友人など）をつなげるのに役立っているのかということが研究されている。

社会神経科学の研究によって、オキシトシンというホルモンが、社会的コミュニケーション、帰属感、性行動、不安の軽減に重要な役割を果たしていることがわかってきた。オキシトシンは、親しい人の顔を認識したり、表情を読んだり、他の人がどう感じているかを推測したりする能力を高めるということもわかってきている[6、13]。オキシトシンの作用は社会的認識、信用、社会的アプローチを促進することによって、向社会的行動（訳注：他の人や集団に役立とうとする行動）を高めることがわかってきている[6]。また、恐怖やストレスのかかった状態において、オキシトシンはコルチゾルシステム（視床下部—下垂体—副腎系）と、扁桃体とそれに関連する交感神経系の活動を抑制することによって、不安を軽減させることもわかっている。

オキシトシンとバソプレッシン（訳注：オキシトシンと同じく下垂体後葉から分泌されるホルモン）の研究の中でも重要なものに、これらのホルモンがプレーリーハタネズミと山ハタネズミの社会的行動にどう影響するかというものがある。プレーリーハタネズミの多くは一夫一婦であり、一生連れ添う。ちなみに哺乳類の三%が一夫一婦であると推定されている（もちろん人間はこの中には入っていない）。一方、山ハタネズミは一般に多くのパートナーをもつ。

オキシトシンとバソプレッシンは特定の受容体に結合し、そうすることで化学反応のカスケード反応（訳注：一つの反応から三つ以上の反応がつぎつぎと引き起こされること）を引き起こす。アメリカ国立精神保健研究所のインセルらは、プレーリーハタネズミと山ハタネズミの脳における、オキシトシンとバソプレッシンの受容体の分布の違いを発見し

た[8]。プレーリーハタネズミの脳では、側座核と扁桃体を含め脳のいくつかの領域にオキシトシンとバソプレッシンの受容体があった。序章で述べたように、これらの脳領域は、社会的行動、感情的行動、生存、性行動と関連する部位である。特筆すべきことは、山ハタネズミの脳の中に人工的にバソプレッシンの受容体を増やすと、それまで複数のパートナーをもっていた山ハタネズミたちが特定のパートナーをもつようになったのである。（朝のコーヒーにバソプレッシンを加えるだけで、配偶者の不誠実な行動を抑制できるかもしれないということを想像してみてください！）

オキシトシンの行動への影響をさらに理解するため、オキシトシン遺伝子以外はまったく同じ遺伝子をもつマウスが、遺伝子欠損マウスの技術を応用して作られた[4、25]。そして、オキシトシン遺伝子をもつ正常のマウス、もたないマウスそれぞれに対し、学習と記憶のテストが行われた。その結果、正常マウスとオキシトシン遺伝子をもたないマウスでは、社会的記憶以外に違いはみられなかった。オキシトシン遺伝子欠損マウスでは、社会的記憶が欠けていて、同じケージ内のマウスを見分けることができなかった。一方、オキシトシン投与により、タッチング、グルーミングなどの社会的な行動が増えることがわかった。社会的記憶と同様の欠陥が、バソプレッシン受容体を遺伝子欠損したラットやマウスでもみられた[1]。

この研究は人間の行動研究にも応用できるだろう。なぜなら人間関係は、相手を認識し、それぞれがどんな人かを記憶し、信頼関係を築き、友人関係を作るなどの社会的相互作用からなり立っているからである。人を対象にした研究でも、オキシトシンは信頼を増し、ストレスを軽減するということが示されてきた[12]。

オキシトシンは信頼を高めるだけでなく、ストレスがかかっている間に放出される有害な化学物質（コルチゾルなど）に対して保護的な作用があるかもしれない。例えば、チューリッヒ大学のハインリッヒら[5]は、健康な若い男性がどうストレスに対処するかという研究を行った。被験者は、その実験の会場に一人で来るように言われたグループと、親しい友人を連れて一緒に来るように言われたグループに分けられた。彼らは、二つのグループに無作為に分けられ、一方のグループはオキシトシンを、もう一方のグループはプラセボを鼻腔投与された。その後、参加者たちは二種類のストレステストを受けた。友人を連れてきた人は、ストレステストの際、友人に相談をすることを許可されていた。一つめのストレステストは、面識のない人たちの前で模擬就職面接を受けるというもので、多くの被験者たちにとってストレスを感じるものであった。二つ目のテストは、数学の問題を頭の中で解くというもので、テストの間中ずっと、早く考えるように審査員から圧力をかけられた。唾液中のコルチゾルレベルがストレス指標として実験の間数回にわたって採取された。

実験の結果、コルチゾルレベルが最も低かったのは、友人を連れてきていて、オキシトシンのスプレーを受けたグループだった。次に低かったのは、友人を連れてきていて、プラセボのスプレーを受けたグループだった。一人で参加して、プラセボのスプレーを受けたグループのストレスが最も高かった。研究者は、「オキシトシンと社会的サポートの組み合わせが、ストレスのかかる状況での、コルチゾルレベルを低く抑えると同時に、冷静さを高め、不安を軽減させるのに有効だった」と結論づけた。[5]

研究の結果をまとめると、オキシトシンは社会的なメッセージを解釈し、認識を高め、帰属感を増し、社会的な働きかけを促進するという社会的な状況の中で放出されることがわかった。オキシトシンが扁桃体の活動と覚醒度を下げるという作用は、おそらく、他者からの社会的なサポートがなぜストレスを減らすのかという理由を説明するのに役立つだろう。[6、13]

人が社会的サポートの恩恵を受けることができなかったり「タップコード」をもっていない場合や、孤立していたり、他の人と引き離されたり、友達がいない場合のオキシトシンとバソプレッシンはどうなっているのか、という研究が最近行われはじめている。ウィスコンシン大学のウィスマーフリースら[26]は、十分なケアを受けられない状況の中で育った四歳児（ロシアとルーマニアの孤児）のバソプレッシンとオキシトシンのベースラインレベルは、よりよい状況下で育てられた子どもと比べて低いことを発見した。これは、孤児たちがアメリカ人の家庭に養子として引き取られ、三年以上たっていた場合でも同様であった。

絆を作ること

臨床家も研究者も、この本の著者も含めて、社会的サポートの重要性を十分には理解してこなかった。これまで、一対一で行われる心理療法を改良することと、症状を軽減する薬物療法の開発に最も力が注がれ、患者の社会的ネットワークについて十分に考えられてこなかった。しかし、状況は変わってきている。最新の臨床や患者や高いレジリエンスをもつ人々へのインタビュー、文献研究、社会科学の専門家との議論から、著者らは支持的な社会的ネットワークは私たちを守り、強めるということを確信するようになった。

では、どのようにすれば、自分自身の社会的ネットワークを評価したり、そのネットワークを強化したりできるのだろうか？　社会科学者たちは、社会的ネットワークの範囲と質を測定するための方法を開発してきた。典型的な質問は、「もし解雇されたり退学になった時に、誰に助けを求めますか？」「もしあなたの家族の中でもとくに親しい人が亡くなった時に、誰があなたを助けてくれると思いますか？」というものである。[21] 他にも、以下のような質問に対して、同意できる程度を尋ねるようなものもあるだろう。「家族や友人は注意深く私の話を聞いてくれる」「私が落ち込んでいる時に、支えてくれる（気分をよくさせてくれる）友人や親戚がいる」「私は家族や友人と話し合うことができないという問題を抱えている」「友人や親戚の中に、アドバイスが必要な時に助けを求めることができる人がいる」。[9, 10] 読者の皆さん自身の社会的ネットワークを評価するために、このような質問を自分自身にしてみてはどうだろう。

著者らがインタビューを行ったレジリエントな人たちは、社会的サポートをお互いに与え合う関係を作る努力をしている。第四章で紹介した、ダウン症の息子がいるガレット夫妻は、助けが必要な隣人のために日々尽力している。元ベトナム戦争捕虜たちは、ウェブサイトや地域での年次ミーティングを通じて、お互いに連絡をとり合い、お互いをケアしている。ティム・クーパーは、国中にいる特殊部隊の仲間たちに、大小にかかわらず、どんな問題についても助けを求める。近年、イラク・アフガニスタン戦争の退役軍人に社会的サポートを提供するグループが多く作られた。例えば、元女性兵士はＳＷＡＮという女性兵士のネットワークを作った。その使命は、女性兵士をつなげるだけでなく、軍隊における女性の地位向上のためにアメリカ国防総省に圧力をかけるというものだった。

シェルトンが述べたように、強力で支持的で信頼できる社会的ネットワークの効果を高めるレジリエンスは、軍隊に限定的なものではない。誰もが、友人、同僚、相談相手《メンター》、家族に助けを求め連帯することによって強さを得ることができる。特に、ストレスが強い時、恐怖や喪失を感じている時はそうである。

自分自身と周囲との関係の強さを広げ、強める方法は無数にある。サポートをお互いに与え合うことは一連の過程であって、一度だけの出来事ではない。一夜にしてなるものではないのである。そうは言っても、もしあなたが自分には友人がいなくて、孤立していると感じるのであれば、何か手をつけることが重要である。今あるネットワークがどんなに弱くて小さかったとしても、それを広げ、強めるためにできることがある。例えば、エレベーターで会った近所の人、隣の席の同僚にほほえみかけ、挨拶をするということを習慣にするのもいいだろう。孤独な親戚に電話をかけるというのもいいだろうし、テストの成績が悪かったクラスメートと一緒にコーヒーを飲みに行くのもいいだろう。

シャイで自分に自信がない人には、一対一の会話は敷居が高いかもしれない。その場合は、何でもいいので、グループでの集まりに参加してみよう。ハイキンググループ、読書会、生涯学習のクラスに登録するなどはどうだろう。また、宗教礼拝に参加したり、地域のイベントを手伝うのもいいだろう。何かの団体の委員になるというのもいいだろう。委員会の一員として、仕事や目的を与えられ、他のメンバーと生産的な方法でコミュニケーションをとる機会になるだろう。

社会的ネットワークを作る三つ目の方法は、支援グループに参加することである。多くの支援グループが、トラウマからの回復、がんやエイズのような病とともに生きる人、障害のある子どもを育てている親に不可欠なサポートを提供している。支援グループのメンバーは、他のメンバーが直面している困難を理解しているので、同じような困難を経験してきた人がどのようにそれ乗り越えてきたかを学ぶことができるだろう。数えきれないくらい多くの支援グループがあるので、読者のみなさんが、ご自身のニーズにあったグループを探して参加することを勧める。もしあなたに合うグループをみつけることができなかったら、自分で始めてみてはどうだろう！

効果的な社会的サポートは、表面的なものを超えた真のコミュニケーションからなるものである。大学生同志の会話に関する研究において、アリゾナ大学のメヘル[15]らは、本質的な会話をすることは、とるにたりない世間話と比べて、幸福と強い相関があった。会話が幸福感の要因なのかどうか、もともと幸福度の高い人がより会話をするのか、ということは結果から示されていない。このテーマに対するさらなる研究で、因果関係が明らかになるかもしれない。

まとめると、ポジティブな社会的つながりを築くことができる人は、その恩恵を得る。強く、ポジティブな人間関係は、身体的な健康と相関し、うつ病やPTSDなどのストレス性疾患に対して保護的に作用し、幸福感を高め、寿命をのばす。著者らの経験では、最も高いレジリエンスを発揮している人たちは、ポジティブな社会的なつながりからの恩恵を受けていた。実際、特殊部隊の兵士たちは、自分が例外的に強いパーソナリティや丈夫さ、レジリエンスをもち合わせているということを否定する場合が多い。そのかわり、彼らは、自分自身の強さと勇敢さを、部隊の仲間、「家族」である仲間たちから得ていると信じている。一般市民でも同様だった。エリザベス・エボーは、家族、友人、治療の専門家が彼女の癒しの「受け皿」を提供してくれ、その受け皿の中で、強さと耐えるための勇気を見出し、最終的にそれが花開いたという。しかし、多くの人の場合は、どんなに広く強いネットワークをもっていたとしても、最も助けを必要とする時に、周りが自動的に助けに来て抱きしめてくれるわけではないだろう。むしろ、この本で紹介したレジリエントな人々に倣い、自ら行動を起こし、自分を最も心配してくれる人に助けを求め、頼るのが賢いやり方だろう。レジリエントな人の多くが何らかの助けを借りるのだ。だからあなたも周りの人の力を借りよう。

第六章　ロールモデルを手本に行動する

レジリエンスを最初に研究した心理学者の一人、ワーナーは、アルコール依存症や虐待、精神障害の親をもつ貧しい家庭で育った子どもの追跡調査を行った。彼女によると、生産性が高く、情緒的に健康な成人に成長したレジリエントな子どもたちは、成長する過程に、少なくとも一人、彼らを真に支え、ロールモデル（模範となる人）としての役割を果たした人がいたという(10、11)。私たちの研究でも、同じようなパターンがみられた。私たちがインタビューを行ったレジリエントな人たちには、その信念や物事に対する姿勢、行動を尊敬するロールモデルがいた。

コロンビア大学医学部の臨床心理学教授コーノスは、両親をロールモデルとしてきた。彼女は幼い時に両親を亡くし、養子に出された。だが、両親の記憶は、今も彼女に影響を与え続けている。

　私は内在化した母親ととてもよい関係をもってきました。母は私が最も関心を寄せている人物で、困難な状況を対処する上でのとてもよいロールモデルなのです。彼女は常に冷静で、決して弱みを見せません。彼女は病気のことを一度も話したことはありませんでした。どんな困難な状況にあっても、私は彼女のように振る舞おうとしました。私はうつ病になった時も微笑んでいたので、周りの人たちはショックを受けました。私の母はそんな人だったのです。彼女は亡くなったその日まで仕事をしていました。

　彼女はたとえ何が起こっても自分の役割を果たすという点でのロールモデルです。私は母から、生き延びることが最も大事だということを学びました。まず、生きなければなりません。私は、彼女がどんなにきつくても、起きて、仕事に行ったことをすごいと思います。亡くなる直前の彼女の病状はとても重かったのです。がんが転移し、肺を摘出し胸水もあり、呼吸も困難でした。しかし、彼女はそれに負けませんでした。母は身体的にとても大変な状況でしたが、心理的には痛みを感じていなかったように見えます。それで、私は、彼女が何も言い訳をしなかったのだったら、私は何も言い訳をするわけにはいかないと思いました。なぜなら、私の身体は健康だからです。

コーノスの父親は彼女が三歳の時に亡くなったので、父親のことをほとんど覚えていないという。父親について知っていることの多くは、新聞の切り抜き、法廷での証言、そして親戚との会話から知ったことである。若き日の父親、アレクサンダー・コーノスは、世界中の労働者を一つにまとめた組合を組織することを目標とする世界産業労働組合のメンバーだった。一九一七年、彼は政治運動を行ったために逮捕され、その後六年間を刑務所で過ごした。彼は「信じられないほど精神力があり、表現できないほど勇敢で、自分の信念と高潔に関しては揺るがない」人物であると評されていた。回想記の中でコーノスは、父親の記憶がどのように彼女の人生の指針となってきたかを記している。(6)

私はポジティブなイメージを維持しています。今は父が正義を深く信じていたこと、彼が戦う精神をもっていたことを理解しています。長年にわたって、私が自分の信念を弁護しなければならないことになった時、彼が見守ってくれているのを感じてきました。そして、彼だったら私にどんなことを期待するだろうかということを想像するようにしました。

両親以外では（生死にかかわらず）、親戚、先生、コーチ、聖職者などがロールモデルになりうるだろう。友人や兄弟、同僚など、自分よりも年上かもしれないし、同年代かもしれない。ロールモデルは子どものこともありうる。そしてそれは自分自身の子どもである必要はない。

著者らの友人ドリーン・ナートンは、がんであると診断され、化学療法が必要であると知らされた時、最初はショックを受けた。それまでの十二カ月の間に、彼女は、婚約者、母親、父親をがんでなくしており、今度は自分が死の可能性のある病気に直面する番だった。一カ月以上にわたり、月曜から金曜まで毎日、ドリーンは国立衛生研究所の腫瘍科に放射線治療のために通った。

待合室で毎日、小さな男の子に会いました。彼はデイビットという五歳の男の子で、とても前向きな子でした。待っている間、彼と私はチェッカー（チェス盤を使って相手の駒をとるゲーム）や三目並べ（三×三のマス目に〇と×を並べるゲーム）をして遊びました。この子に会うことで、私は五〇歳を超えるまで病気をすることもなく生きることができたのは運がよかったのだと気づかされました。彼の病気は脳腫瘍で手術を受けなければなりませんでした。にもかかわらず、彼は最高に明るくハッピーな子どもで、少しも怖がっていませんでした。彼は、飛び跳ねてきてあいさつしてきたものでした。彼はこう言うのです。「三目並べを教えてあげるよ。お友達とこのゲームをする時にいつも勝てるようにね。」

一度も会ったことがない人も、ロールモデルになることがある。第四章で紹介した、ダウン症の子どもをもつバーブ・ガレットは、ジョニ・イアレクソン・タダが彼女のヒーローの一人であるという。一〇代の時に水中競技の時の事故で首から下が麻痺して以来、ジョニは、障害者や苦しむ人のために牧師として人生を捧げてきた。バーブは高校生の時からジョニの精神を尊敬し、彼女のラジオ番組や本、その他の創造的な表現に励まされてきた。ジョニは絵筆を口にくわえて絵を描き、歌を歌う才能もあった。バーブは、自己憐憫の気持ちを消すために、彼女の歌を聞くのだという。ある曲の中で、ジョニは、どんなにジャガイモの皮をむきたいか、赤ちゃんのオムツを交換したいか、麻痺のない人にとっては当たり前のさまざまなありふれた仕事をしたいか、を歌っている。バーブは言う。「それを聞くと、そして彼女が動けないことを知ると、自分が直面しているどんなことも、それほどひどくはない！　ということに気づくんです。」

ロールモデルは有名なスポーツ選手、政治家、歴史上の人物であるかもしれないし、文学作品の中の登場人物であることもあるかもしれない。二章で紹介した、イェール大学を卒業し、二分脊椎で生まれたパラリンピックのメダリスト、デボラ・グルエンは、フランクリン・ルーズベルトがロールモデルの一人だという。

フランクリン・ルーズベルトは、身体に障害のある人が、健常者の世界でどうあるべきかを示しています。彼にとって歩くのがどんなに大変だったか、本当にわかる人は少ないでしょう。スピーチをする時や立ち上がる時、安定した状態を保つために彼は台をしっかりとつかまなければならなかったのです。彼は障害があることを隠していましたが、障害が彼から離れることはありませんでした。ポリオに罹ったことが彼を変えたのだと思います。私も同じだと感じています。

デボラ自身は気づいていないかもしれないが、彼女もまたチームメイトやクラスメートのロールモデルであった。デボラの両親が話してくれた、彼女の大学入試での最初の面接の時のエピソードを紹介したい。

はじめてデボラと一緒に大学を訪ねる時、うまくいくだろうかと心配しました。学校を代表する一部チームでこの子がどうやっていくのだろうかと。身長一三七センチのデボラがコーチのオフィスに入ってこう言いました。「代表チームで泳ぐこと、それがこの大学の水泳チームで私がやりたいことです。」

コーチはおそらくこう思ったことでしょう。「二〇分だけ愛想よく対応したら、帰ってもらおう。」

しかし、デボラはさらに続けて言いました。「私は四〇～五五キロ毎週泳いでいます。年間に換算したら約二四〇〇キロです。これを四年間続けてきたので、合計九六〇〇キロ泳いだことになります。」

ついに彼は言いました。「では、自分のレーンも特別コーチもいらないのですか？」

デボラは「どちらも必要ありません。では、私はこのチームで泳いでいいですか？」と言いました。

そして、彼は握手をしようとしました。

しかしその時、彼は理解しはじめたのです。突然、小さな歯車がかみ合い、ひらめきが生まれ、彼はこの子がチームにとって重要な人物となりうるということに気づいたのです。

「でも、あなたが入学するのを手助けすることはできないのです」と、彼は言いました。

デボラが「入学を助けて欲しいと頼んでいるのではありません」と言い、高校の成績と大学進学適性試験の点数を見せると、コーチは「全然問題ありませんね」と言いました。

しかし、なぜ彼女をチームに欲しいと考えたのでしょう？　彼女は優勝決定戦での得点源にはならないでしょう。彼らが彼女を欲しがったのは、チームメンバーの中には、泣き言や不平不満を言う人がいるからです。そして、デボラがいればそんなことは言えなくなるでしょう。彼女は誰より先にプールデッキに歩いていき、最後にそこから帰るでしょう。一時間後、なんとコーチは彼女を勧誘していました。私は何を心配していたんでしょう？

デボラは、イェール大学在学中ずっと、その前向きな姿勢と意欲的な行動がチームメイトのロールモデルになるだろうという期待に応え続けた。彼女は二〇一〇年のアマンダ・ウォルトン賞の受賞者だった。この賞は、その競技にたけ、精神と挑戦の勇気を示した卓越したアスリートに与えられる賞である。また、勇気と強さ、高い人徳を体現した卒業生に送られる賞も受賞した。

レジリエントなロールモデルは数世代に渡って家族の中で受け継がれることがある。忍耐強い祖父母の息子・娘たちは我慢強くなり、順に、レジリエントな子どもたちを育てていくのである。特殊部隊兵士で後輩を指導する立場にあるティム・クーパーは、そのような家の出身である。

　私の家族や親戚には軍関係者がいます。軍に勤めることは国に仕えることです。祖父は第二次世界大戦でパラシュート部隊に所属していました。父はベトナム戦争で特殊部隊員でした。彼は亡くなりました。おじも特殊部隊員でした。彼は週末に私の家に遊びに来ては、グリーン河に私を連れていき、どうやって偽装して敵から身を隠すかなどということを教えてくれました。おじが私を軍人の道に導いた人です。

有能かつたくましく成長した子どもの最初のロールモデルは、両親や祖父母であることが多いが、時々、思いもよらないような人がロールモデルになることもある。

第一章で紹介した、ノーマン・ヴィンセント・ピールの『積極的考え方の力』に影響を受けたルー・メイヤーは、民間消防専門家として南ベトナムのアメリカ政府機関で働いていたが、一九六八年のテト攻勢の間、彼の部隊は北ベトナムに制圧された。三日間の包囲の後に部隊は降伏し、彼は五年を刑務所で過ごしたのだった。

ルーは、子ども時代の困難な時に、彼を導いてくれた二人の大人のことを思い出す。一人は生徒補導員のエド・ロウで、彼の仕事は、教室の窓から外に出たルーを教室につれ戻すことだった。ルーと親友のデイブは、担任教師が教室を離れるといつも教室から抜け出していた。補導員のロウは、彼らを追いかけては叱った。しかし、彼は同時に、彼らの面倒も見てくれた。森林で働く夏の短期アルバイトを彼らに紹介してくれ、ルーの消防士としてのキャリアはそこから始まったのである。
かつてルーとデイブは、所属する地元の野球チームにスポンサーがいなかった時、たっぷり備品を持っているライバルチームから野球道具一式を盗んだことがあった。

私たちのチーム全員が突然、バットやグローブやボールなどをもって現れました……ロウさんは、私たちを捕まえるかわりに、もし犯人を見つけ、盗んだものを返すように伝えたら、私たちにスポンサーを見つけてくれると言いました……それで、私たちはフェンスを突き抜け、観客席の下をくぐり、ロッカールームに入って道具を返しました。以降、警察が私たちのスポンサーになり、試合にはパトカーで行きました。地元のパトロールたちは私たちが試合をしていると応援に来ました。そうやって彼は私たちを変化させたんだと思います。

ルーのもう一人のロールモデルは、ヘルマン・ショウバー隊長だった。彼は、厳しく、忍耐強い、地元の消防所長だった。ショウバーはルーのことを気に入り、あえて規則を破って彼が消防署の中にいられるようにするほど彼の面倒をみた。ルーは、隊長の近くにいて、どのように消防署を運営し、部下にやる気を起こさせ、どのように火を消し、迷うことなく火炎の中に飛びこんでいくかを観察した。最終的に、ルーは、ショウバーと同じ道を歩むようになり、彼もまた消防所長となった。

成長するにつれ、ルーは大人のロールモデルを求め続けた。一〇代後半、軍のフットボールチームに所属していた時、彼はコーチをロールモデルとしてみるようになった。コーチは、ルーに多くのこと期待し、彼がチームの中で一番小柄だったにもかかわらず楽な道を選ばせなかった。ひときわ荒っぽいチームと対戦した時、ルーはタイムアウトでサイドラインに呼ばれたことを思い出す。打たれ、青あざができていた彼は、コーチに向かって言った。「コーチ、私は彼らに殺されてしまいます。」

彼は、その直後のコーチの言葉を決して忘れたことがない。「そうだな。では、試合に戻りなさい。」

ロールモデルは、自分より年上である必要もなければ、賢い必要もない。友人がロールモデルになることもある。空軍パイロットのスティーブ・ロングは、二五歳の時、タイからの飛行中、ラオス上空を飛行中に追撃された。試練の間、彼は仲間の捕虜たちに触発されたという。

> 彼らは兵士から必要な情報を得るまで、取れると考える情報をすべて取ったと思うまで、拷問をするのが常でした。そして情報を取りつくしたと感じるまで拷問をした後、まだ兵士が生きていたら、治療を受けさせるのです。
>
> ロールモデルたちは、ただただ素晴らしかった。私たちはヒーローとして紹介されますが、誰一人として自分がヒーローだと思っている人はいないと思います。しかし、これらの試練に耐えた仲間は私のヒーローです。彼らのストーリー、牢屋の床に打ち付けられてもなお、抵抗する男たちの話を聞いたことがあるでしょう。そして、彼らのことを気の毒に思ったでしょう。しかし、そのような人とともに同じ軍に仕えていることを誇りに思うことで、気持ちが鼓舞されたのです。目標となる人がいつもいたのです。

ロングのリストの上位にあるのは、一九六五年にラオス上空で撃墜された民間パイロットのアーニー・ブレイスであった。彼はその後三年を山の側面にあるジャングルの中で竹のかごの中につながれて過ごしたのだった。

> 孤独な幽閉状態について話しましょう。しかも竹かごの中での三年半の幽閉生活！　彼は三回脱出を試みて、そのたびにひどい拷問を受けました。最後の脱出の後、彼は一週間穴に埋められ、胸から下はまったく動かせませんでした。土の中から出された時、麻痺のため歩くことができなくなっていました。それで彼はひじをついて這って移動しました。そしておそらくジャングルに出て、起き上がることのできる場所に着きました。ベトナム兵は彼をハノイに連れてきて、ジョン・マケインの隣の独房に彼を入れました。しかし、アーニーは独房の角まで這って行き、二面の壁にしっかりつかまって、立ち上がることができたのです。そしてついに、再び歩くことができるようになりました。アーニーは、決して不平を言わない人でした。

地雷生還者ネットワークの共同設立者で、国際的な地雷禁止キャンペーンの活動が認められ一九九七年のノーベル平和賞を受賞したジェリー・ホワイトは、一度も軍隊で働いたことはない。しかし、彼のロールモデルの一人は負傷したイスラエル兵だった。一八歳の時、交換留学生としてアメリカからイスラエルに行ったジェリーは、ゴラン高原にハイキングに行った時に地雷を踏み、片足を失った。彼はテルアビブの病院に搬送され、はじめは落ち込み弱気になっていた。

私の隣のベッドにいた人は、両足を失い死にたがっていました。私はその人から距離をとるようにしていました。それからイスラエル人の兵士がお見舞いにきたのです。彼は私のベッドのそばに来て言いました。「私も地雷を踏んだ。どっちの足をなくしたか、わかるかい？」彼は完璧に普通に歩いていました。私がわからないというと、彼は「そこが大事なポイントなんだ。戦うのはここではないんだよ」と彼は自分の足を指して言い、それから自分の胸を指して「ここなんだよ」と言いました。彼は私のひざが無事であることに、つまり、最悪の状況ではないということに気づいて言いました。「君の怪我は鼻かぜみたいなものだ、乗り越えられるはずだ。」

彼は私の魂に近づいてきました。私はそれを受けとめることができたのでしょうか？　私ははっきりとしたメッセージを受け取りました。これは喝を入れるピアサポート（訳注：仲間同士で支え合うこと）でした。その兵士はこう言いました「僕が乗り越えられたのだから、君にもできる。さっそく取り組もう！」

彼は典型的なピアサポーター以上の存在、つまりロールモデルでした。惨めさはありませんでした。哀れみや恩着せがましい同情心で、被害者意識を甘やかしたり刺激したりすることはありませんでした。彼は私のモデルとなり、今では私も仲間にとってのロールモデルです。問題は出来事ではなくて、あなた自身なのです。あなた自身がやりたいことをできるのです。それはあなた自身が選択することです。

ロールモデルは完璧である必要はない。誰もがそれぞれに長所と短所をもっており、一人の人の中に完璧なロールモデルを求めることは無理だろう。ジェリーは、足の切断手術の数年後、地雷サバイバーのネットワークを共同運営していた時に、故ダイアナ妃と友人になり、彼女を見習うことで強さを学んだ。彼女は、地雷サバイバーへの世間の注目を高め、地雷禁止の国際条約を支持するために、自分の立場を利用した。ジェリーはダイアナとボスニアに行った時、彼女のパーソナリティの複雑さを高く評価するようになった。

ダイアナと一緒に働くうちに、不安な時、人は意地悪にも負けず嫌いにも、クレイジーにもなりうるけれども、共感する力という真の才能を得ることもできることを学びました。これらすべてになりうるなんて、素晴らしいことではないですか？　また、美徳や悪徳や真の才能といった特性よりもっと興味深いことは、最高の自分自身を演じることができる場はどこかということです。彼女は事故で亡くなる前の数年間、本来の自分自身を開花させ、天職を見出しました。彼女はサバイバーの誰もに、トラウマを経験した日があることを理解していました。彼女は「私のは一九八一年の七月二九日よ」と私に言って大笑いしたことがあります。それは彼女がイギリス皇太子と結婚した日でした。彼女の才能は、思いやりの心と、苦しみに直面しても品格を失わないことでした。また、人々の心に触れるやり方でした。彼女は私がこれまで出会った中でも最高級のピアサポーターの一人です。彼女は十分な時間をかけて、話に耳を傾けるように心がけていました。「リラックスして。自分のベストを尽くすのです。悪魔に自分を売り渡すのではなく、心の中に天使を育てるのです」と彼女は言っていました。

ジェリー・ホワイトにとって、自身の両親も、彼が足を失い苦しんでいる時に影響力のあるロールモデルだった。ジェリーの父親は会社経営者で、母親は専業主婦として子どもたちを育ててきた。彼らは、教育が重要で、人の可能性を高めると信じていた。また、人生の階段を登る上で、社会的な正義と他人を手助けすることも重要だと信じていた。

父はロールモデルでした。なぜなら彼はいつも変わることなく親切でよい人だからです。彼は物事がきちんとされているかどうか気にかけ、かかってきた電話を必ず受けるようにしていました。飛びぬけて素晴らしいところがあるわけではないですが、落ち着いていてきちんとしていて親切なのです。彼は古いタイプの父親らしい父親でした。母は、私に喝を入れてくれました。社会的正義の火をつけました。彼女は、私は正義のために戦い、それを正しい方向にもっていく義務があると言いました。

ジェリーは自分は運がいいと思っている。なぜなら逆境に耐えるためのがっちりとした土台を与えられたからである。彼の両親は、彼のトラウマに対する反応の助けとなった。最も困難な時にも、彼は父親のように落ち着き、親切だった。母親同様、彼は社会的正義の火が消えるのをよしとはしなかった。実際、彼の悲劇は、他の人を助けることに人生を捧げるための燃料となったのである。

ネガティブなロールモデル――模倣すべきでないもの

ロールモデルといえば、賞賛し見習うべきよい例となる人物であると普通は考えるものだが、時には、そのようになりたいとは思わないような特徴の人が、逆の意味でのロールモデルとなることもある。そのような人を、ネガティブなロールモデルとして考えることができるだろう。

イェール大学の臨床精神医学教授で、コネチカットの退役軍人病院所属精神科リハビリテーション領域では国の指導者的立場のローリー・ハークネスは、五〇代始めに白血病と診断された。治療過程で彼女は多くのがん患者と出会ったが、その中に自分の回復の可能性を諦めたように見える人がいた。ローリーは、自分はそのようには考えないでおこう、と思った時のことをはっきり覚えているという。彼女は、治療と回復の過程でくじけそうになった時、この「ネガティブなロールモデル」のことを思い出し、病気と戦い前向きな展望をもつための動機づけとして利用した。数週間にわたり気持ちがくじけ、吐き気が続いても、ローリーは決して諦めなかった。それどころか、彼女はペースを上げた。白血病の診断を受けてからの八年、彼女はホームレス、またはホームレスに陥る危機にある退役軍人とその家族が職業と住まいを得る機会を広げられるよう、精力的に活動した。彼女は地域の政府機関と協力し、国、州、民間の機関から、ホームレスの退役軍人に五〇〇以上の新しい住居を作るための五千万ドル以上の補助金を獲得した。

著者らはこれまでに多くのクライエントとの出会いがあったが、幼少期に両親または片方の親から不適切な養育を受けた人がしばしばいるものである。彼らの多くは、自分を虐待した人とは違う人生を生きようと固く決意している。ネガティブな行動を真似るのではなく、新しい、よりポジティブな行動を懸命に学ぼうとしている。彼らは、ローリーのように、虐待者が自分にしたことを、してはならないこと、そうならないための指針として利用する。これは、彼らが周囲の人との関係を築いたり、自身の家族を作る中で目標となるのだ。

特に子どもにはレジリエントなロールモデルが必要である

若い人がトラウマに取り組み逆境を乗り越える能力には、親だけでなく、先生や親以外の大人の相談相手の存在が重要な役割を果たすことが、多くの研究の結果からわかっている。「どうしたら自分の子どもや思春期の子どもたちのよいロールモデルになれるのでしょうか？」という質問を親から受けることがある。その答えの一つは、この本で紹介されているレジリエントな行動を親自身が実践することで、子どもたちの模範となることである。

高いレジリエンスを発揮し適応力の高い子どもたちは、相談相手《メンター》やレジリエントなロールモデルからのサポートや励ましを受けているものだ。この章のはじめに述べたように、心理学者のワーナーは、ネグレクトや虐待を受けた子どもたちでも、彼らのことを真にケアし、惜しみないサポートと励ましを与える人がいれば、いい人生を歩むことが可能であることを発見した。

理想的には、相談相手は、言葉と行動両面から子どもたちがレジリエンスを育むのを助けるのがよいだろう。どのようにするかを教え、行動で示すのである。よい相談相手は、刺激を与え、やる気にさせ、安定した信頼できるサポートを与え、自尊心を育む。相談相手を真似ることにより、子どもたちは正しいことと正しくないことを学び、逆境に取り組む方法を学び、衝動をコントロールし、我慢し、自分を落ち着かせる時と方法を学ぶ。道徳的、倫理的な高潔さを学び、勇気についても学ぶ。自分の行動と人生に責任をもつようになる。子どもたちには、成熟し愛情をかけてくれる相談相手とロールモデルから学ぶべきことが多くあるのである。

献身的な相談相手がいる一〇代の若者は、そうでない人と比較して、学校に対して前向きな姿勢をもち、成績も出席率も高く、成熟度が高く、うつや不安などの症状が少なく精神的にも健康であるということを研究結果が示している。また、アルコール摂取や違法薬物の使用をはじめることも少ない。これは特に、親戚や近所の人、先生、コーチなどの相談相手が身近な社会的環境にいる場合にそうである。身近な相談相手は、その子どものネットワーク外のボランティアよりも効果が高いことが多い。特に、効果が高いのは、親以外の親戚で、祖父母、おじ、おばなど、子どもの生育歴や性格、家族、文化的な背景をよく知っていて理解している人が相談相手である場合である。[9]

子どもたちの身近なネットワークの外部からきたボランティアの相談相手は、より身近な相談相手と比べると効果が低い。なぜなら、かけられる時間もエネルギーも限られるし、家族や文化的な点について表面的にしか理解していないことが多いからである。しかし、だからといって、ボランティアメンターが役に立たないというわけではない。例えば、「ビッグブラザーズ・アンド・シスターズ」（少年少女をサポートするためのＮＰＯ）はこの数年成功を収めているが、うまくいったケースは概してメンター・メンティー（指導者と指導を受ける人）の関係が一年以上続いた場合である。実際、メンター・メンティー関係の期間が長くなれば長くなるほど、成功率が高くなっている。

もちろん、モデリングは成人になっても老人になっても、重要な学びの方法であり続ける。他の人から学ぶのに、年をとりすぎるということはないのである。

どのようにロールモデリングは機能するのか

模倣は影響力の強い学習形態で、人の行動形成に重要な役割を果たす。人生を通じて、私たちは、態度、価値、スキル、思考パターン、行動を周りから真似ることによって学んでいる。にもかかわらず、私たちはそうしていることに気づいていない場合がかなりある。ロールモデリングは実際どのように機能しているのであろうか？

ロールモデリングの一部は観察学習によるものだ。教えられるのではなく、他人の行動を観察することにより学ぶのである。仏教の教えには、「子どもは母親の顔からよりも背中から、より多くを学ぶ」というものがある。ということは、教えようと意図することなく、母親というものは子どもの視界の中にいることによって、観察学習の機会を一日中子どもに与えているといえるのである。

外国を初めて訪れる時、その地域の慣習、例えばレストランでテーブルを待つ時にどうするか、タクシーの呼び方、トイレの並び方といったことをよく知らない場合が多いだろう。そんな時、地元の人にどうしたらいいかと尋ねるよりも、地元の人の行動を観察し、「ローマ人がするようにする」だろう。こうした場合、観察学習を応用しているのである。

二〇世紀の心理学者の中で最も強い影響力をもつ一人であるバンデューラは、モデリングは、単純な真似や、模倣、観察学習の以上のことを含むと考えていた[3,4]。行動のルールを学び、将来の行動の指標として生かされるのである。そのようなルールを作り上げることによって、学習者はロールモデルの思考や価値、行動や情動反応に似たものを、自分自身の性格や環境に合うようにとり入れていくことが可能である。

例えば、あなたがゴルフ好きで、パッティング・ストロークが上達したいと思っているとしよう。モデリングということを念頭におくと、まずロールモデルのインストラクターがボールを異なる角度や距離から打つのを観察するだろう。それからインストラクターの技術を注意深く分析し、いくつかの要素にわけるだろう。そしてそれぞれの要素をストロークをする時の決まりごと《ルール》を作るのに生かすだろう。そのような決まりごとは不可欠である。なぜなら、まったく同じパッティングの状況はないので、教官から学んだことを生かすためには決まりごとが必要となるからだ。

数々のグリーンで教官がボールをパットするのを観察するにつれ、彼が決してボールから目を離さないことに気づく。鷹のように、彼はボールに照準を合わせ、ショートパット、ロングパット、アップヒルパット、ダウンヒルパットの間中、ボールから目を離さない。学習者のあなた自身が、観察をすることによって、自分が将来どんな状態でもどんな環境でも応用できる決まりごとを自分自身のものとしてとり入れるのだ。あなたの決まりごとは——パットをする時はいつも、ボールから目を離さない。

あなたに長年の友人がいて、その人は、ストレスフルな状況をいつも比較的簡単に乗り越えているように見えるとしよう。あなたはその友人のレジリエンスの高さに感心し、彼女はどのようにしているのだろうかと考え、彼女の行動を意識的に観察し学ぶようになる。彼女の母親が亡くなった時、彼女が友人や家族に連絡をとり、助けを求めているのに気づいた。数年後、彼女は解雇されると、すぐに以前の雇い主や同僚に連絡をとり、仕事探しを助けてくれないかと頼んでいた。彼女は肺炎になったこともあった。家に一人でいるよりも、彼女は回復するまで姉のところに身を寄せた。友人がこのように異なるストレスフルな状況を乗り越えていくのを見ることで、あなたはあるパターンに気づいた。ストレスの高い時、彼女は自ら他の人に助けを求めている。それに気づいたあなたは、自分自身がストレスのある状況になった時に、その友人の方法をとり入れることができるのである。その決まりごとは――ストレスフルな状況ではレジリエンスを高めるために、アドバイスや助けを得たり、感情的な支えになってもらうために、家族、友人、同僚に連絡をとるべきである。この決まりごとを作ることによって、自身のストレスへのレジリエンスを高める原則を作り、困難な状況で使うことができるのである。

ロールモデルからの学習に神経科学的根拠はあるのか？

真似る能力は生まれつきのものである。生まれたその日に、赤ちゃんは原始的な表情の真似をすることができる。(8) この真似る能力は人生を通じて、行動やスキル、癖、社会的絆、共感力、道徳、文化的な伝統、言語などの習得に重要な役割を果たす。

模倣がどのように作用するのかを調べるために、研究者らはさまざまな種類の神経科学的な実験を行った。一九七五年以前、ＭＲＩ（核磁気共鳴画像）やＰＥＴ（陽電子放出断層撮影）などの脳画像が標準的な研究手段となる前、マサチューセッツ大学のバーガーとハドレーは、被験者の腕、手のひら、手の甲、唇に電極をつけ、腕、手、口の動きを調べた。電極をつけることにより、被験者が吃音のある人が話している様子を映したビデオ、二人の人が腕相撲をしているビデオを見ている間の筋肉の動きを測定することができた。唇の筋肉の活動が最も多く記録されたのは、被験者が吃音者のビデオを見ていた時で、腕の筋肉の活動が最も多く記録されたのは、腕相撲を見ている時だった。つまり、他の人の筋肉の活動を見ている間、被験者自身の同じ筋肉も活動していたのである。

さらなる神経科学研究の進歩によって、筋肉の活動だけでなく、模倣に基づいている可能性のある脳の機能が明らかになってきている。一九九〇年代半ば、イタリアのパルマ大学の研究者たちが、サルの脳で運動を制御する部位にミラーニューロンを発見した。その後に行われた、人を対象にした研究では、運動、知覚、情動、言語のプロセスに、ずっと広い範囲の神経ネットワークが関与していることが示唆されている。研究者は、人間が他人の行動を観察している時、観察されている人が行動している時に活性化しているのと同じ脳の領域が、観察している人の脳でも活性化されるようになるということを発見した。つまり、私たちがフットボールをキャッチする時に活性化する脳の領域の一部は、誰か他の人がフットボールをキャッチしたのを見た時にも同じように活性化するようだ。おそらく私たちは、人と同様の動きや行動を司る神経の鋳型をもっているために、他の人の動きや行動を、ある程度までは自分のことのように体験できるのだろう。

ある行動について聞いたり読んだりすることも、行動を実行する脳の部位を活性化するようである(1)。カリフォルニア大学のアジズ‐ザダーら(2)はｆＭＲＩを用いて、被験者が「バナナを握る」などというような文章を読む時の、手の動きを司る脳の部位を観察した。彼らはこの時の脳の活動と、同じ被験者がリンゴを手でつかんでいる人のビデオを見た時の脳の活動とを比較した。文章を読んだ時、ビデオを見た時ともに、被験者の手の動きに関する脳の部位が活性化された。同様に「桃をかじる」のような文章を読んだ時と、リンゴをかじっている人の映像を見た時には、唇と口の動きをコントロールする脳の部位が活性化された。

動作や行動を刺激することに加え、ミラーニューロンは他人の感情を理解したり、他者への共感を助けている可能性があることを示した研究結果がある。カリフォルニア大学のイアコボニ(7)は、私たちが他の人の表情を観察する時、見ている側の同じ部位の表情筋のミラーニューロンが活性化されるという仮説を示した。このような大脳皮質のミラーニューロンから脳の情動のセンターに信号が送られ、観察している相手と同じ感情を経験しやすくするのである。

二〇〇三年、ウィッカー[12]が率いるヨーロッパの研究チームによるｆＭＲＩ研究から、観察と情動の結びつきに関する新たな例が報告された。この研究チームは、自分が嫌悪感を感じている時と、他人が嫌悪感を感じているのを観察している時とで、脳の同じ部位が活性化されることを発見した。おそらく、他の人の感情を理解するために、私たちは文字通り、それに対応する部位の自分自身の脳を活性化する必要があるのだろう。

この研究は、共通の理解を促進したり相手に共感することにより、ミラーニューロンが社会的交流を促進する役割を果たしている可能性を示している。

この魅力的な新しい研究分野には、今後解明されるべき多くの課題がある。

よりレジリエンスになるために、どうロールモデルを使うことができるか？

模倣とロールモデリングをレジリエンスを高めるための手段として用いることができる。ロッド・クヌトソンは、戦争捕虜だった時、父親の道徳心の高さと自制心をモデルにすることによって拷問に耐え、自身の統合性を保った。ルー・メイヤーは、若者として自分のアイデンティティの確立にもがいていた頃、消防署長のヘルマン・ショウバーの成熟度とリーダーシップをモデルにした。スティーブ・ロングにとって、四九カ月にわたる北ベトナムでの捕虜生活の中で、刺激を得たり、敵に抵抗する方法を手本として学ぶ対象は、自分の仲間たちだった。ジェリー・ホワイトは、地雷を踏んで足を失った後、その試練に取り組むために、足を切断したイスラエル人元兵士の叱咤激励する方法を見習った。

あなたも同じように実践することができる。数頁前に、レジリエンスの高い友人の社会的な振る舞いを真似る方法について書いた。このレジリエンスの高い友人をより深く知るようになるにつれて、彼女がストレスの高い時に、周りの人からの助けを得るだけでなく、きちんと栄養をとり、睡眠を十分にとり、運動もする努力をしていることに気づいたとしよう。今ではあなたは、ストレスが高い状況にある時にレジリエンスを高める可能性のある二つの方法《ルール》を知っているということになる。一つ目は、家族、友人、同僚にアドバイス、手助け、感情的な支えを求めること、二つ目は、栄養のある食事をとり、水分を十分に補給し、適切な睡眠と運動をする努力をすることである。

長い間にわたって、研究者はロールモデルから効果的に学ぶ方法を知るために研究を行ってきた。以下に、これらの研究から得られた結果をもとに、著者らがまとめたものを紹介する。

ロールモデルの行動を真似する時、その行動を注意深く分析することを始め、その後に行うことは、

(1) シンプルな要素にわける：もし複雑なスキルを学ぶことにモデリングを使うのであれば、その複雑なものを単純な部分にわけ、まずはそれぞれの部分的な要素に集中することだ。もし、その複雑なスキルをそのまま、分けることなしに真似る場合、情報の多さに圧倒され、失敗し、そのスキルを習得することは困難になるだろう。

(2) そのスキルをさまざまの状況下で観察する：複雑なスキルをシンプルな要素にわけることには時間がかかり、集中力を必要とする。そのスキルを数多く観察する必要があるだろうし、しかも異なる状況での観察が必要になる。

(3) 練習をする：観察をする間に、練習することが役に立つと気づくだろう。ロールモデルをまねた態度、人格のスタイル、行動をあなたがとっていると想像することによって練習してもいいし、またはあなた自身の生活の中で望ましい態度、人格のスタイルや行動を実際に行うことによって練習してもいい。どちらのやり方も効果的だが、最終的に習得するには実生活の中での実践が必要になる。

(4) フィードバックを受ける：可能な場合はいつでも、建設的なフィードバックを受けよう。専門家、または訓練された目をもった人は、あなたとあなたがモデルとしている対象の行動の類似点と相違点を指摘することができる。専門家は、ロールモデルとの違いを修正するためにどのようなステップを踏めばよいかを教えてくれるだろう。

明らかに、多くの人はモデリングをあまり科学的ではない方法で使っているが、モデリングは役に立っている。気づ

かないうちにロールモデルから学んでいるということも十分にありうるだろう。

この章で見てきた多くの例のように、たいていの人には、一人以上のロールモデルがいるものである。人生のすべての領域で有能であるというのは不可能ではないにしてもかなり稀なことなので、複数のロールモデルがいるのは道理にかなっている。人は誰もが皆、それぞれに強みと弱点をもっている。世界的な仏教指導者の一人であるティク・ナット・ハンは、自分自身の年長の家族それぞれの最も素晴らしい点を、自分の中にとり入れることを提案している。もし母親が落ち込んでいても勇気があるのであれば、彼女の勇気を真似るのである。父親が献身的で懲罰的ならば、その献身的なところを真似るのである。地雷サバイバーのジェリー・ホワイトは、「レジリエントなロールモデルを探しなさい。そして彼らの最もよい点をまね、それから最高の自分自身を演じなさい」と言う。それがうまくいった時、複数のロールモデルからとり込んだ強みが織り込まれたレジリエントなタペストリー（＝あなた自身）ができあがっているのである。

第七章　トレーニング――健康を保ち身体を鍛える

健康に運動《エクササイズ》が効果的なことは誰もが知っている。運動は健康を増進し、高血圧や心血管疾患、脳梗塞、糖尿病、関節炎、その他の慢性疾患を予防したり疾患の進行を遅らせるのに効果があるということが、科学的な研究によってくり返し示されている。

運動や難易度の高い肉体的な課題を達成することで、気分や、認知や感情のレジリエンスも改善する。著者たちがインタビューをした多くのレジリエントな人たちは、運動を習慣的に行っており、トラウマの試練の最中やトラウマからの回復の時に、身体的な健康を保つことは役立ったと信じていた。実際、運動のおかげで命が助かったと信じている人もいた。

トレーニング・プログラムを日々くり返すことで生き延びる

前の章で紹介した、朝鮮戦争の退役軍人ルー・メイヤーは、南ベトナム軍での民間人消防士として働いていた。一九六八年のテト攻撃の際、彼のいたフエの基地は北ベトナム兵に征服された。三日間の戦闘の後ルーと一二人の同僚は拉致され、ジャングルを五カ月の間も歩かされた。彼らは最終的にハノイの北西六〇キロの所にあるスキッド・ロウ刑務所に収容された。そこでルーは、二、五メートル×幅一、二メートルの空間しかない暗い独房に入れられ、二二カ月の間その中で一人で過ごしたのだった。一九七三年三月二七日に解放される時までに、彼は五年以上を捕虜として過ごした。その間ずっと彼は行方不明者として登録されていたのだった。

ルーは、独房の中で、可能な時はいつでも、たとえ疲れていても弱っていても運動をした。狭い独房で小さな円周上をジョギングしたこともあれば、アイソメトリック・エクササイズ（筋肉の長さを変えないで力を加えることによって筋力を鍛える運動）をしたこともあったが、エアフォース５ＢＸや軍の日課の体操「デイリーダズン」や「ＪＦＫｓ」（ケネディ大統領時代の健康増進局が推奨した運動）をできるだけ数多く行うようにしていた。これらは腹筋、腕立て伏せ、スクワットジャンプ、ジャンピングジャックス（ジャンプしながら開脚したり閉脚する運動）など、さまざまな運動を含む健康体操として広く知られたものだ。ルーの独房はとても狭かったので、彼がジャンピングジャックをすると、爪で引っかいた跡が壁に残ったものである。

ルーは、狭い独房のコンクリートの床に足を拘束されている時ですら運動を欠かさなかった。

ある朝、足の拘束をはずしてくれるように頼みました。私はＪＦＫトレーニングをしたかったのです。しかし彼らは聞き入れてくれませんでした。しかたないので腹筋をしました。すると、彼らは足のロックをはずし、二度とそれをつけませんでした。なぜならそのロックが腹筋をしやすくしてしまうからです。

同室者のいる広い牢屋に移された後、ルーは日課のトレーニングを強化し、同室の仲間にもエアフォース５ＢＸと軍のデイリーダズンを広めた。仲間たちはそれぞれの運動を一回ずつからはじめ、二回に増やし、三回、四回と増やしていった。さらに一歩進んで、一番体の小さな捕虜をおもりにして、ウェイトトレーニングをすることもあった。

ルーにインタビューをした時に、収容所で最高何回腕立て伏せをできていたかと尋ねると、彼は「両腕立て伏せ？それとも片腕立て伏せ？」と答えた。一度でも片腕立て伏せをしたことがある人なら、それがどんなに難しくて、強さとバランスを必要とするかわかるだろう。両腕立て伏せをかなりの回数できる人でも、片腕立ては一回もできない人がほとんどだが、ルーはその片腕立て伏せを六四回できたという。

監禁されて一年たった時、ルーはジム・トンプソンという特殊部隊員と知り合った。彼は、南ベトナムとラオスの山の中の粗野なキャンプに五年間とどめられ、十分な食事も与えられず、ひどい拷問を受け、独房に監禁されていた。トンプソンは北ベトナムのスキッド・ロウ収容所に移送されてきた時、極度の栄養失調で体重が四五キロもなかった。捕虜仲間だったマイク・オコナーは、最初にトンプソンを見た時、自分の見ているものが信じられなかったという。(25)

彼は私のすぐ隣に立っていました。彼は死んでいる、と私は思いました。非情な冗談で、ベトナム兵が死体をドアのそばに置いたのだと思ったのです。そして、私は彼が動いているのに気づきました。彼はまるでアウシュビッツから出てきた人のようでした。彼がどのようにして立っていたのか、どのように呼吸をしていたのか、何をどのようにしていたのかわかりません。彼の外見はひどく変形させられていました。文字通り、彼の全身の骨、肘・膝関節の形を見ることができました。胃袋が肋骨の下に見えていました。立ち上がるために三〇分かかっていました。根性のある男です……。

同室になって最初の朝、ルーはいつものように日課のトレーニングを始めた。彼が腕立て伏せをすると、トンプソンも腕立て伏せをしようとしたが、ひどく弱っていた彼の腕では自分の体重を支えることができず、顔をコンクリートの床に打ちつけてしまった。一回の腕立て伏せもできなかった。

そこで、ルーは自分のトレーニングの内容を変更し、トンプソンの健康を取り戻すためのコーチを始めた。最初は、深呼吸トレーニングしかできなかったが、徐々に屈伸、ストレッチなどもできるようになった。六カ月の間毎日、ルーは根気強くルームメートを指導した。そしてトンプソンはデイリーダズンをできるまでになったのである。そして、それは始まりにすぎなかった。

この時までにトンプソンの健康は十分に改善し、彼らは逃亡計画を立てた。成功するかどうかは、十分な準備と深いジャングルから抜けられるかどうかにかかっていた。一年間、彼らは計画を練り、必要となる体力をつけるためのトレーニングを積んだ。徐々に、彼らのトレーニングはより厳しいものとなった。有酸素運動トレーニングをするために、自分たちのベッドを重ね、狭い室内を走った。はじめはゴムタイヤ製のホーチミンサンダルを履いて走っていたが、最終的には足底の皮膚を厚くするため素足で走った。トレーニングのピーク時には、ルーは尿に血液が混じっているのに気づくまで、二四時間止まることなく走った。トンプソンは一五時間連続で走った。

ルー・メイヤー同様、捕虜仲間のロッド・クヌトソンも、厳しいトレーニングが心身のレジリエンスを高めると信じている。

健康を保つため一生懸命運動をしました。一九六九年、七人の仲間と同じ牢屋で生活していた時、なんと呼んでいたか忘れましたが、「鉄人コンテスト」のようなものをしました。それは、腹筋、腕立て伏せからなり、決められた形の腕立て伏せ、腹筋をしなければなりませんでした。コール・ブランクが五〇一回の腕立て伏せをして、腕立て伏せコンテストで優勝しました。私は一六一五回で腹筋コンテストに優勝しました。しかしあまりに多くの腹筋をしたせいで尾てい骨上の皮膚が破損し、炎症性の腫れ物ができてしまい、コンテストの後はしばらく調子が悪かったです。毎朝、一回ずつ腕立て伏せの回数を増やしていきました。コンテストの日を迎えるまでに、私たちがしていたことといえば運動だけでした。しかもひどい栄養状態の中でそんなことをしていたのです。

仲間の多くは、運動を計画通りに続けました。入れられている牢屋によっては、運動ができないこともありました。私はとても狭い牢屋にいました。そこにあったのは二つの荷台でした。もし歩こうとすると、二歩で荷台の端に届き、ターンして二歩で二台のもう片方の端に戻ってしまうのです。しかし腹筋と腕立て伏せと深く膝を曲げるだけの広さは常にありました。

さらに、逆立ちで歩くのが好きな仲間がいたので、彼はそのやり方を私たちに教えてくれました。私はしょっちゅう逆立ち腕立て伏せをし、逆立ちで歩きました。アメリカに戻って、オークランドの病院に入院した時、私の朝のコーヒーショーは、部屋から逆立ちで出てコーヒーメーカーまでいき、コーヒーを飲んだ後、また逆立ちで部屋に戻ることでした。

彼らベトナム捕虜たちにとって、牢屋での厳しい運動は、単なる趣味や時間をつぶす方法ではなく、必要なものであった。運動することで気分がよくなり、よく眠ることができるのだった。そうすることで日々の生活に規律と目的ができ、自信を高める習慣となった。運動は生命を救った。ルーは四~五人の兵士が身体的な健康を保つ努力をしていなかったのを知っている。彼によれば「彼らはアメリカに帰った時に健康を回復するために『薬を飲むつもりだ』と話していたが、彼らは皆解放されたあと数年で死んでしまった」という。

アメリカ人捕虜たちは、ブート・キャンプ（訳注：新兵訓練のプログラム）やその他多くの軍のトレーニング・エクササイズをしてきており、すでに身体的に辛い課題を与えられるのに慣れていた。元軍曹のブルース・ノーウッドは、軍のレンジャー教化プログラムの厳しい身体的な訓練についてこう述べている。

> 四時に起き、約二〇キロを走り、その後朝食。そして二時間のとてもハードなコースを行います。それは、系統立てられたトレーニングで常にポジティブ、ネガティブ両方のフィードバックがあります。最初に教わるのは匍匐《ほふく》前進、そして歩くこと、走ることです。新しいスキルを教えるのにとても優れた方法です。もし、責任のあることで間違いをおかした場合、修正を求められるか脱落して腕立て伏せを五〇回しなければならないかもしれません。

運動で一般市民も鍛えられる

ストレスがより少ない環境にいる一般の人々にとっても、身体的な運動は心身の健康を増進し、自尊心を高めるのに役立つ手段となりうる。[13] 二〇〇九年のメイヨークリニックの文献によると、定期的な運動は、

・気分を改善する
・慢性疾患への効果がある
・体重コントロールを助ける
・エネルギーレベルを高める
・睡眠の質を改善する
・性生活を改善する

・楽しい！

生まれつき二分脊椎だったデボラ・グルエンは、六歳の時から水泳チームに参加した。彼女の姉が泳ぐのを見て楽しそうだったからである。デボラはすぐに水に慣れた。

水の中にいるといつも快適でした。私には身体障害がありうまく歩くことができませんが、水の中にいると活動できる範囲が少し広がることに気づきました。水中ではみんなに追いつくことができました。水の中にいることが本当に好きだったし、さらに、泳ぐのには装具が必要がありませんでした。自分の力で泳ぐことができたのです。フルターンをマスターし、キックボードで遊ぶことができ、プールを端から端まで泳ぐことができました。ゲームの時友達に追いつくこともできました。

近所の水泳クラブの監視員が、デボラに泳ぎ方を教えてくれ、彼女はすぐにマスターした。姉のミシェルが地元の水泳クラブに入った時、デボラも一緒にクラブに入った。

私もチームに入り、コーチたちは他の子たちと何も違わないように私を扱いました。私は他の子たちのように上手にキックができなかったし、同じ年代の子たちよりも遅かったけれど、いったん水の中に入ってしまうと、私は障害のない子たちに勝つことができました。一度も泳いだことがない子と比べたら、ずっと早く泳ぐことができたのです。

アメリカのパラリンピックチームの選手として、デボラは週に八回、平均四〇キロ泳いだ。自分自身で期待したよりも、また周囲が期待したよりもさらに自分を追い込むことで、デボラは内なるパワーの泉を発見し、人生の他の分野でもそれを生かした。この内面のパワーの源をよく知り、うまく活用することで、デボラの自尊心は劇的に高まった。水泳はまた、コーチやチームメイトを含む周囲の人からのサポートには強い効果があると彼女が理解するのに役立った。

私たちは運命共同体でした。一月で、外の気温は〇度でした。プールは寒くて、暗く、コーチはいましたが、彼はそこにいたくありませんでしたし、私もそうでした。私は「ああ最悪」と言ったものです。でもそこで団結し、私たちには二時間もあって、家に帰る選択肢はないと悟り、水の中に入り泳ぐのです。そんな時、周囲の人からの支えが本当に役に立つのです。

自分一人でやるとなったら、本当に大変でしょう。

また、多くの人にとってそうであるように、デボラにとって水泳はよいストレス解消法だ。

私は障害があるから心配するわけではありません。期末テストの提出が遅れたり、論文の出来がよくなかったらどうしようかと心配します。泳ぐことでそのような心配事を忘れます。泳ぐのはすごくいいんです。頭を空っぽにできます。だから私はスポーツが好きなのです。誰もが競争することを学ぶといいと思います。ストレスが軽くなるからです。

トレーニングはトラウマ後の回復を促進する

前の章で紹介した元レンジャー部隊員、特殊部隊員、アメリカ統合参謀本部議長の大将ヒュー・シェルトンは、若い時にアメリカ海軍に入隊して以来、身体的健康の重要性を提唱してきた。シェルトンの外見はみるからに大将である。身長は一九六センチあり、短い白髪である。彼は思慮深く、雄弁で、やわらかな南部訛りで話す。シェルトンは、軍隊に対して、その世界の平和と安定を支えるという軍の使命に対して、高い倫理観と道徳心に対して、そして隊員たちの揺るぎない忠誠心と高い資質に対して、情熱をもっていた。彼は目的がはっきりしており、明確なビジョンを共有していた。

シェルトンは、軍を退役後、新しいキャリアの道を選び、非常に成功したビジネスリーダーとなった。以前と同じように、彼は身体的なトレーニングを続け、毎日平均六キロの距離を走り、自宅の修理を行い、庭仕事を行った。二〇〇二年三月の土曜日の朝、シェルトンは誰にでも起こりうる事故に遭遇した。庭木の剪定を行っていた時に彼が使っていた梯子を、枝が直撃したのである。地面に落ちる時、家の境界の金網フェンスにあやうく刺さりそうだったので、軍でパラシュート降下の時にしていたように、体をねじってフェンスを避けるように両足をひっこめた。しかし、フェンスに足がひっかかってしまい頭から地面に落ちてしまった。

痛みは感じなかったが、落ちた直後に息ができなかったので、死ぬかもしれないとシェルトンは思った。頭も腕も足も動かすことができなかった。動くことができなかったので、彼は自分が重傷を負ったことがわかり、軍のレンジャーのパラシュート部隊に所属していた時の危険なジャンプから生還した時のことを思い出した。真夜中に、六キロ上空から酸素マスクをつけ、下に何があるかを見るための明かりもないような中でジャンプもした。何と皮肉なことだろうと彼は思った。軍にいた時に二四六回の命がけのジャンプを生き延びた自分が、ノースカロライナの自宅の裏庭にある三メートルの高さの木から落ちて死にかけているとは。

四〇分後、ようやく近所の人が彼の叫ぶ声を聞きつけ、彼の妻に伝え、救急車が呼ばれた。地元の病院に運ばれ、首は固定され、脊髄の画像検査が行われた。結果はよくなかった。医師によると、彼は今後歩くことができず、手も使えないだろうということであった。シェルトンはのちに、自分が脊髄中心症候群という、いくつかの頚椎が脊髄を圧迫し麻痺を起こす状態であったことを知った。

ウォルターリード陸軍病院の司令官ハル・ティムボー少将はその事態を知り、すぐにその病院の高名な外科医二名をシェルトンの検査のために派遣した。彼の予後は改善した。軍の外科医は彼にすぐにウォルターリード陸軍病院に移る必要があること、時間が重要な意味をもつことを伝えた。回復に最も効果があると考えられるのは、心筋梗塞や脳梗塞が起こる危険のあるレベルまで血圧をあげ、そうすることで、脊髄の血流が必要な部位に、十分な血液を供給するという方法だった。数週間後、彼は脊髄の圧迫を改善する手術を受けた。

幸い、シェルトンは自分の怪我のひどさをあまり理解しておらず、諦めなかった。三カ月後にウォルターリード病院から退院する時まで、病院のスタッフが彼は一生四肢麻痺が残るだろうと考えていたこと、入院した日に外科医が行った処置のおかげで再び歩けるようになるためのわずかなチャンスを得たということを、彼は知らなかったのである。

当時、私はどんなに悪い状況だったのか知らなかったのです。怪我の重症度を知らなくてよかったと思います。退院する前日、入院して八三日目に、助手の脳外科医が朝五時にベッドサイドに来た時に「大将、私は今日休みですが、あなたは明日退院なので会いにきました。実は私たちは、あなたが歩けるようになる日がくるとは思っていなかったんですよ」と言いました。その時、背中の毛が逆立ちました。はじめてどんなに自分の状態が悪かったかを知ったのです。その時、入院して二週間目の記憶が蘇りました。作業療法士と理学療法士が部屋に来て、ニューヨークとテキサスでの長期のリハビリについて話しはじめた時のことです。私はその時、「ウォルターリードに何か問題があるのだろうか?」と思っていました。自分が回復しないだろうと思われていたことにまったく気づかなかったのです。

シェルトンによれば、彼の回復は理学療法士のザック・ソロモン中尉の力によるところが大きいという。ソロモンはいつかシェルトンが歩けるようになると信じていた。ソロモンはしっかりとした訓練を受けており、確固たる信念があり、ポジティブで、軍人の中の軍人だった。シェルトンはソロモンと一緒に一日二回、病院の体育館とプールでリハビリをした。どんなに理学療法で疲労しても痛みがあっても、どちらもやめることはなかった。実際、シェルトンは、言われたより多くの回数を自らこなしたものだった。二人はチームで、ソロモンのそばで、シェルトンは数カ月をかけて徐々に歩きはじめた。ソロモンの忠誠的な意思の強さは、軍の倫理の「自分の後ろの人を一人にするな」を体現しているといえるだろう。

近年、シェルトン大将はアメリカ国内を講演してまわり、母校、ノースカロライナ州立大学の支援を続け、その他多くの会社の取締役も続けている。彼は補助なしで歩くだけでなく、定期的な運動を行い、健康を保つ努力をしている。彼は今でも心身ともに強靭である。

運動は心身の健康を改善する

運動が身体的な健康を増進するのは明らかであるようだが、具体的にどうすればよいのだろうか?　二〇〇九年のサイエンティフィック・アメリカン誌[5]は、スタンフォード大学のハスケルを委員長とするアメリカの保健省のグループの発見をまとめた記事を掲載した。委員であるカリフォルニア州パロ・アルト退役軍人健康互助会のジョナサン・メイヤーズは、こう説明している。

……運動をすると、心臓の筋肉が強制的に頻繁に収縮し、動脈血流が増える。このことによって、血管の収縮と弛緩をコントロールする自律神経系にわずかな変化が起こる。この微調整が安静時の心拍数を下げ、血圧を下げ、適切な心拍数にし、心血管系疾患のすべてのリスク要因を下げるのだ。

二〇〇八年版「アメリカ人の運動のガイドライン」で、委員会は運動が成人において以下のようなリスクを軽減するという強いエビデンスを発見した。

・早すぎる死亡
・脳卒中
・Ⅱ型糖尿病
・高血圧
・高脂血症
・メタボリックシンドローム
・大腸がん、乳がん
・空腹ホルモン：グレリンのレベルの低下
・食欲抑制ホルモンのペプタイドＹＹの増加

さらに、委員会は、運動プログラムを開始して三～六カ月後に、それまでほとんど運動をしていなかった人たちの血中ＣＲＰ値（心疾患のリスクを評価するためにしばしば用いられる炎症マーカー）が平均三〇％低下することを発見した。

これはスタチン製剤（訳注：血清コレステロール値を下げる薬）を投与した場合の変化と同等の値である。股関節骨折、骨密度の低下、肺がん、子宮がんのリスクが低下するという中等度のエビデンスもある。

有酸素運動はうつの症状を軽減するのにも有効である。一九九九年に行われた、うつ病と診断された一五六人の中年男性を対象とした研究で、ブルメンタルら[7]は一六週間の有酸素運動には、一六週間の抗うつ薬ゾロフトによる薬物治療と同様の症状軽減の効果があることを発見した。両グループとも六〇％以上の参加者に治療効果があったが、効果の出現・持続に違いがあった。ゾロフト内服群は、概して効果が出るのが早かった。一方、有酸素運動群では効果が出るのはゆっくりだったが、再発は少なかった。多くの研究の結果、運動は、軽度から中等度のうつ症状を軽減するのにかなり効果があることがわかっている[6]。心理療法に運動を併用することは効果があるだろう。有酸素運動には、軽いうつ状態や「うつ病」ではない人の悲しみを軽減する作用もある。

さらに、有酸素運動は不安を軽減することがわかっている。これは健康な人でも、全般性不安障害、パニック障害と診断された人でも同様である。運動は特に「不安感受性」の高い人たちに有効だと考えられる。このような人たちは、発汗、心拍数の増加、呼吸数の増加など一般に不安に伴う身体感覚を、生命の危機かのように解釈する。彼らは、これらの症状が心疾患のような重篤な疾患によって起こっているのではないかと想像してしまうのだ。有酸素運動をしている間、不安感受性の高い人たちは、不安感が高まった時と同じ身体感覚（早い心拍、発汗、早い呼吸）に耐えることを強いられていると研究者は考えている。時間がたつにつれ、彼らは、有酸素運動を続けることによって、これらの症状を感じても危険ではないということを学び、これらの症状によって起こる恐怖心が徐々に弱まるという[26]。

多くの科学的研究から、運動は脳の機能を改善し、思考と記憶を含む認知機能を改善することがわかっている[9]。アーバナ・シャンペーン大学の研究者らが最近、一一一件の動物もしくは人を対象にした研究結果を解析し、有酸素運動は、注意、計画、意思決定、抑制機能、記憶を改善しうるという結論を出した。これら運動のポジティブな効果は以下のような最近の発見と関連があるだろう。運動トレーニングは脳血流の増加と、海馬の血流増加、海馬の体積増加と脳由来神経栄養因子（ＢＤＮＦ）の血中濃度増加、高齢成人における前頭葉の体積増加と関連している。実際、中年成人における運動量は、認知症・アルツハイマー病発症の減少と相関がある。[3] 認知症とすでに診断された人、正常記憶機能をもつ老人でも、運動は年齢依存性の記憶力の減退を遅らせるかもしれない。

運動は性生活も改善するかもしれない。二〇〇九年、デューク医療センターのホフマンらは、四〇歳以上のうつ病の成人で運動不足かつ過体重の人二〇〇人を対象とした研究を行った。彼らは参加者を三つのグループに分けた。一つ目はウォーキング、ランニング、自転車など一日三〇分、週三回、運動強度七〇～八五％の運動（訳注：安静時の心拍数と最大心拍数から算出する）を行うグループ。残り二つのグループは、抗うつ薬のゾロフト投与群とプラセボ投与群である。四カ月後、参加者はアリゾナ性体験尺度に解答した。その結果、運動グループは、プラセボグループより性生活が改善したと述べた。また、ゾロフト群よりはわずかに改善度が高かった。

運動とレジリエンスと脳

有酸素運動の抗うつ、抗不安、抗ストレス効果は、いくつかの神経生物学的メカニズムによって理解が可能である。まず、第一に、運動は気分を改善する化学物質（例えばエンドルフィン）や、うつを軽減する化学物質（例えばセロトニンとドパミン）の濃度を高めることが示されている。

二番目に、定期的な運動は、慢性のストレスホルモンから受ける影響に対して保護的に作用する。ストレスがかかっている間、副腎皮質系がストレスホルモンのコルチゾルを分泌し、時間がたつにつれ海馬内の神経を損傷する。運動によってこの反応を抑制することができるかもしれない。副腎皮質系の抑制は、コルチゾル分泌の低下を意味し、脳がコルチゾルにさらされにくくなり、海馬の神経損傷が少なくなるのである。

三番目の可能性は神経新生である。関係のある遺伝子を「オン」にすることで神経新生が起こる。有酸素運動は、Ｂ

ＤＮＦのような神経栄養因子の産生を増やすことにより脳の神経細胞を成長させる。ＢＤＮＦは脳の細胞の成長と修復を支えるたんぱく質である。ＢＤＮＦとその他の成長因子は、細胞の生存、神経がどのように用いられたかという情報に基づく神経細胞間の連結の形成、ダメージを受けた神経細胞の修復、そして学習に重要な役割を果たす。(12、16) ストレス、特に慢性のストレスは、これらの神経形成の要素の産生を減少させることが知られている。

有酸素運動は、将来のストレスやうつの影響に対しても保護的な作用があるかもしれない。カリフォルニア大学のコトマンとバークトールド(9)は、一万九千人の成人を対象に、研究の開始時と八年後に、うつの評価をした。彼らの研究から、八年間定期的に運動していた人は、うつ病にかかりにくいことがわかった。しかし、すべての研究でこのような運動の保護的作用が報告されているわけではない。ストレスによる不安やうつや認知機能低下の予防に対する有酸素運動の効果を評価することは重要であり、今後の動物や人での研究が期待される分野である。

レジリエンスを高めるために、どのように運動を用いるといいのか

人類の歴史において、人間は目覚めている時間を日々の生活の身体的な活動を維持するために使ってきた。人間の身体は、食物の採集、捕捉、道具の製作、狩猟、職人に適するように進化した。狩猟・採集をしてきた祖先と同様、現代人も根本的に身体活動とともに進化した遺伝子、身体、脳をもって暮らしている。そしてそれらは、比較的一気に起こる身体的ストレスにすばやく反応するように作られている。しかし、この数世紀の間、産業革命の到来とテクノロジーの発達で、現代人の生活は危険なほどに運動不足になり、身体的な負荷がかかる仕事をすることも少なくなり、コンピュータやテレビの前に長時間座って過ごすことが多くなった。ドイツ人研究者のハンブレヒトとギレン(14)は、二〇〇五年、ランセット誌に、現代人は旧石器時代の祖先たちと比べて体重あたりのエネルギー消費が三分の一しかないと報告した。実際、二〇〇九年、サウスカロライナ大学公衆衛生大学院のブレアーは、エアロビクスセンターの縦断研究で、

二五〜三五％のアメリカ人はほとんど運動をしない生活を送っていると報告した[2]（運動量の少ない仕事につき、定期的な運動をせず、家での活動も少ない）。この種の運動不足のライフスタイルには多くの欠点があり、彼の本の文脈からいうと、それはレジリエンスを高めるのに役立たない。

多くのアメリカ人は、ある程度定期的な運動をしているが、レジリエンスを高めるためには、いつも行っている健康維持のための運動以上のことをする必要がある。レジリエンスを高めるためには、限界に挑戦する必要がある。身体的トレーニングに関連する方法論の一つに、「ストレス免疫訓練」がある[19]。継続して強さと忍耐の限界を押し進める方法である。ストレス免疫訓練の効果を最大にするために最初に知るべきことは、適切なストレス暴露の上限と下限を見積もっておくことである。前に述べたように、軽すぎるストレスでは成長は見込めない、維持も無理かもしれない、場合によっては減退するかもしれない。しかし、強すぎるストレス（例えば、管理できないほどのまたは過剰なストレス）もまた、かえって私たちを弱めたり、身体的・心理的な破綻を引き起こす可能性もある。

他の多くの世界級の運動選手のように、競輪チャンピオンのランス・アームストロングは、科学的根拠に基づいた厳密で理論立ったトレーニングプログラムを行ってきた。著書『ランス・アームストロング・パフォーマンスプログラム』で、アームストロングと、共著者のカーミケルとナイ[4]は、ストレス免疫訓練プログラムについて述べており、強すぎず弱すぎない運動を、心拍数の上限と下限の範囲内で行うことを勧めている。心臓血管系の機能を高め、かつレジリエンスを高めるためのトレーニングを行う人にとって、心拍数は身体的ストレスを測るのによい指標である。アームストロングはこう説明している。

私は自転車トレーニングを自分の最大心拍数で行います。そうすることで、有酸素能力を最大限に保ちます。というのは、エネルギー産正に伴う老廃物を素早く除去するための酸素を体が処理できなくなった時、乳糖が閾値を超えてしまうのですが、それを防ぐことができるのです。目的は、自転車トレーニングをほぼ完全に有酸素運動の状態を保ったまま終わらせることです。

著書『タフネス・トレイニング・フォー・ライフ』の中で、ヒューマン・パフォーマンス研究所の共同設立者であるレーヤー[17]もアームストロングの意見に賛成している。「強化のために必要なストレスは、機能維持のために必要なストレスと過剰なストレスとの間である。不十分なストレスと機能維持のためのストレスを区別すること、ほどよいストレスと過剰なストレスを区別することも、能力を高めるために重要である。」レーヤーはまた、別の著書『成功と幸せのための4つのエネルギー管理術』（ｃｃｃメディアハウス）で、次のように書いている[18]。

> 成長と変化は、自身のこれまでの快適・安全《コンフォート》だと感じる領域《ゾーン》を広げようとしなければ起こらない。しかし、無理をしすぎると挫折する可能性が高くなる。いい方法は、進歩の過程で成功体験をすることである。自信はより困難な変化に向かって挑戦するための燃料となる。

アメリカ軍ストレス・コントロールの手引きには、身体的な能力を高めるための同様のプログラムについての記載がある[10]。

> 身体的なストレッサー（ストレスを引き起こす刺激）に対する耐性や順応性を高めるためには、より強いストレスへの継続的な暴露が必要である。暴露は、通常のストレス以上の反応を引き起こすものである必要がある。よく知られた順応の例は、熱順応、心臓血管系の有酸素運動、そして筋力の強化である。より強い強度の運動を段階的に行うことによってのみ、有酸素的に健康度を高められるのである。言い換えると、システムにストレスを与えなければならないのである。数日間システムにストレスを与えた後に、同じことをしたことによって上がる心拍数や発汗はほんのわずかだろう。同じことをしていても、息が切れることが少なくなり、より楽に感じることだろう。より有酸素的に健康度を高めるためには、心拍数を上げ、息が切れ、汗をかく程度が増えるまで運動量を増やす必要がある。よいフィットネス・トレーナーの課題は、運動ストレッサーとストレスを強さと健康の増進に適切な範囲に保つことである。ストレッサーとストレスが強すぎたり弱すぎたりと極端にならないようにコントロールしなければならない。

特殊部隊員教官のクリフ・ウェルチは、それを次のように描写している。「物事を段階的に増やしていく方法で行えば、つまり、だんだん難しくしていけば上達するだろう。だんだん強くなるだろう。そしてそれは初日の基本的なトレーニングから始まり、退役する日まで、終わることはないだろう。」

もちろん、この本を読んでいる多くの読者は、世界級の運動選手や特殊部隊員になることを目指しているわけではないだろう。しかし運動はどのくらいレエジリエンスを高めるのだろうか。また、どのような運動をするのが身体的な健康に最もよいのだろうか。メンタルヘルスにとってはどうだろう？　一人で運動をするのがよいのか、仲間がいた方がいいのか？　適切な運動の手段を学ぶためにトレーナーを雇うべきなのか？　複数の運動を組み合わせる方がいいのだろうか？

これらは複雑な問いであり、この本ですべてをカバーすることはしない。しかし、書店や図書館には、かなり科学的に健康を維持するための運動のプログラムの概要を解説した多くの本がある。最も初歩的な段階でいうと、一般に成人は中等度の運動をほぼ毎日三〇分行うのがよいというのが、専門家たちの見解である。

注意すべき点もある。この本は医学的アドバイスをすることを目的とはしていない。運動量や運動の種類はあなたの状態によっては制限があるかもしれない。運動のプログラムを始める前に、その評価ができるかかりつけ医に相談することを勧める。

身体的なレジリエンスには回復の時間が必要である

運動生理学者は、運動をするだけで筋力がついたり、機敏さ、協調運動が身についたりすることはないということを強調する。かわりに、運動と休憩の両方の時間をとる必要がある。このことは、個別のトレーニングにおいても、定期的なトレーニングを長期的な視点で見た時にも同じように当てはまる。定期的なトレーニングではある日には他の日よりも強い負荷がかかるような運動をするだろう。回復の時間がなければ、身体は疲れ果て、消耗し切ってしまうのだ。

回復には適切な栄養も含まれる。古い格言の、「あなたは、あなたの食べたものでできている」が当てはまる。二〇〇五年版のアメリカ農務省栄養ガイドライン(27)では、いろいろな種類の果物、野菜、全粒の穀物を中心とした食事が推奨されている。適量の脂質の少ない肉、豆類、低脂肪の乳製品も含まれ、脂質と糖分は控えめにすることが推奨されている。アメリカ農務省の推奨する成人女性の一日摂取カロリーは一六〇〇～二四〇〇カロリー、成人男性は二〇〇〇～三〇〇〇カロリーである。年をとるにつれ代謝が落ちるので、若い人のほうがより多くのカロリーを必要とする。さらに、身体活動量が多ければ多いほど、体重を維持するためにより多くのカロリーが必要となる。よって、もし三〇歳以下で長時間の運動をする人であれば、四〇歳以上で運動量の少ない人と比べると、必要なカロリー量は高いだろう。健康的な食生活はアルコール摂取を控えること——人によっては完全に絶つこと、またタバコとその他の依存性のある薬物の摂取を避けることも含んでいる。

睡眠は回復の鍵の一つで、健康と幸福《ウェルビーング》に欠かせないものである。多くの成人にとって、毎日約八時間の睡眠が回復のために必要である。ハーバード大学医学部の生理学者エドの著書によると、睡眠には多くの効果があるが、適切な協調運動と反応時間に必要であるという。一九九八年出版の著書で、コーネル大学の心理学者マスは、多くの人は慢性的な軽度の睡眠障害のために、実際の能力を最大限に発揮できていない時間がかなりあると指摘している。また、アームストロングの前出の本(4)でも、運動選手がトレーニングをする際には八～一〇時間の睡眠が必要であるとされている。

さらに、単にすっきりしたりぐっすり休めたと感じるといったことにとどまらない睡眠の効果が明らかになってきている。二〇〇〇年、オーストラリアとニュージーランドの研究者たちは、一六～六〇%の交通事故には睡眠不足が関係していると報告し、また、一七～一九時間以上連続で起きている人が運転した場合、ヨーロッパの多くの国の法定基準であるアルコール血中レベルが〇・〇五%の人の運転よりも危険が高いということも報告した(8)。二〇〇九年の睡眠学会年次総会では、不適切な睡眠と体重増加についての発表があった。二〇〇九年の心臓学会でも、バッファロー大学のラファルソンらが率いる研究チームによって、不適切な睡眠（六時間以下の睡眠）とⅡ型糖尿病の発症との関連が報告された。[1]

もちろん、忙しい毎日と現代社会の早いペースの中で生きる私たちにとって、健康に十分な長さの睡眠を実際にとるのは、言うほど簡単なことではない。多くの不眠症、睡眠時無呼吸症候群、その他の睡眠障害の人たちにとっては特にそうである。睡眠障害の診断や治療はこの本の主眼ではないが、睡眠衛生に役立つ資源は多くある。この章で強調しておきたいのは、よい睡眠は回復、心身の健康、レジリエンスを高めるということである。実際、アームストロングも「あえて」多くの睡眠をとることを彼のウェブサイトに載せている。

回復、適切なパフォーマンス、レジリエンスに関する神経生物学的な要因は多くある。適切なパフォーマンスと回復の神経生物学はとても複雑である。一つの重要な研究分野は、交感神経系の調整に関する分野である。例えば、一九八九年、ネブラスカ大学のディエンストビアは、一連の研究をレビューし、もともとの交感神経系の活動レベルが低く、ストレスがかかってる間にノルエピネフリンとエピネフリンの大幅な上昇があり、ストレスがなくなると比較的早く神経伝達物質がもとのレベルに戻る時に、最大のパフォーマンスが得られるということを示した。ストレス状況下でのパフォーマンスがよいレジリエントな人は、ディエンストビアの記述に当てはまることが多いと私たちは考えている。つまり、彼らは交感神経系の活性化を適切な範囲内に――耐えられないほどの不安や恐怖を引き起こすほどには高くなく、しかし危険に反応するのには必要な高さに維持しているのである。

ストレスに対するノルエピネフリンの反応を調節するのを助ける神経化学物質の一つがニューロペプタイドY（NPY）である。高いストレス下で、ノルエピネフリンが放出された時、NPYも同時に放出される。序章で簡単に述べたように、NPYは、ノルエピネフリンがさらに放出されるのを部分的に抑制することによって、ストレスを受けた後の不安を軽減し、落ち着きをとり戻すのを助ける。このことは、交感神経系の過剰活動を防ぐのに役立つ。NPYがストレスを調整する効果は、イェール大学と国立PTSDセンターの研究者であるモーガン[23、24]による一連の革新的な研究によって証明されている。レジリエンスの神経生物学が専門のモーガンは、特殊部隊の兵士において、NPYレベルが高い兵士の方が、低い兵士よりも、極度にストレスの高いトレーニング時のパフォーマンスが高いことを発見した。研究者の中には、NPYを神経生物学的なレジリエンスの要素であると考えている人たちがいる。

ストレスからの回復やストレス下のパフォーマンスと関連があるもう一つの神経化学物質はデヒドロエピアンドロステロン（DHEA）である。DHEAはストレス時に放出される副腎ホルモンの一つで、コルチゾルがもたらしうる損傷を防ぐ作用がある。特殊部隊員を対象にした研究で、モーガンはDHEAのコルチゾルに対する割合が高いことが、熾烈なサバイバルトレーニングやストレスフルな水中航海の際のよりよい仕事ぶり、実績と相関することを発見した。

運動習慣を作る

多くの種類・強度の運動を行うことには医学的・心理学的メリットがあるが、心身のレジリエンスを高める目的で運動を活用したいと考える人には、自分でできる範囲で、同時に負荷のかかる運動の計画を立てることを勧める。二〇〇八年、保健福祉省は、少なくとも週二時間半の中等度の有酸素運動（例えば早足のウォーキング、芝刈り機を押して歩く）か、一時間一五分の強度の有酸素運動（ジョギング、ランニング、水泳）と、一日の筋力強化の活動を推奨した。一般に、これらの基本的なガイドラインよりも多くの運動をする人は、健康面でさらにプラスになるだろう。以下のような点を含む計画がよいと思われる。

（1）身体的健康がいかに健康と幸福を増進させるかをできるだけ多く学ぼう。
（2）運動プログラムを始める前に、かかりつけ医に相談しよう。
（3）いろいろな運動をしよう。クロストレーニング（複数の種類の運動を組み合わせて行うトレーニング）は効果的である。
（4）運動計画を立てる時に明確な目標を設定し、それを目指すようにしよう。目標に到達するために、運動の記録をつけよう。

（5）鍛えていく過程で、経験豊かなトレーナーかコーチについてトレーニングすることも視野に入れよう。

（6）目標に到達したら、自分にごほうびをあげよう。

（7）少しずつ、心血管への負担とトレーニングの強さを高めよう。トレーニングのたびに同じ強さの快適ないつものプログラムをずっとくり返すことは、ある種の病気を改善するのに役立つかもしれないが、身体的なレジリエンスを高めることはないだろう。身体的、メンタルな強さを高めるためには、自分と自分の身体に快適と感じる領域《コンフォートゾーン》を超え、かつダメージを与えない程度のストレス（負荷）をかける必要がある。

（8）毎回のトレーニングの後、次のトレーニングを始める前に心身が十分回復する時間をとろう。

（9）健康な食生活と睡眠習慣について学ぼう。

（10）あなたの身体トレーニングを支えてくれる友人や家族を見つけよう。さらによいのは、レジリエンスを高めるという同じ目的をもった友人や家族と一緒に運動をすることである。

（11）身体的なレジリエンスが高まっていく時に感じる前向きな気分や、自尊心の向上、メンタル面での強さといったことに目を向け焦点を当てよう。

（12）身体的な健康が自分にとってあたりまえのものと感じられるようになることを目指そう。

身体的に健康でレジリエントになるための簡単な方法はない。そうなるには、計画性、そうありたいと強く望むこと、意欲、一貫性、忍耐力、不快さも受け入れて生きる意思が必要となる。しかし、得られるものは多い。ヒュー・シェルトンにとって、身体的にレジリエントであることが、麻痺と直面し克服するために役立った。デボラ・グルエンにとって、それが彼女の活動の場を広げた。ルー・メイヤーにとっては、それはさらに一日生き延びるということを意味したのだ。

第八章　脳の健康増進――知力と感情調整力を鍛える

困難な状況では、精神的に健康であることが重要である。それは、問題に焦点を絞り、情報をすばやく処理し、過去の同じように困難な状況でどのように対処したかを思い出し、問題を解決する方法を見つけ出し、賢明な判断をし、新しい情報を学ぶのに役立つ。また、感情の制御にも役立つ。感情にふり回されるのではなく、自分自身で感情をコントロールするのである。このような精神的・感情的な能力は、困難に直面し、問題を解決し、失敗から立ち直るための備えとなる――つまり、よりレジリエントであるための備えとなるのだ。

健康かつ回復力をつけるために身体を鍛えるように、脳も鍛えることができる。脳には、学習し、情報を処理し、記憶するという驚異的な能力がある。著者らの経験によれば、高いレジリエンスを発揮している人たちは、常に学び続け、より精神的に健康であるための方法を探究し続ける傾向があるようだ。人はいつ、精神的な鋭さや感情の調整が必要となるような困難な出来事に直面することになるかもしれないのだ。

チェスリー・サレンバーガーは、二〇〇九年一月一五日の午後、ニューヨーク・ラガーディア空港発のアメリカン・エアウェイズの定期便機の左右のエンジンが、離陸直後にガチョウを巻き込んだために故障した時の機長だった(34)。突然、六八トンの機体が惰性だけで、アメリカ国内で最も人口密度の高いニューヨーク市マンハッタン上空をグライダーのように飛ぶことになったのである。空港に戻るために必要なスピードも高度もなかったため、サレンバーガーは、すぐに代替案を考え、最善の選択肢はハドソン川に緊急着陸することであると判断した。数億円の機体を失うことになるが、成功すれば人命を救うことができる。数秒後には、サレンバーガーと副機長のジェフェリー・スカイルスは、緊急着陸のための準備を進めた――飛行機を適切な角度、適切なスピードで着水させるために、高度な技術を要する飛行だった。飛行機はハドソン川にかかるジョージ・ワシントン橋に接触することも、機体が破壊することもなく川に不時着した。さらに、乗員全員が避難を終えるまで機体は沈まなかった。一人も死亡者を出すことなく、大怪我をした人もいなかった。

サレンバーガーは著書『機長、究極の決断』（静山社）にこう書いている。(53)

まず頭を占めたのは、これはひどい状況だということでした。これは単に数羽の鳥がフロントガラスにぶつかっただけではない……。エンジンが回る際に何かを内側で噛み砕く音がきこえました。……タービン翼は破損し、精巧にバランスをとられた機械は壊れていったのです。

サレンバーガーは、自分自身と乗務員が受けていたトレーニングのおかげで緊急着陸に成功したと考えているという。「自分が死ぬとは思いませんでした。それまでの自分の経験から、水上の緊急着陸を成功させる自信がありました。恐怖心もありましたが、それよりも自信のほうが強かったのです」と、彼はふり返っている。

前の章に書いたように、私たちがインタビューを行ったベトナム戦争のパイロットたちは、撃墜されたり操縦不能になった時にトレーニングが役に立ったと報告することが多かった。戦闘パイロットになるためには、訓練生たちは、敵の発砲、飛行機の故障、墜落などの緊急事態に適切な反応をするために、情動の安定と一連のメンタルスキルを身につけなければならない。このことに関連して、第二章の「恐怖と向き合う」で紹介した、アル・カーペンターの飛行機が撃墜された時のことを思い出すかもしれない。彼は「その時訓練の成果が現れ、次に何をすべきかを決められるのです」と語った。

もう一人のベトナム戦争のパイロット、スティーブ・ロングはどのように訓練が彼の命を救ったかについて次のように述べている。

我々は標的の地域に入り、撃墜されました。飛行機が分解しはじめ、左の翼の約六〇センチメートルがはずれ、ロケット弾ポッドは落ちてしまいました。もう飛行機が飛んでいられない状態だと気づいた時には、垂直降下していて、私は脱出することにしました。シートベルトを外しドアから出た時、何かで頭を打ち意識を失い、そのまま飛行機から放り出されました。しかし、新鮮な空気のおかげで意識をとり戻したようで、Dリングを装着することができました。そしてパラシュートが開くとほとんど同時に、地面に強く叩きつけられたのです。

一瞬意識を失った直後に、空中を落下しながらパラシュートのDリングをつけることができるほどによく訓練された人がどれだけいるだろう?

人間の脳の力

人の脳の能力は本当に驚くべきものである。情報過多の現代社会で、多くの人々は細かいことに注意を払わなかったり、その瞬間瞬間に「一〇〇%心を向ける」ことなく、人生を駆け抜ける。しかし、立ち止まりふり返らせられるような状況におかれた時、自分を取り巻く人生の中にある豊かな細部に気づき、長いこと忘れてしまっていた詳細な記憶を思い出し、しばしば驚くものである。私たちがインタビューを行った多くの元捕虜は、外部から遮断された独房に数カ月、数年と入れられていた間、脳の幅広い能力をありがたいと思うようになったという。彼らは、過去の記憶にアクセスし、多くの新しい情報を記憶することができる脳の潜在能力の大きさに驚かされた。彼らの多くは、人生の全章を再構成し、遠い昔のことや細かい記憶をはっきりと取り戻すことができたという。

第一章で、ルー・メイヤーがピールの著書『積極的考え方の力』の文章をどのように記憶していたかを紹介した。ポール・ガァランティはこうふり返る。「孤独な状態におかれた時、私の記憶は過去に戻りました。……代数学や微積分学をしたものです。……周期表を覚え、化学方程式を頭の中で考えました。」ボブ・シュメイカーは、一日一二～一四時間、

たのは、そうすることでいつか本物の家を建てるという希望がもてたことでした。……そんなことをしていました。

はどのくらいか、家がどのくらいの広さかわかっていました。それで、私は常に忙しかったのです。しかし、もっと重要だっ

想像の中で家を建てました。家を作るための材木やその他の材料を買ったものです。レンガがどれだけ必要か、その重さ

理想の家を立て、改築することを想像して過ごした。

チャーリー・プランプ(40)は、捕虜仲間でスポーツ好きのガランド・クラマーが七五〇人以上の野球選手の名前を記憶しており、さらに、そのリストに飽きると、それを後ろから順に暗唱していったと報告している。ジャック・フェローは、野球の試合を再現し、一九四六年のワールドシリーズの両チームのラインアップを含む登録選手を再現したという。

これらの才能も、若き海軍見習い下士官だったダグラス・ヘグダールのなし遂げたことに比べたら、ささやかなものである。サウスダコタ州出身で控えめな性格の一九歳の青年ヘグダールは、一九六七年四月六日の夜明け前に捕えられた時、まだ海軍に入って六カ月もたってなかった。夜の爆撃の間、彼は誘導ミサイルを搭載したアメリカ海軍巡洋艦キャンベラの上層階に許可なく上っていて、軍艦の大砲の振動のために船外に放り出されてしまった。六時間海上を漂った後、漁師に助けられ、北ベトナム軍に引き渡され、ハノイ・ヒルトンに強制的に送られたのだった。

多くのベトナム捕虜たちは、早期解放の申し出をされたが、行動規範と強い連帯感からそれを受けなかった。しかし、上位の高官たちは、ヘグダールに早期解放の申し出を受けるよう白羽の矢を立てた。なぜか？　その理由は、彼は二五六人のベトナム捕虜兵全員のファーストネーム、ミドルネーム、ラストネームを記憶しており、それぞれが捉えられた日、その方法、個人情報（飼い犬の名前、子どもの名前、社会保障番号）も覚えていたからである。さらに彼らの近親者の名前、出身地、電話番号も覚えていた。いったいどのようにして記憶したのだろうか？　彼はすべての情報を「ゆかいな牧場」のメロディにあわせて覚えたのだという！

下士官ヘグダールは、ハノイ・ヒルトンから一九六九年八月五日に解放された。解放後最初に彼がしたことは、アメリカ大陸を西海岸から東海岸まで、北から南まで旅して回ることだった。彼は仲間の地元を訪ね、捕虜たちの親族と会

い、彼らが生きていることを伝えた。一九七〇年、ヘグダールはパリ平和条約の場で証言をし、そこで彼は北ベトナム軍に、彼が目撃した拷問と虐待について突きつけたのだった。

ヘグダールの例ほどに並外れたものは少ないが、他にも人間の脳の能力を示す多くの例がある。一九八七年、イギリス国教会特命使節のテリー・ウェイトは、イスラム教シーア派原理主義者によって誘拐され、レバノンにおいて一七六三日（約五年間）人質にされた。彼は監禁されていた間、頭の中で自伝を綴り、それは解放された直後に出版された。

人の記憶力に関する他の例として、第二次世界大戦中にインドネシアのスマトラ島に監禁された女性たちによって再構成された音楽を紹介したい。日本が南太平洋の島々を侵略するにつれ、数千人のオランダ、イギリス、オーストラリアの女性と子どもたちが、定員オーバーでひどい状態の捕虜収容所に集められた。食料は乏しく、病気が蔓延し、規律が厳しい中での生活だった。収容された女性の中にノラ・チャンバーズという、ロンドンの英国音楽大学を卒業した女性と、マーガレット・ドライバーという、音楽教育を受けたことのある長老派教会の宣教師がいた。彼女たちは新たな歌を作曲したばかりでなく、クラシック音楽の編曲法の記憶から曲を再構成した。オーストラリア人音楽評論家コーンがオズ・アートレビュー[7]で詳しく述べたところによると、ベートーベンの『月光』の第一楽章、ショパンの『雨だれ』、ドボルザークの『新世界より』、グリーグの『ペールギュント』より「朝」、ラベルの『ボレロ』などが再構成された曲の中に含まれていたという。キャンプには楽器がなかったので、女性たちは声のオーケストラをつくり、さまざまなパートを歌った。のちに、生存者たちは、歌うことがいかにレジリエンスを高めるのに役立ったかと語っている。あるサバイバーは「歌っていると、楽観的な気持ちと希望が湧いてくるのを感じました。歌うことは本当に気分をよくしてくれました」と語っている。一九九七年製作の映画『パラダイス・ロード』はこの音楽の話が原作となっている。

ここまでに見てきたのは、監禁された人々による偉業についてであったが、身近なところにも認知機能を高いレベルまで高めた人の例が多くある。これは特に障害をもつ人たちに当てはまる。目が見えなかったり耳が聞こえない人たちは、読み書きや言語や数学を学ぶことに加え、さらに点字や手話を学ぶ。

第一章で紹介したように、ヘレン・ケラーはラドクリフ大学を卒業するための数学のテストの直前に新しい点字を暗記しなければならなかった。試験のことは別にしても、授業に出席していたこと自体が賞賛に値する。ヘレンは教授を見ることも教授の言っていることを聞くこともできなかったし、ほとんどの必読図書は点字になっていなかったのだ。彼女の時間のほとんどは、授業の準備のために費やされた。ケラーは自身の経験についてこう語っている。[26]

教室では実質的に一人でした。教授は電話で話してるみたいでした。授業の内容は、サリバン先生に手にできるだけ早く書いてもらっていました。授業についていこうと頑張っているうちに、授業の個別性の多くは失われてしまいました。言葉は、野ウサギを追いかけながら捕まえられないハウンド犬のように、私の手の中を駆け抜けていきました。私は授業の間ノートをとることはできませんでした。なぜなら、私の手は聞くことに忙しかったのです。

ベトナム捕虜や目が見えず耳が聞こえないヘレン・ケラーのような状況に直面する人はほとんどいないだろうが、誰もが自分の脳に負荷をかけ、精神的な健康を高めることができる。そうすることはレジリエンスを高め、ストレスに適応する能力を高めだろう。

脳の可塑性――脳の健康への手がかり

ここ数十年の脳研究における発見の中で最もエキサイティングなものの一つが、人間は脳の機能を高めることができるというものである。これは、脳の訓練を通じて、人間は認知能力を改善するかもしれないことを意味する。多くの人は、脳のもつ能力を完全に生かしきれていないのだ。

序章で述べたように、脳には、これまで科学者たちが考えてきたよりもずっと可塑性がある。積極的に使われた神経は他の神経細胞とより多くの回路を作り、より効果的に情報を伝達するようになる。この「使用依存的」な神経可塑性は、動物でも人間でもみられる。例えば、大々的に発表された研究の中で、コンスタンツ大学のタウブとその同僚は、常に弦の間を正確に動かしているバイオリニストの左手の指の動きと関連のある大脳皮質領域は、バイオリンの弓を持ち、左手と比べて精緻な動きが少ない右手の指の脳領域よりも大きかったと報告した。[10] さらに、左手と関連する脳の領域は、音楽家でない人と比べてバイオリニストで有意に大きかった。一二歳になる前にバイオリンを始めたバイオリニストの左手指に関連した領域が最も大きく、大人になってから始めた人でもその領域は大きかったが、子どもの時に始めた人ほどには大きくなっていなかった。これらの知見は、活動に基づく神経の可塑性と、脳の再構成を強く支持している。脳では、活動量が増すと脳細胞の成長が促進され、その活動を処理する脳部位の容積が増大するのだ。

使えば使うほど大脳皮質が再構成されることに関する一連の実験で、レオネら[39]は、ピアノの鍵盤を使った手指の運動を毎日二時間行ったボランティアでは、指の動きをコントロールする脳の領域がわずかに拡大していることを発見した。多くの科学者を驚かせたのは、同じ期間、同じ五本指の運動を、ピアノ上ではなく想像上で行ったボランティアの同じ脳領域が同じように拡大していたことである。その動作について考えることが、実際に動作を行った時と同じように、神経新生や皮質の再構成を刺激できる可能性がある。

音楽のトレーニングは、よい音楽家になる以外のことにも役に立つようだ。二〇〇九年の神経科学学会で、ノースウェスタン大学の聴覚神経学者クラウスは、クラシック音楽のトレーニングを受けた音楽家は、音楽家でない人よりも、雑音の中で人の話していることをよりよく聞き取ることができることを発見したと発表した。[17、38、49、52] 自分の楽器の音や声をアンサンブルの中で聞きとる練習を続けることで、音楽家の脳は、聴こうとしているものに神経を集中するように訓練されているのではないか、とクラウスは示唆している。

近年の脳画像研究の論文で、ジャグリング[44]（訳注：複数の玉、輪などを空中に投げて行う曲芸）、ゴルフ[3]などのスキルを訓練することで、それに関連する脳領域が拡大するという結果が出ている。ミシガン大学の研究者は以下のような仮の結論を出している。「構造的に、トレーニングはその課題の遂行にとって重要と考えられる脳部位の容量増大と一貫して関連していた。[29]」

脳外傷後の脳の可塑性

脳に可塑性があるということは、脳外傷に苦しむ人にとって特に朗報である。なぜなら、脳がある程度機能を再生できるということだからだ。さらに、もし脳の特定の領域が損傷したりダメージを受けた場合、その部分の機能の一部を他の部位が代わりに行うことがある。脳の可塑性に関しては、自動車事故や転倒、爆発などによる脳外傷で苦しむ多くの民間人・軍人の例がある。

二〇〇六年一月、ＡＢＣニュース特派員のボブ・ウッドルフは、イラクで道路わきでの爆発に巻き込まれ大怪我をした。ニューヨークタイムズの記事によると、ウッドルフの脳損傷は重度で、一カ月以上、昏睡状態で経過を観察されていた。(50、52)

二〇〇八年に出版された本の中で、ウッドルフの妻リーは夫の回復過程についてこう述べている。(13)

> リハビリは長い道のりでした。医者からは、ボブの怪我は重症だけれども、同じような損傷を受けた人よりも回復する可能性が高いと言われました。なぜなら、彼にはそれまでの人生で中国で数年暮らしたり、数多くの国を旅行したり、弁護士やジャーナリストとして仕事をしたり、好奇心が強く学びたいという気持ちが強いなど、知的な刺激と多様性のある生活から作り上げられた脳の神経とその回路があるからです。人生を通じて精神的にアクティブであることは、その内容が仕事、パズル、数独など何であれ、脳外傷のような状況に対処するためのある程度の備えとなるということを示す研究結果が多く出てきています。
>
> それでも、回復は長いプロセスです。ボブは六カ月にわたり発話と言語領域に重点をおいた認知療法を受けました。なぜなら、その部位が最もひどく損傷を受けていたからです。セラピストは彼の主な課題として、ニューヨーク・タイムズを読むことのような、困難だけれど、それまでに慣れ親しんでいたことを行い、さらに読んだ内容を記憶してそれについて考えたことや印象を短い文章としてまとめるように指示しました。そばで彼の回復を見てきて、今も、彼がどんどんよくなって

いくことに驚いています。回復への彼のモチベーションの一例として、彼は最近中国語のレッスンを受けはじめました。それが回復に役立つかどうかを確認するために。

負傷からわずか一三カ月後、ウッドルフはテレビの仕事に戻り、彼自身の回復と脳の外傷に苦しむことの意味について記録した一時間のドキュメンタリー『イラク《トゥー》からの《イラク》帰還《アンド　バック》』の司会をした。彼はABCニュース特派員としての仕事に復帰し、また、ディスカバリー・チャンネルの毎週放送される番組にアンカーとして出演した。

「私は怪我が治って以来、また〝自分の馬に乗りたい〟（仕事に戻りたい）と思ってきました」「これは違う馬かもしれない、以前より小さく、足も遅いかもしれないし、柵の外を走ることはないかもしれない（軍の基地から離れることはないという意味）、過去にしたように、市街地や戦闘地域に行くことはないかもしれないけれども」と、ウッドルフは二〇〇九年七月のブログの記事に書いた。

脳の機能を高めるためのメンタル・エクササイズは役に立つ？

誰もが自分の脳をより効率的に働かせたいと思うものだ。ウッドルフが中国語のレッスンを受け、ニュース記事のサマリーを書くような課題を自分に課したように、私たちもまた自分の脳に負荷をかける方法を見つけることができる。近年、科学者たちは、脳の機能を改善し、加齢に伴う記憶力低下を予防できることが期待されるメンタル・エクササイズの開発を始めている。これらのトレーニングが特に対象にしているのは、加齢によって記憶力低下、とくに認知症が大きな問題となる年齢になりつつある数百万人の人々である。

これらの懸案に対して、「マインドゲーム」など認知機能を改善するとされるいくつかの商品が開発された[43]。それらがどのくらい効果があるかわかっていないが、このようなアプローチは、神経の可塑性と、学習と記憶に関する脳のシステムの「エクササイズ」をくり返すことは効果的であるという考えに基づいている。任天堂は「毎日数分脳のトレーニングをしよう！」という謳い文句で「ブレインエイジ」というゲームシリーズを市場に出している。ブレインエイジは、エンターテイメント商品として分類されているが、ユーザーに多くのエクササイズを促し誘導している神経科学者の川島隆太と協力して開発された。イギリスではマインドウィーヴァースという会社が「マインドフィット」という商品を「科学に基づき機能を改善し、楽しく遊ぶ」というコンセプトで売り出している。カリフォルニア大学の著名な神経科学者メルツェニッヒが共同設立者であるアメリカ企業のポジット・サイエンスは、「思考を早め、集中力を高め、より記憶力を高めることが臨床的に証明されている」と宣伝している。

これらのメンタル・エクササイズ商品には、算数テスト（計算など）、言語テスト（単語リスト）、空間テスト（迷路）などがある。これらは次のような特定のスキルを対象としている。

・記憶を高めるための方法（組織化、視覚化、関連づけ）
・意思決定を高めるための論理的トレーニング（文字や単語の中からパターンを見つける）
・情報処理を高めるためのトレーニング（コンピュータ画面上に短時間現れる物体の認識。その出現時間は徐々に短くなっていく）

記憶の正確さ、記憶保持を高めることを目的としているものである。ポジット・サイエンス社は、二〇一〇年までに、三つの異なるプログラムを完成させた。一つめは聴覚入力を対象としたもの（聴覚処理）、二つめが視覚入力を対象としたもの、三つめはユーザーの運転技術を改善することを目的としたものである。

認知トレーニングに関するこれまでのエビデンスから、メンタル・エクササイズを行うことで、それらの課題の成績が改善するということが明らかに示されている。ＡＣＴＩＶＥという名前の、これまでに完了した最大の臨床試験の結果が二〇〇六年に発表された。これは一〇回のセッションからなる多施設研究で、主任研究者はペンシルバニア州立大学のウイリアムスで、平均年齢七四歳の二八三二人の健康な成人が参加した。参加者は四つのグループ、①記憶トレーニング群、②論理トレーニング群、③スピードトレーニング群、④コントロール群（トレーニングなし）に分けられた。

五年後の追跡調査で、トレーニングを受けた三グループとも、そのトレーニングが対象とする症状に効果があったことが示された。しかし、改善は特定の分野に限られた。例えば、記憶トレーニングの群では、記憶の改善を認めたが、論理や情報処理の早さでは改善が見られなかった[56]。注目すべきことは、五年後の追跡調査の際、論理トレーニング群では、食事の準備、家事、家計管理などの日常生活能力の低下がコントロール群と比較して有意に少なかったことである。

近年、ある課題に特化したトレーニングは、他の同じような課題にも波及効果がある可能性があるという予備研究結果が出た。メイヨークリニックのスミスらが行なった六五歳以上（平均年齢七五歳）の男女四八七名を対象とした研究で、参加者は聴覚情報処理の速度と正確さを高めることを目的とした、コンピュータを用いた六種類の訓練を行った[48]。聴覚情報処理の速度と正確さの訓練が選ばれた理由は、加齢に伴う認知機能の低下は、脳において認知機能を担う領域に入力する感覚情報（例えば聴覚など）の質の低下と関連があるかもしれないと考えられているからである。IMPACT（適応的認知訓練における神経可塑性に基づいた記憶の改善）と呼ばれる研究は、ある特定の認知機能を訓練することが他の認知機能を改善することができるということを示した、はじめての大規模ランダム化比較試験であった。訓練は聴覚能力の向上に焦点を当てていたが、どの参加者も名前を覚えたり、レストランの雑音の中で会話を聞きとるといった日常の認知機能が有意に改善したと報告した[54]。

二〇〇八年、ミシガン大学のイエギらによって行われた流動性知能の研究は、画期的である可能性がある。流動性知能というのは、一般知能の中の重要な一要素で、抽象的思考に依存しており、論理的な思考、新しい状況に適応すること、複雑な情報に取り組むこと、それまでに経験したことのない問題を解決するための戦略を立てることなどを行う。これは、それまでに学んだ歴史的事実や単語といったような知識に頼るものではない。この研究で、七〇人の若い参加者（平均年齢二六歳）が、連続して変化する一連の図形を追跡し続ける、というとても複雑な記憶課題の訓練を受けた。訓練のセッションは毎日約二五分行われ、参加者は、訓練をそれぞれ八日、一二日、一七日、一九日受けるグループにふり分けられた。実験前と訓練完了後の、参加者の流動性知能の得点が比較され、その結果、流動性知能は課題の訓練によって向上し、より多くの訓練セッションを受けた人でより向上していたことが示された。この発見は主に二つの点で重要である。まず第一に、流動性知能は、特に複雑で要求度の高い環境での教育と仕事上の成功に関連しているということ。第二に、流動性知能は以前は不変なものと考えられていたということである。これらの結果が示しているのは、これまで考えられていたのとは逆に、適切な認知トレーニングによって流動性知能は改善可能ということである。次の重要な一歩は、幅広い年齢層でこの効果を明らかにすることだろう。

では、今の段階で読者にお勧めできることは何だろう？　自分の知性に負荷をかける習慣をつくることは害にならず、認知的健康とレジリエンスを促進する可能性がある。新しいことを学んだり新しいスキルを身につけるのに遅すぎるということはない。実際、二〇〇四年、ロンドン大学のハモンドが行った研究で、生涯学習は以下のことと関連しているという結論が出た。(19)

幸福感、メンタルヘルス上の問題に対する予防とそこからの回復、ストレスを起こす可能性のある環境に適応する能力などの多岐にわたる健康上の転機、自尊心、自己効力感、目的意識や期待感、能力、社会的統合は、限界に挑戦することで学習できるものであり、かつ学習過程の真髄でもある。

感情脳をトレーニングする

感情を調整する能力は、長い時間をかけて獲得する、生きていく上で欠くことのできないライフスキルである。子どもや思春期の若者は手に負えない感情にふり回されるものである。成人後も、衝動を飼いならし、感情を制御するのは簡単なことではない。実際、心理療法の多くが、悲しみ、死別による悲嘆、不安、怒り、恐怖のような感情に取り組むことを助けるために開発されている。

感情は精神的・生理学的エネルギーに満ちている。感情的な反応が弱すぎると、エネルギーが少なすぎて、差し迫った問題を解決できないかもしれない。感情的な反応が強すぎると、そのエネルギーの強さに流され、情報を適切に処理したり決断したりする能力が妨げられるかもしれない。自分の感情に気づくことを学ぶことで、また感情の強さを調整することで、私たちは感情のエネルギーを生産的な認知や行動に向けることができ、それはストレスや逆境に適応する際に大いに役立つ。

感情を調整するのに役立つ効果的な方法の一つに、第四章で紹介したマインドフルネスの実践がある。[23]「マインドフルネスの意味は、ある特別な方法で注意を向けることである――意図的に、今この瞬間に、評価することなく。[24]」マインドフルネスを実践する人は、静けさを学び、また思考、感情、知覚、身体機能の気づきに心を開くことを学ぶ。この実践を通じ、否定的な感情に対して衝動的に反応することなく、それに耐えられるようになるのである。

ストレスが高い時の感情調整の方法として、ある特定の作業に集中するという方法もある。第二章で取り上げた、アメリカ軍アカデミー・ウエストポイントの行動科学・リーダーシップ部門長のコルディッツ中佐は、著書『危急存亡時のリーダーシップ』に、以下のように書いている。[27]

感情をコントロールしようとしてはならない……危険の高い状況の中では、感情的になったり、正常に機能できないほどに興奮したり、自己憐憫に陥るより、自分の集中とスキルを研ぎ澄ますこと、外界に目を向け状況を理解することを学ぶのだ。

本章の始めに登場したパイロットのサレンバーガーは、飛行機の両エンジンの故障後、飛行機を無事に着陸させるために必要な技術に集中した。しかし、他人にはどんなに落ち着いているように見えていたとしても、エンジンの音が止まった時に彼を襲った感情的な反応について、のちに彼はこう述べている。[53]

異常な、ひどい揺れを感じました。あのひどい、不自然な音と揺れを忘れることはないでしょう。……とても強烈で衝撃的なものでした。……これまでに経験したことがないような困難な飛行になることがわかりました。それは、それまでに経験した中で、最も気分が悪く、恐怖を感じ、絶望的なものでした。

まさに感情を冷静に観察しつつも、感情にふり回されないという説得力のある実例である。サレンバーガーは、感情を感じてはいたが感情的にならなかった。彼は、自分自身の感情を観察すると同時に、飛行機を安全に着陸させるという特定の行動課題に集中することによって感情を調整したのである。

序章で述べたように、著者たちは、レジリエンスの原則を自分自身の生活にとり入れようと試みてきた。私たちにとって、スポーツ競技、とくに、カヤックのレースは、その多くを実践する場となった。数年前、私たちはアディロンダック山地で三日間、一四五キロのカヤックレースに出場することを決めた。この距離の試合に出場するためには、試合の前に何カ月間もかけてトレーニングをすることが不可欠である。しかし、私たちのうち一人（サウスウィック）は、レースの五～六週間前までトレーニングを始めなかった。

レースの前日になって、自分はレースに出る準備が十分に整っていないということに気づいた。デニスに、棄権すると電話をしそうになった。しかし、電話はできなかった。今、自分たちはレジリエンスについての本を書いていて、自分はレースを始めもしないうちにやめようとしている。あり得ない。幸い、レースのことを必死に捉え直そうとするうちに、マインドフルネスについて考えはじめた。これは私が数年間実践してきた方法だった。「きっと素晴らしいことになるに違いない。このレースでマインドフルネスとレジリエンスの実験をしよう。」

レース会場には、約五〇〇組の出場者がいた。コースは、アディロンダック山地の湖と川を通るアメリカ先住民の古い交易路をカバーする一四五キロだった。最初少し緊張したが、スタートのピストルがなると猛烈に漕ぎはじめた。すぐにマインドフルネスの実験をすっかり忘れ、数分後には息を切らせ、どうしたら初日を乗り切れるかと考えていた。誰も息を切らせているように見えなかった。実際、私にとっては周りの人が皆、リラックスして快適そうに見えた。

レースが始まって一時間後、首が痛みはじめた。右の首が耳から肩にかけて我慢できないほどに痛かった。「お前はバカだ」と自分に対して思った。「あと一三五キロも残っているのに、もう拷問のような痛みがある。何を考えているんだ？　何を証明しようとしてるんだ？　調子が悪いんだ。私はきっとやめなければならなくなり、本物のマヌケのようになるんだ。」

しかしその後、ありがたいことに、私はこのレースをマインドフルネスの実験にしようと思っていたことを思い出した。残り一三五キロの間、自分でも驚くことに、私はレースを楽しみ、思っていたよりも速く漕ぐことができた。なんとか大半の時間は、「今この瞬間」にい続け、自分の思考や感情を、ジャッジすることなく観察することができた。アディロンダック山地の自然の美しさに驚嘆し、自然から元気づけられていた。二日目は雨が降っていた。しかし、気にしなかった。最後の日、進むにつれ、疲れ切っている人のそばを通り過ぎた。彼は「後どれくらいの距離が残っているかわかりますか？」と聞いてきた。私は、わからないと答えた。実際知らなかったのだ。そして密かに思った。「残りの距離がなんだというんだ？　自分は毎分毎秒を楽しんでるだけなんだ！」

（レースの後、触ることもできないほどに両肩が炎症を起こし、その後六週間カヤックをすることができなかったことを告白しなければならない。）

感情と脳の活動性

感情調整の神経科学は非常に複雑である。ここでは、感情調整に関連する二つの有望な方法の、最近の神経科学的知見を簡単に紹介したい。一つは瞑想・マインドフルネスで、もう一つはリアルタイム・ニューロフィードバックである。多くの研究で、マインドフルネス瞑想は、ストレスや不安やうつの症状に対処するのに役立つことが示されている[4、33、35]。マインドフルネス瞑想は、心理的によい気分になるだけでなく、注意を集中する能力の改善、思考の柔軟性の増加、視覚的情報のすばやい処理、言語的記憶の改善とも相関があった[33]。

瞑想・マインドフルネスと神経生理学的なメカニズムの関連はまだよくわかっていない。しかし、いくつかの研究で、前頭葉、帯状回前部、扁桃体などが、瞑想の過程と関連があると示されている。例えば、マインドフルネス瞑想と、扁桃体の活動性の減少に伴う前頭葉の活動性の増加の関連について報告している研究が数多くある[9、20]。前頭葉皮質による扁桃体の調節は、感情の調整において重要な役割を果たしていると考えられている[37]。同様に、瞑想を長い期間続けている人のほうが、最近瞑想を始めたばかりの初心者よりも帯状回前部の活動性が高く、皮質の厚さ（例えば神経細胞体の増加など）が認められることから、瞑想・マインドフルネスは、帯状回前部の機能と注意力を高める可能性がある[15]。ドイツ人研究者のブリタ・ホルツェルらは、瞑想をしている間集中を維持し、湧き上がってくる記憶や外界の刺激で気が散らないようコントロールする力を高めることで、帯状回前部が注意の調節を部分的に補助するのかもしれないと推測している。

ある小規模研究で、長期の瞑想は、右側の海馬の灰白質の密度増加との相関があった[20]。オットらは、海馬にはストレス反応の低下を助ける機能があり、海馬の機能向上が、ストレス下での過覚醒や不安の軽減に役立つかもしれないと指摘している。注意すべきことは、長期間瞑想を続けている人のある特定の脳部位に、もともと瞑想を始める前から違いがあったのか、それとも瞑想をすることで脳の構造と機能が変化したのかどうか、よくわかっていないということだ[55]。リチャード・デイビッドソンは次のような興味深い問いを投げかけている。

瞑想は、温度自動調節機が炎を調整するように、辺縁系の活動を調整する皮質回路を強めるのだろうか？　メンタルトレーニングが脳の情動回路のつながりを新たにし、幸福感と満足感を永遠に変化させるのだろうか？　人々が定期的に行う運動に価値を見出しているように、感情についても同様のことがあるのではないか。……訓練は、強さ、敏捷さ、運動能力、音楽的能力、つまり感情以外の能力には重要であるとされている。仏教徒たちは感情もまたスキルであり、他のことのように訓練することができるのだという。……

デイビッドソンは、感情調整の方法をくり返し行うことで（認知行動訓練や瞑想など）、左の前頭皮質の活動性が増すというような、脳の活性化に永続的な変化を起こす可能性があると考えている[45]。

二つ目の感情調整の有望な手法は、リアルタイム・ニューロフィードバックで、さまざまな脳領域の活動を増やしたり減らしたりするトレーニングである。リアルタイム脳機能画像（ｒｔｆＭＲＩ）の進歩によって、人がものを考え、感情を感じ、行動してる間の脳の活動を観察することが可能になった。人間は、自分の精神活動に対応して変化する自分の脳活動をＭＲＩスキャナーで観察することによって、その脳部位の活動をコントロールすることを学べるようである。

ウェールズとオランダの研究者が、ｒｔｆＭＲＩを使って扁桃体と帯状回前部とその他の脳領域の、二つの異なるネガティブ刺激に対する反応を記録した研究がある。[22] まず最初に、被験者はネガティブな場面を写した一連の写真を見せられ、その間のｆＭＲＩが測定された。次に、参加者はネガティブな写真を見た時と同じ脳領域を刺激すると思われる、過去に自分自身が体験したネガティブな場面や出来事を考えるよう指示される。被験者は、これらのことを思い出すたびに、特定の脳部位の活動量を表す「温度計」（自分のｆＭＲＩ）の変化を見るので、恐ろしいシーンを想像する、嫌いな人のことを考えるなど、異なるやり方によって脳の活動がどのように変化するかを見ることができるのである。被験者のゴールは、それらの脳領域を可能な限り活性化することである。これは、人がどのようにして特定の感情と関連している脳領域の活動性を調整できるようになるかを理解するための一歩である。

別のｆＭＲＩ研究では、前頭葉と側頭葉の境界のしわの部分にある島前部という脳の構造に注目している。島前部には、感情に関連した多くの機能があり、自分自身と他人の感情の状態を表す上で鍵となる役割を果たしていると考えられている。例えば、二〇〇四年ロンドン大学のタニア・シンガーによって行われた実験で、島の活性化は「痛みに伴う感情」との関連があったが、痛みの感覚である「痛覚」との関連はなかった。

二〇〇七年、アンドレア・カリアらによるヨーロッパの研究チームの研究により、健康な参加者らは、右の島前部の活動性をコントロールすることができる可能性があることがわかった。ｒｔｆＭＲＩを使い、参加者は、自分の島の活動レベルの視覚的なフィードバックを継続的に与えられた。フィードバックを受ける間、参加者たちは、いい思い出・悪い思い出の両方を思い浮かべるように指示された。各四分間、三回の視覚的フィードバックセッションの中で、参加者たちは自分の右側島皮質の血流を調整できるようになった。この発見は重要である。なぜなら、感情の自己調整に関わる脳領域がｒｔｆＭＲＩで示された最初の研究だからである。研究者たちは、これらの発見が、不安障害やその他の新たな治療法の開発に役立つかもしれないと考えている。

感情の調整に重要な役割を果たすもう一つの脳領域は前帯状皮質膝下部（ｓＡＣＣ）である。[18] スタンフォード大学のイアン・ゴトリブらは、最近の研究で、健康な（うつでない）人は、rtfMRIのフィードバックを使って、sACCの活動を調整することができることを示した。この結果は、うつの傾向がある人も、rtfMRIのフィードバックを使って、sACCの活動性を下げることができるかもしれないこと、また、そうすることでうつの症状を軽減させることができるかもしれないことを示唆している。

研究者たちはまた、強迫性障害の患者に自己調整を教える可能性を探ってきた。研究者たちは脳画像的手法を使うことにより、強迫性障害には、前頭眼窩野と線条体という、心配、不安、間違いの発見に関わる二つの脳領域の過活動という特徴があることを発見した。強迫性障害の患者は、侵入的な思考と衝動をくり返し経験し、手洗い、数を数える、鍵かけの確認などの行動をくり返さなければならないという衝動を感じる。

カリフォルニア大学で、バクスターとシュワルツらは強迫性障害の患者を対象に認知行動療法とPETを組み合わせた研究を行った。この研究の目標は、①感情的に反応することなく自分の症状を観察・体験すること（マインドフルネス）、②「何かおかしい」と感じることが、脳内の配線不良の結果以上のものではないと気づくこと、である。研究の結果、参加者たちは自分自身の脳のPETスキャンを見ることで、上記二つの目標を達成できた。さらに、治療後のPETスキャンによると、一八人中一二人の患者で、前頭眼窩野の活動性が有意に下がっていた。「治療が強迫性障害回路の代謝を変えた」とシュワルツは述べた。つまり、不安に関連した症状に、脳内の配線不良という新しいラベルをつけられるようになると、脳の局所の活動性が変化するということだ。これらの脳の活動性の変化は、薬物療法で強迫性障害の治療が成功した時に認められる典型的な変化と似ている(2)。

新しい実験技術の進歩に伴い、患者が自分の思考・感情と実際の脳の活動とを関連づけられるような新しい治療分野が、近い将来加わることになるかもしれない。それは感情調整の強力な道具になるだろう。

認知と感情のトレーニングは密接に関連している

この章を、知的トレーニングに関する部分と感情トレーニングに関する部分に分けたが、実際の脳活動としては、これらは密接に関連している。メンタルトレーニングが脳の認知の回路だけでなく、感情の回路の活動性も高めることが、研究から次第にわかってきている。メンタルトレーニングを通じて、感情を調整する能力を高めることが可能かもしれない。

認知行動療法は、メンタルと感情のトレーニング法とされてきた。例えば、楽観主義についての第一章に書いたように、楽観主義者は楽観的な説明をする傾向があり（例：出来事について希望や満足を高めるように説明する）、一方、悲観主義者はネガティブな説明をしがちである。認知行動療法では、自分自身の考え方のくせを認識し、その方法を実際に試してみて、それが機能不全かどうかを判断することを教える。その後、自分が気づいた状況の認識と解釈を再評価するよう指導される。

睡眠は、メンタルと感情機能の相互に関連があることを示す好例である。多くの人は、子どもたちが十分な睡眠をとらなかった時、不機嫌になり、自分の感情をうまく調整できなくなることに気づいたことがあるだろう。大人も、疲れていたり睡眠不足だったりすると、イライラしたり感情的に不安定になったりしうる。睡眠障害の影響は、行動と脳機能の両方で観察される。「睡眠をとらなかった時の感情脳：前頭扁桃体の連結切断」と題された研究で、ハーバード大学医学部とカリフォルニア大学の研究者らは、普通に睡眠をとった後と、三五時間連続で起きていた後に、一連の感情的にポジティブな写真とネガティブな写真を被験者に見せて、ｆＭＲＩを撮影した。この結果、睡眠をとらなかったグループの参加者はネガティブな刺激に対する感情的な反応がずっと強く、研究者たちは、睡眠時間の減少は前頭葉皮質が感情を調整する能力を障害するため、非論理的な行動とネガティブな出来事に対する過剰反応を惹起するという結論に至った。[8] カリフォルニア大学のウォーカーは、「睡眠は感情脳の回路を修復するようである。……睡眠とは、好きな時にとる贅沢品ではない。生物にとって不可欠なもので、もし睡眠をとらなければ、伸びるところまで伸びきったら切れてしまうだろう。それは認知的にも感情的にも影響があるだろう」と説明している。[46]

また、睡眠不足の子どもは、学校での成績がよくないということは広く知られている。大人でも同じである。コーネル大学の心理学者マース[31]は、著書『快眠力』（三笠書房）の中で、不適切な睡眠がどのように認知や感情のパフォーマンスを損うかについて説明している。感情の変化、焦燥感、ユーモア感覚の減少、不安、対処能力の喪失、集中力・記憶力・複雑な課題の遂行・論理的／批判的思考の減退、新しい情報を吸収し分析する能力の減退などが挙げられている。

著者らの専門分野では、研修医の睡眠不足は、思考能力や感情調整能力を障害するので、患者の治療に有害な影響を与えることが知られている。二〇〇六年、ハーバード大学のセイスターらによる画期的な研究によると、研修医が一カ月に五回の長時間連続シフトで働くと、疲労のために、患者に害が及ぶ可能性のある間違いを犯すリスクが七〇〇％上昇し、患者の死を招く可能性のある間違いを起こすリスクが三〇〇％まで上昇することを発見しており、[1、12] 睡眠の重要性を強力に示した。この研究は、医師の卒後教育に関する政策作成を助けた。最近、研修医に睡眠をとらせず働かせる連続勤務は、以前と比べると劇的に少なくなっている。

身体、精神、感情の調整——相互への好影響

第七章で、運動が健康に及ぼす効果について述べた。実際より低く評価されていることだが、身体の調整もまた、私たちの思考能力や感情的なストレスの対処に関して、よい影響を与えることができる。身体的な困難を乗り越えることは、自信や自尊心を高め、心の強さを育むのに役立つ。

ヒュー・シェルトン大将は、身体と認知、行動を以下のように結びつけた。

身体は心と切り離すことはできません。精神的な強さの多くは、身体的な困難に耐えることから獲得されるのです。私が今までに経験した中で最もよかったことは、レンジャースクールでした。そこで私は、どんなことに直面してもそれを乗り越えられるだろうと知り、自信を得ました。そのコースで私が身につけたのは精神的な強さでした。どんなに困難な状況でも、前に進み続けることができました。周りにいる仲間のために前進し続けなければなりませんでした。長時間、疲れ果てるまで走り、自分自身の限界に挑戦しなければなりませんでした。それがどんなことであれ、もうそれ以上できないと思ったところで、さらにもう一回、そして、さらに数回追加して行うことを求められます。さもなくば、さらなる腕立て伏せに苦しむことになります。身体的な部分は重要です。それは同時に、「自分にはできる、この試合に勝つことができる」という精神的な姿勢を育んでいたのです。

トレーニングには規律が必要

いったん、スキルを習得したら、それを維持し、上達するためには規律が必要となる。このことは、認知トレーニングでも、感情調整トレーニングでも、身体トレーニングでも同様である。厳しいトレーニングは決して簡単ではない。私たちの意思は簡単に思考や感情に妨害されてしまう。ここで、登場するのが規律、原動力、一貫性である。

第一章で紹介したデボラ・グルエンは、高校生の時から、朝五時に起き、水泳トレーニングをするのが日課だった。彼女は、目覚まし時計が鳴り、ベッドから出て、二本の杖をついて歩き、雪の中学校の体育館に行き、朝食前に一五〇メートルの長さの冷たいプールに飛び込むのを楽しんでいたのだろうか？「もちろん、そんなことはありません！そのままベッドの中で寝ていたい日だってありましたよ」とデボラは言う。

では、なぜ彼女はそうしたのだろうか？　なぜ、ベッドから出て毎日同じ時間に練習をしたのだろうか？

なぜなら、時計は決して嘘をつかないからです。もし私のラップタイムが遅かったら、それには理由があるんです。例をあげましょう。運動中に心拍数を測ると、一生懸命運動をしているかどうかがすぐにわかります。……もし勉強をしなかったら、そのことを自分は知ってます。自分は常に真実をわかっています。自分の意識はいつもそこにあり、なくなることはないのです。シーズンの終わりに、もし目標に到達していなかったとしたら、その理由は自分にはわかるでしょう。プールに時間通りに行かず、決めた練習をしなかったからなのです。抜け道はないのです。もしタイムが悪くなったら、その理由は簡単です。人々は往々にして、「あぁ、コーチのせいだね」と言いますが、私はそうは思いません。「先生のせいでクラスを落第した」というのも違うと思います。もしあなたが医学部を受験したとして、医学部があなたの成績を見て、「先生のことが好きではなかったんですね。それでなぜあなたが落第点だったのかわかりました。問題ありませんよ」なんてことにはならないですよね。

デボラはもちろん、勝利を目指す姿勢の持ち主だが、負けることもあった。デボラの父親が彼女を見てきた中で気づいたことは、満足するためには、勝つことは必ずしも必要ないということである。そのかわりに、重要なのは、自分がベストを尽くしたと知ることである。さらに素晴らしいのは、負けたことや失敗を次に生かす能力である。クエルらは、著書『メンタル・タフネス』の中で、こう指摘している。「……失敗は学びである。失敗は、何かがうまく行っていないこと、何か新しいことを試す時、調整をする時がきていることを教えてくれるのである。[28]」

トレーニングには正確さが必要

トレーニングに関する著書がベストセラーとなったエリクソン[11]によれば、最も成功するトレーニングは、「パフォーマンスの向上に全力を集中して取り組む計画的なトレーニング（典型的には指導者によって計画されたもの）」である。ロシアのテニスコーチのラリサ・プレオブラゼンスカヤは、モスクワのスパルタ式テニスクラブから何人ものチャンピオンを生み出したことで有名である[36、42、59]。実際、二〇〇七年の女性テニスツアーでトップ一〇に入った選手の半数は、彼女からトレーニングを受けていた。彼女はどのようなトレーニングを行ったのだろうか？　八人以下のグループからなる四歳から一六歳の子どもと毎週六日の練習を行い、ラリサは、生態力学的機能が十分になるまでは、自分の生徒たちは試合には出さないと断言した[14]。一般に、この技術トレーニング期間は三年間続いた。アメリカ人の親だったら葛藤を感じるかもしれない。なぜなら彼らは自分の子どもが競技で勝つのを見るのにそんなに長い時間待ちたくないと思っているからだ！　しかし、それはラリサの指導法ではないのである。二〇〇七年、ニューヨークタイムズの記者は、彼女が「もし技術なしにテニスを始めようとするなら、それは大きな間違いです。大きな大きな間違いです」とこぶしを振り力をこめて言ったと記している。

しかし、なぜ、試合に出る前に、技術を高めるためのトレーニングを数年間くり返しくり返し行わなければならないのだろうか？　答えは、私たちの神経のシステムの構造にあった。ミエリンという脂質の多い組織が神経の軸索を覆っており、神経伝達のスピードをあげる。ミエリンは、神経の周りを覆い絶縁するので、電気信号が拡散することはない。神経がくり返し刺激されると、ミエリンの層は厚くなり、そして厚くなったミエリンの層は、神経の伝達速度を速めるのである。スピードの上昇と正確さは、認知と動作のコントロールが上達することを意味する。カリフォルニア大学の神経内科教授バーゾキスは、このことについて、以下のようにニューヨークタイムズで説明している。「優れた運動選手は、トレーニングの時に何をすると思いますか？　……彼らは、軸索をミリエン化するための信号を与える神経に正確な発火をさせるのです。トレーニングの最終段階で、太く、ハイスピードのとびきりのワイヤーを完成させるのです。それが普通の人と彼らとの違いになります。」

どんなトレーニングでも、それが身体的なものであれ、認知や感情に関するものであれ、トレーニングが規律的で系統的に計画され実行されることは重要である。もし、身体、認知、感情のスキルを高めたいと思うなら、完璧を目指して努力する必要がある。成功するためには、正しく行っていること、間違っていることを明確にすることによって、練習の目標を定めなければならない。そして、間違いを修正するのである。正確さは決定的に重要なのだ。

可能な限りトレーニングを現実的なものにしよう

トレーニングをできるだけ現実的なものにすることが最もよい。このことは認知、感情、身体的トレーニングすべてに当てはまることである。より強く、レジリエントになるためには、本、教室での実演、ビデオなども有用だが、必要なスキルをくり返し練習できる実際の環境の中での経験的な学習に勝るものはない。(6)

シナリオに基づくトレーニング（起こりうる状況をシミュレーションして行うトレーニング）は、効果が高いと証明されている高度に実際的なトレーニング法である。これは実践を通しての学習で、訓練生はその場で建設的なフィードバックを受け、それにより教えられた知識と技術を使いこなせるようになる。このトレーニング法は、消防士、警察官、兵士、パイロットなど、瞬時の判断が命を救うことになるかもしれないストレスの高い職業のトレーニングで広く行われている。大勢の参加者が模擬被害者として地震や爆撃、その他の緊急事態で起こりうる外傷や行動を台本通りに演じる「防災訓練」の報道写真を見たことがある人は多いだろう。シナリオに基づくトレーニングは、心肺蘇生の研修で用いられていることもよく知られている。

シナリオに基づくトレーニングの最たるものは、軍隊でのSEREコースでのトレーニングである。序章で述べたように、SEREは兵士たちが、敵の陣地で軍事作戦を展開し、探知されることなく、無事に生還することができるようサバイバル実践技能を教えるために作られたものである。このトレーニングは身体的なトレーニングだけでなく精神的、感情的なトレーニングでもある。

特殊部隊教官のクリフ・ウェルチは、SEREがどのように実際の戦争の恐怖と混乱した状況をシミュレーションするかを以下のように述べている。

石膏のキットを使って、死傷者を再現します。より本物らしくするために人工の血液、時には豚の血液のようなものを使うこともあります。不器用な兵士がいるような場合は特に、このようなトレーニングをするのがよいのです。トレーニングで必要なことをすべて行うことによって、実際の場面で、その兵士はもはや「不器用」ではなくなっていて、うまくできるようになっているでしょう。彼は自分が行っていることがわかるようになっています。彼のアドレナリン値は上昇、しかもわずかではなく激しく上昇しているにもかかわらず、彼は自分が何をしているかわかっているのです。そして、彼は頭で考えるのではなく、ほとんど自動的に行動できるのです。なぜなら、訓練によって彼の中にプログラムができあがっているからです。

別の教官、ゴードン・スミスは、ＳＥＲＥがいかに実際の戦場と同じような状況を作り出すかについて、こう述べている。

兵士が戦場の外れに飢餓状態でたどり着いたとします。太陽が昇り、そこは戦火で荒廃した地域で、牛の死骸が転がっているかもしれません。その死骸は膨張していて、二〜三日前に死んだようです。ＳＥＲＥを終了した男が仲間にいると仮定します。彼は「暗くなったら、それを切り分けよう。何か食べるものが必要だから」と言うでしょう……。

（私は彼らに言います）「これから、サバイバルのための方法を指導する。まず、どのようにするかを教え、その後、実際にやってもらう。君たちがこれまでにやったことがないようなことをしてもらうことになる。おそらく、森の中で二本のマッチだけで火をつけたことなどないだろう。最初は言葉で知識を教え、次にどのようにするかを見せ、そして自分たちで実際に行ってもらう。」……さらに言います。「諸君、森でのチャレンジをしてもらう。車にはねられて道路に転がっている動物の死骸を与える。そして、次のような選択肢を与える。前の夜にひかれたばかりの新鮮なウサギ、二日前に死んでウジがたかっているフクロねずみ。どちらを君たちに与えるだろうか？」「もちろんウサギでしょう」と彼らは答えるでしょう。

しかし誰だって年老いたウサギを食べることはできます。……「君たちがどれだけのことをできるか挑戦してもらいたい。そして、それを安全な環境下、つまり学校で行ってもらう。もし病気になってしまったら大変だが、ここでなら回復を待つことができる。なぜならここは学ぶための環境だからだ。実践に出てしまったら、もう学ぶための環境ではない。我々は君たちに外の世界に出ていってもらいたいし、ウジのたかった動物を見て、仲間に『おい、食べ物を見つけた！』と言うようになってもらいたいのだ。」

SEREコースは、実際の戦闘の厳しい状況を可能な限り再現する必要があるので、とても厳しいものである。元ベトナム捕虜たちは、実際の困難な状況に堪えなければならなくなった時に、このようなトレーニングが非常に役立ったとよく言う。

自分の脳の健康に責任をもつ――実践応用編

変化するためには精神的・身体的な活動が必要だ。筋肉を鍛えたいと単に願うことで身体的に強くなることはできない。同様に、思考をランダムにさまよわせることで、精神的なスキルを開発したり高めることはできない。逆に、変化のためには、体系立てられた規律のある活動だけでなく、集中することが必要である。原則は単純である。しかし、実施には努力が必要である。望ましい方向に変えるために、何を変えられなければならないのかを明らかにせねばならず、規律正しく現実的なトレーニング計画を立て、それに従うことが必要である。よりレジリエントになるためには、複数の分野でのトレーニングが必要となるだろう。例えば、マインドフルネスと瞑想、体力の強化と忍耐力などである。困難や失敗を好機と捉えるために、新たな思考スタイルを身につける必要もあるかもしれない。体系的で自発的な変化の過程は、苦労を伴いしばしば困難だが、非常に実り多く、強い達成感を得ることができるだろう。

『脳を生き生きと保つ83のエクササイズ』という、デューク大学の神経生理学者カッツ(25)の著書には、脳を健康にし維持するために、簡単で毎日できる方法が紹介されている。例えば、利き手と反対の手で文字を書く・歯を磨く、目を閉じて服を着る、などである。これらの小さな変化を日々の生活にとり入れることで、「あなたの脳は、いきなり、困難で欲求不満になるかもしれない課題に直面させられる」。カッツは、目を閉じてエレベーターに乗ることができるくらい点字を読めるようになるといった、さらに難しいエクササイズも勧めている。「指で何かを区別したり関連づけたりできるようになると、脳の認知と感覚の領域の新しい神経回路が活性化される。自分の階のボタンを指で『読む』ことができるようになる頃には、脳に多くの新しい回路ができあがっているだろう。」

カッツが説明しているように「普段の生活の中で無視している二つの単純なことをする必要がある。予期しなかったことを体験しよう、そして一日中、感覚を総動員しよう……そうすることで、滅多に活性されることのない脳のネットワークの回路が刺激され、精神的柔軟性の幅を広げられるのだ」。

学習を促す環境に自分自身をおくこと、成長を刺激してくれる人が周りにいる環境に自分自身をおくこと、獲得したいスキルを体系的に練習することなどによって、脳の構造と機能に影響を与え、新しいスキルを手に入れる能力が私たちにはあるのだ。ブルース・ノーウッドにとって、トレーニングに代わるものはなかった。他の特殊部隊の兵士のように、彼は数多くの状況下でのストレスに対処するトレーニングを受けてきた。特殊部隊でのキャリアの間、ノーウッドは、日中・夜間のパラシュート訓練やジャングルでのサバイバル、砂漠でのサバイバル、登山、六〜七種類の武器に習熟するための訓練、至近距離での戦いの訓練、二つの外国語の訓練、ボディガードの訓練、錠前破り、多くの対テロリスト訓練、バイク・ジープ・大型トラックなどの複数の運転コース、機密情報の監視と探知に関する訓練、多くのコンピュータ技術、乗馬のコース、その他多くの困難なトレーニングを完了した。

トレーニングが彼の人生にどんな影響を与えたかと聞かれた時、ノーウッドはこう答えた。

　そのことを家族に説明しようとしたことがあります。もし誰かが私の家に深夜に侵入して、私を裸のままベットから連れだし、目隠しをし、飛行機に乗せ、南メキシコのどこかに連れていき、何もない場所にパラシュートで落としたとしても、不安を感じることはないと思います。一週間もすれば、私はどこかよい場所に、多分誰かの家にいるでしょう。使うことのできる車もあり、食事もしているでしょう。そうすることができるという自信があるんです。なぜなら、そのためのトレーニングを受けてきたからです。

第九章　認知と感情を柔軟にする

レジリエントな人は柔軟の思考のもち主であることが多い。彼らは困難な出来事に対する考え方が柔軟で、また、ストレスに対し柔軟な感情的反応をする。彼らには特定の適応方法があるわけではない。状況に応じて、異なる適応方法を使い分けるのだ。彼らの多くは、自分に変えることができないことを受け入れ、失敗から学び、悲しみや怒りの感情を思いやりや勇気の「燃料」として使い、困難の中に好機や意味を探し出せるのだ。

起業家であり動機づけの講師でもあるコーナー[21]は、次のように述べている。「人生とは変化です。いずれにせよ変化するのなら、なぜいい方向に変化しないのでしょう？　良いも悪いも自分自身の選択なのです。同じ場所に永遠に居続けることはできないのですから。」

地雷を踏んだ後の人生

ジェリー・ホワイトはブラウン大学でユダヤ教学を専攻した。彼はカトリック教徒として育ち、特にイエス・キリストの教えに興味があった。預言者の足跡をたどってみたかったので、大学3年生の時、イスラエルに留学することを決めた。

学校がパスオーバー（訳注：ユダヤ教の祭り）で休みの時、ジェリーと友人のフリッツとデイビッドはゴラン高原にキャンプとハイキングに出かけた。

人ごみから離れて人里離れたところに行きたかったのです。シリアとヨルダンの渓谷を見渡せる素晴らしいキャンプ地を見つけました。第三次中東戦争時の古い格納庫は完璧なシェルターだと思いました。一九八四年の四月一二日、素晴らしく晴れた日のことでした。心の中で歌を歌いながら、友人の先頭に立ってリーダーのような気分で歩いていました。そして、突然爆発が起こったのです。私がいた場所の地面がすべて爆発したかのようでした。テロリストの攻撃にあったのかと思いました。誰かに撃たれたのだと思いました。

その爆発でジェリーは倒れた。失神し、うつ伏せになり、助けを求めて叫んだ。這って移動しようとしたが、すぐに倒れてしまった。数秒後にデイビッドは、ジェリーが地雷を踏んだことに気づいた。デイビッドは近い岩の上に飛び移り、フリッツにもそうするように言った。しかし、ジェリーが動くことができず助けを求めていたので、彼らは岩から降り彼を助けに行った。

ジェリーの足から血が流れ出し、皮膚は裂け焦げ、骨が泥と血液に覆われていた。足の小指の骨が、まるで矢に撃たれたように、ジェリーのふくらはぎに刺さっていた。

「足がない！　足がない！」と彼はくり返し叫んでいた。意識が遠のいたり戻ったりしながら、身体から液体が流れ出ていくのを想像しながら、彼は冷たい水を飲みたいと切望していた。デイビッドとフリッツがジェリーを仰向けにした時、彼は深い存在によって触られたと感じた。

何か神の手のようなものが私に触れたのを感じ、黙るように言いました。のちに友人に、あの時、黙るようにと言ったかどうか聞いたのですが、彼らは言ってないと答えました。何かが強制的に「静かに。聞きなさい」と言っていたかのようでした。私は叫ぶのをやめました…そして、安らぎの感覚と人生の目的を感じることに集中しました。自分は死なないとわかっていました。このような形で「物語」が終わることはない、ここで死ぬことはないと。そして、中東に来たことには目的があるのだと。私の脳は集中しました。まるで誰かが薬を与えて「集中しなさい。落ち着きなさい」と言ったかのようでした。

ジェリーが現実離れした落ち着きの中で横になっている時、デイビッドは自分のシャツを脱ぎ、ジェリーの足を包み、一時的な止血帯にした。フリッツはジェリーの吹き飛んだ足を捜した。ブーツは見つかったが、足はなかった。(「足は見つけることがなかったけど、ブーツは損傷を受けていなくてきれいな状態だった。ティンバーランド(訳注：米国の靴のブランド)の広告に使うといいねと、のちにジェリーは冗談で言った。)

止血帯を巻くと、出血がおさまってきた。デイビッドとフリッツは状況を厳しく見ていた。親友のジェリーは出血で瀕死の状態、病院からは何マイルも離れたところにいる上に、周囲には地雷がたくさん埋められている。

ジェリーの身長は約一九〇センチ、体重はおよそ百キロあった。デイビッドとフリッツが地雷の中を運んでいく途中で、ジェリーの体は低木にひっかかり、いばらが絡まった。三回ジェリーを地面に下ろさなければならなかった。ジェリーは、地面に体が触るたびに爆発のことがフラッシュバックし、次の爆発が起こるのではないか、死んでしまうのではないかと思った。地雷畑の端にたどり着くのに一時間かかった。その地域は、地雷の標識のあるフェンスで囲まれた地域だった。(一九六〇年代にシリアによって設置されたソビエト製の地雷だった)。近くのキブツで暮らすイスラエル人が爆発の音を聞き、何が起こったかを見るためにフェンスの向こう側に立っていた。デイビットとフリッツがジェリーを背負って近づいていくと、そのイスラエル人は彼らを助けに来るためにフェンスを切りはじめた。

これはジェリーにとって生まれてはじめての大怪我だった。それまでに、こんなにひどい痛みを経験したことはなかった。健康で、骨を折ったこともなく、傷を縫ったこともなかった。今回は違った。想像を絶していた。七日間小さな病院に入院し、アラブ人の医師はジェリーの足をできるだけ残そうとして比較的リスクのある手術を行った。運の悪いことに数週間後に壊疽が起こり、二回目の手術が必要となり、この手術でさらに足を切断しなければならなかった。数カ月間、ジェリーは歩くことができなかった。なぜなら怪我をしなかった方の足も腫れたからである。骨と地雷の金属片を取り出さなければならず、背中の皮膚を足に移植しなければならなかった。

いったん状況が落ち着くと、彼は重大な決断をしなければならなかった。さらなる手術とリハビリテーションを受けるために帰国するか、イスラエルに残って治療を続けるか。ジェリーの父親はボストン地域の病院の総長だった。もし帰国すれば、ジェリーは世界でも最高レベルの病院で、その分野の権威の医師の治療をＶＩＰ待遇で受けることができ、家族や友人も近くにいる。だが、ジェリーはイスラエルに残ることを選んだ。彼が考えたのは、「苦しみとともにあるのは普通のことである」ということと、イスラエル人医師は切断術のエキスパートであるということだった。また、家族が自分の痛みや怒りを感じたり、自分が泣く姿を見ないですむと考えた。イスラエルはまた、「神はどこにいるのか？」という答えを得るのに最適な場でもあると考えた。

ジェリーは、テルアビブ郊外のテル・ハシュオメル・リハビリテーション病院に移された。多くの友人たちが見舞いに来たが、彼は恐怖や孤独を感じ、人目が気になった。「この病院で一人ぼっちでした。ここがあなたの部屋ですよ、ここにいるのがあなたのルームメートですよ、と言われても。同じ年のイスラエル人たちが理学療法を受けていました。そして誰もが自分を見ていました。突然、変わり者になったようなものです。『あれがばかなアメリカ人旅行者か。いったい誰が北イスラエルなんかでキャンプをするんだい？』」

同室の入院患者の中に両足を失った兵士がいて、死にたがっていた。一日中寝て過ごし、薬を隠していた。おそらく、自殺をすることを考えていた。

まるで映画『カッコーの巣の上で』のようで、突然悲しくなり孤独を感じました。私は狂っているのかもしれないと思いました。周りの人から自己紹介されましたが、腕や脚や目を失った人か火傷を負った人ばかりでした。気持ちが悪く恐ろしかった。みんなが幽霊のようでした。リハビリをしていた老人がいました。彼は新品の膝上義足を使っていて「君も同じような義足をつけることになるんだよ」と言って、それをはずしました。私は彼の義足と脚を見ました。彼はそれを雑に扱いました。彼や、彼の義足が嫌いだった感じを覚えています。彼が話しかけてくるのが嫌だったし気持ちが悪かった。食べたばかりのスープをただ吐き出したいと感じました。

ジェリーはボストンの実家に戻ることになった時、友人たちのことを心配した。自分と会うと落ち着かないのではないか。今までと違うように自分を扱うのではないか。自分を避けるのではないか。昔のジェリーと同じジェリーとして受け入れてくれるのだろうか？

何人かの親友が、わざわざ会いに来てくれました。彼らがどんなに恐ろしがっていたかを覚えています。自分は六カ月間この状態で暮らしてきたけれども、彼らは誰も同じような経験をしたことはなく、ひどい出来事について聞いただけです。自分は変わったのだろうか？　同じジェリーだろうか？　彼らはどのような行動をするのだろうか？　浮かない悲しそうな表情をするのだろうか？　ただ抱きしめた後、長い時間を過ごすのだろうか？　私は多分、会う人たちが安心できるようにしようと過剰反応をしていたと思います。例えば友人たちに義足を見てみたいかと尋ねたり、それについて冗談を言ったり、義足をパペットのように扱って、吼えるまねをしたりしました。ディーノという名前までつけました。

ジェリーは復学して卒業し、国際関係の仕事を探すためにワシントンDCに引っ越した。求職活動中、代理教員として働き、さらには義足の人がしていたと言うと驚かれるだろうが、建築現場でも働いた。ブルッキングス研究所の中東政策部門に研究助手として採用された時から、彼のキャリアは新しい方向に向かいはじめた。ここでの経験が、のちにウィスコンシン大学法学部系列の核軍備コントロールに関するウィスコンシン・プロジェクトのアシスタント・ディレクター職へとつながっていったのである。ジェリーは自身の障害に徐々に慣れ、不自由を代償する方法を学んでいった。結婚し、カトリックへの信仰を再確認し、社会に仕える仕事を見つけた。彼は自分の障害を完全に受け入れたと信じた。そして次の段階に進んだ。

一九九五年、ジェリーはケン・ルサーフォードという見ず知らずの人からの電話を受けた。ケンは、ジェリーの大学時代の友人の一人と会う機会があり、その友人が彼にジェリーに電話することを勧めたという。ケンは、ジェリーが足の切断を受けたことを知っていたが、それ以外にも二人には多くの共通点があることまでは知らなかった。

ケンは、自分が地雷で足を失った唯一のアメリカ市民だと思ってました。実際、彼はソマリアで両足を失ったのです。そして、彼は次のように言いました。「信じられない、自分以外にも地雷サバイバーがいて、しかもこのような仕事をしているとは！　地雷はゆっくりとした大量殺戮兵器と呼ばれているのを知っていますか？　地雷は、核兵器・化学兵器と生物兵器よりも多くの人を殺しているんです。だから大量殺戮兵器の拡散防止の仕事の経験と、地雷で足を失うという経験の両方があるあなたは、とても活躍できる可能性があります。地雷禁止のキャンペーンが始まっているのを知っていますか？」

ジェリーは軍備管理雑誌で地雷についての記事をいくつか読んだことがあったが、その二種類の兵器（核兵器と地雷）の関連を意識をしたことはなかった。いったんそれを意識すると、彼は夢中になった。三カ月後、彼とケンは国連が主催したウィーンでの第一回国際地雷会議に出席した。そこで、二人は彼ら自身の体験をはじめて語り、国連のパネルの前で証言をし、それはジェリーの創造性を発火させる機会となった。

　これが自分が情熱を注ぐべきことであるとすぐにわかったし、サバイバーの声がこの活動にとってどれだけ力強いものであるかもわかりました。サバイバーは地雷禁止（終了）キャンペーンの生命線――生きた証拠なのです。ウィーンの会議は私にとって転換点でした。サバイバーの権利擁護や政策提言の問題について私が必死で取り組んでいくようになった哲学的な転換点でした。

核兵器廃絶の仕事をしていたことで、ジェリーはすでに同様の行動への準備は整っていたが、それでもなお新しい使命のための方法を見つけるのに数年を要した。

まずはじめに、ジェリーの上司は、核兵器コントロールのウィスコンシン・プロジェクトのサブ部門を作ることにより地雷生還者のための資金調達をする許可を与えた。しかし一九九六年までに、ジェリーのこの新しい仕事への情熱をみて、彼の上司は近々この有能な同僚が仕事を去ってしまうだろうと考えた。この頃、ジェリーは六歳の子どもを筆頭として四人の子どもと妻を養わなければならない状況であったが、辞職し、退職金をつぎこんで、自宅地下にオフィスを構えた。それは控えめに言ってもリスクを伴う決断だった。しかし、彼は信念を貫いた。朝起きてから夜寝るまで、資金調達に奔走した。いったん、彼の団体が目標額を達成しても、ジェリーは失敗するかもしれないことを受け入れる覚悟ができていた。

> 私が感じていたのは、もしうまくいかなくても、失敗したとしても、それは失敗ではないということです。なぜなら、私たちは世界をよい方向に変えるために活動をしていて、地雷禁止条約の草稿を作り、失われたかもしれない多くの人々の命を救い、多くのサバイバーを助けたのです。だから、十分な資金が調達できなかったり、うまく機能する組織を作ることができなかったことで、NGOのディレクターとして失敗したとしても、成功しているといえるのです。失敗もまた名誉なことです。

イスラエルで足を失った二〇年後、ジェリーと友人であり同僚のケンは、国際地雷サバイバー・ネットワークの活動に対してノーベル平和賞を受賞した。

どのようにして、ジェリーは足を失ったことに対する悲しみ、孤独、落ち込みを、喜びや地雷生還者の福祉への情熱や献身に昇華させたのだろうか？　また、どのようにして被害者からサバイバーへと前進し、さらに彼が言うところの「スーパー・サバイバー」へと進化したのだろう？　これらの問いに対する答えは、彼の著書に出てくる、人生の危機を克服するための五つのステップの中にある。[42]

・事実に直面すること：起きたことを受け入れる。
・人生を選択すること：過去でなく未来をみる。
・求める：他のサバイバーとつながる。
・行動する：ゴールを設定して行動を起こす。
・与える：サービスや親切な行動は、サバイバーが、単なる被害者ではなく社会の役に立つ人になるための力を与える。

ジェリーの物語は多くの研究者が見出してきたことの一例である。「レジリエントな人は、ひどい出来事の被害者として自分のことを捉えるのではなく、自身の不幸を個人的に理解可能な枠組みで捉えなおす。そうすることが現在の困難な状況に圧倒されてしまうことから自分自身を守ることにつながる。[6]」この概念はレジリエンスに関する書物にくり返し書かれていることである。[11]

受　容

たとえ恐ろしかったり痛みを伴うものであったとしても、状況の現実を受け入れるということは、認知の柔軟性の重要な構成要素である。問題解決的、目的志向的な適応を効果的に維持し続けるためには、視野を広く保ち、障害物を無視するのではなく、受け入れなければならない。回避や否定はほとんどの場合、一時的な適応には役立つかもしれないが、結局は成長に立ちはだかり、能動的な問題解決の能力を阻害する非生産的な防衛機制である。

受容は、現実を認めるだけでなく変えられることと変えられないことを評価すること、もはや役に立たない目標を捨てること、変えられることに対して努力を向けるよう意図的に方向転換することを含む。ゆえに、受容は無抵抗の屈服とは異なり、諦めたり、やめてしまうことではない。そうではなくて、受容は現実的な査定であり、能動的な意思決定なのである。

ジェリーにとって、また多くのトラウマ・サバイバーにとっても、完全に失ったものを受け入れるには長い時間がかかるものだ。カンボジアで開かれた地雷生還者の会議に招かれた時の感情面での転機を経験するまで、彼は失ったものを受け入れられていなかった。気温が三八度を超え、湿度が一〇〇％の蒸し暑い八月のある日、腐敗した食べ物の匂いのする中で、ジェリーは汗まみれだった。汗まみれの義足の包帯を変えるため立ち止まると、杖をついた片足のない乞食が彼に近づいてきて言った。「あなたは私の仲間ね。」

最初、私は彼女に拒絶感をもちました。「僕はカンボジア人の乞食ではないし、似ても似つかない。その女性は足を失い、乞食をしている。僕は違う。」それから、自分に拒絶感を感じました。彼女は正しい、なぜ自分は彼女と自分を区別し、彼女に背中を向けるのだろう？　何か自分にできることがあるのだったら、なぜ自分は背を向けて去ることができるのだろう。彼女は私がまぬけであることを教えてくれました。それまで、自分も地雷生還者仲間の一員であるということに、私は気づいていなかったのです。

自分自身がその「一員」だという見方をすることで、ジェリーは受容の次の段階に進んだ。サバイバーであるという彼自身の立場をより完全に受け入れるようになった。

私たちがインタビューを行った多くのレジリエントな人々も、受容はストレスが高くトラウマ的な状況で生き延びるために決定的に重要だと述べていた。何らかの形で、彼らは自分の注意とエネルギーを、自分が解決できると信じる問題や課題に集中する方法を学び、「頭を壁に打ちつけるような行為」や、勝ち目のない戦いに無駄に時間を費やすことは滅多にない。言い換えれば、彼らは現実的で、実際的で、望みのないことに無駄なエネルギーを使わないことを選択する。

ベトナム捕虜だったウィリアム・スペンサー大佐は、サバイバル訓練で受容についての重要な教訓を学んだ、と以下のように述べている。

そこでの訓練の一つに、生徒を小さな箱に閉じ込めるというものがありました。その箱は縮むように作られていました。中にいる人が動くと、その箱は縮むのです。ひどいものでした。他の訓練生が叫び声をあげると、教官が箱の外に出してやっていました。私が箱の中に入った時、箱を押そうとして、そのためにパニックになりました。それで、そうしてはいけないのだということに気づいたのです。それからは、ただリラックスして、想像の中でゴルフをし、頭の中を別のことに集中させました。……なぜなら、戦うことで負けるからです。変えることができない、押すことがさらに状況を悪くするとわかった時、戦うのをやめました。箱の中で私を守ってくれたことは、のちに収容所でも私を助けてくれたと思います。

別の元ベトナム捕虜で、一五カ月独房に入れられたのちに、ほとんど「自分自身を失いそうになった」と感じたという人物が語ったことは、受容の生々しい実例だろう。毎日、彼は、どうして自分の人生がこのような劇的な展開になってしまったのか理解に苦しんでいた。二年前は、海軍の操縦士として、彼は最高の段階まで上り詰めていた。尊敬され、「最高の仕事」についていたし、幸せな結婚をして二人の子どもがいた。それが今や飢えてやせ細り、人生が終わりに近づいていることを信じたり受け入れたりするのを拒否しながら、ねずみと蚊が同居している窓のないコンクリートの独房につながれていた。

ある朝、彼は大きなはっきりとした声を聞いて驚いた。

「これがお前の人生だ。」

それは事実だった。これが彼の人生で、夢ではなく、想像でもなかった。否定することもできず、どこかに追いやってしまうこともできなかった。現実だった。

その声を聞いた時、事態が変わりました。どうしてそうなったのかわかりません。それはとても大きな声でした。確かに声を聞きました。そんなおかしなことがあるはずはないと言われるかもしれませんが、私の声ではありませんでした。肩の荷が下りたようでした。なぜならその声の言ったことは正しかったからです。私は独房にいて、どこにも行くことはできませんでした。それで私は、もしそのことを本当に認めれば、戦うのをやめて状況がずっとよくなるのではないかと思ったのです。それまでも自分が牢屋に入れられていることはわかっていましたが、その声を聞いた後、変わったのです。私はもはやそれまでほど惨めではなく、自分のことを自分でするようになったのです。できるだけ運動をし、仲間と連絡をとるようにしました。あの声を聞いた後、ずっと気分がよくなりました。

これらの経験は、平静の祈りとしてよく知られている祈りのエッセンスである。「神よ、変えることのできるものについて、それを変えるだけの勇気を我らに与えたまえ。変えることのできないものについては、それを受け入れるだけの冷静さを与えたまえ。そして、変えることのできるものと、変えることのできないものとを識別する知恵を与えたまえ。」

受容の科学

極度の困難や死の脅威を感じたサバイバーや、学習障害をもちながら成功を収めた人において、受容はストレスの高い状態に耐えるための能力の鍵であると科学論文で示されてきた。(15) 受容はまた、さまざまな異なるグループにおいて、よりよい心理的、身体的健康とも相関があった。二〇〇一年九月一一日のテロの直後に、アメリカ全土で行われた調査では、状況を受け入れた人たちの間ではPTSDの症状の程度が軽いことがわかった。[37] 生命を脅かすがんの診断を受け、痛くて侵襲性の高い骨髄移植を受けた子どもをもつ母親を対象にした研究で、マンネら[26]は、自身の状況を受け入れていた人たちのうつ症状は軽かったと報告した。受容はまた、小児がんの子どもがいる家族の適応方法としても推奨されてきた。[20]

この本の中でも、認知行動療法は、ポジティブな考え方をより発達させ、世の中を現実的にみるために役立つ方法であると述べてきた。認知行動療法の一つであるアクセプタンス・アンド・コミットメントセラピー（ACT）では、受容を、問題点に取り組むための行動を起こす出発点として使ってきた。アメリカ心理学会は、このように述べている。[2]

ACTの目的は、心理的な柔軟性を高めること、または現在（今ここ）に焦点を当て、価値ある目標のために役立つように、行動を変える、または行動を続ける能力を高めることです。セラピストとクライエントは、ACTの六つの核となるプロセスを通じて、心理的な柔軟性を獲得するよう取り組みます。受容は六つの核の中の一つです。受容とは、回避、つまり認知的な乖離とは正反対のもので、避けたり理屈をつけてどこかにやってしまうのではなく、ありのままに否定的な思考を観察し、価値を選択し、行動に責任をもつことです。

ACTは慢性疼痛から禁煙、摂食障害など幅広い問題の治療に成功してきた。また、ストレスや不安障害にもこの治療は有効であることが、研究から示唆されている。[32]

認知的な再評価

数年前、ホロコースト（訳注：ナチスによるユダヤ人の大虐殺）の心理的、神経生物学的影響に関する研究を行っていた時、親しい同僚が、年老いたホロコースト生還者に、収容所での経験を夢に見たことがあるかを尋ねたことがある。

その女性は「もちろんあります。夢を見ないことはありませんでした。最近も見ましたよ。たいてい同じ恐ろしいものです。そのせいで夜中に目が覚めます。パニックになって。汗をかき、息をすることもできません。まだあの時の夢を見るのです」と答えた。そこで同僚は「何ていうことでしょう、こんなに長い期間そんな悪夢をまだ見るとは、本当に大変ですね」と言ったのだが、その女性は「いいえ、違うのです。いいのです。なぜなら目が覚めれば、私はここにいて、強制収容所にいるのではないとわかるのですから」と答えたのである。

物事をポジティブに再評価するためには、中立的あるいはネガティブな出来事・状況・信念に対して、その代わりとなるポジティブな意味を見つけることが必要になる。この女性はホロコーストでの体験に深く苦しめられたが、悪夢の意味を捉えなおす方法を見つけだしたのだ。悪夢を見る、ということをコントロールはできなかったが、彼女はその夢を、自分は運よく生き残ることができ、毎朝目が覚めて新しい一日を始められる、ということを強力に思い出させてくれるものとして捉えなおすことができたのである。

第八章に登場した元USエアウェイのパイロット、チェスリー・サレンバーガーは、操縦していた飛行機のエンジンが故障した時に、ぎりぎりのところで死から免れた。彼はその非常事態の間、一見落ち着いていたが、のちに多くのトラウマ被害者のように、不眠、集中低下、食欲低下、フラッシュバック、「あれでよかったのだろうか、もしこうだったらどうなったのか」という考えに苦しんだという。しかし、すぐに彼は自身の状況を再評価し、あの経験で自分は航空政策に影響力をもつようになったと気づいた。著書『機長、究極の決断』(39)の中で、サレンバーガーは、いかに次の段階に進むことを決断したかについて説明している。「同僚たちから、パイロット組合と航空安全のための権利擁護者として航空安全を提唱してほしいと以前から頼まれていました。今、航空問題に対してより大きな影響を与えることのできる可能性を自分がもっていることはわかっていました。そして、その影響力を賢明な方法で行使するためにはどうしたらいいか、計画を練りました。」

数十年前、危機介入と予防の画期的な仕事の中で、フィンケル(13)は、健康を促したり成長を促進する出来事を表す「ストレンス」という単語を造語した。これらの出来事の多くは本来ポジティブなものであるが、多くは明らかにトラウマ的なものである。数年に及ぶ危機に焦点を当てた研究で、フィンケルはトラウマを成長に変えることのできる力をもった人がおり、彼らは何らかの「認知の再構築メカニズム」を使っていると結論づけた。つまり、彼らはネガティブなことを捉えなおし、逆境の中に好機を探し出し、トラウマと悲劇の中からポジティブな意味を引き出す傾向がある。その後、ストレンスという言葉が広く用いられることはなかったが、認知的再評価という考え方は広く認識されるようになった。

フィンケルが画期的な観察をしてから数十年の間、多くの研究者が、逆境をポジティブに捉えなおす力と逆境の中に意味を見出す力は、レジリエンスの重要な要素であると報告している。レジリエントな人たちの多くは、トラウマによって何か新しいこと、人として成長するための何かを否応なしに教えられたと気づくのである。[34] トラウマの潜在的な「恩恵」は数多く報告されており、幅広い。例えば他者に共感し、受け入れることができるようになる、家族や友人との関係が深まる、親族への思いやりが深まる、自然への感謝の気持ちが高まる、信仰を新たにする、より効果的な対処能力を身につける、より健康的な生活を送るようになる、自尊心が高まり自分を尊重できる、精神的な強さが増す、見識や成熟度が増す、価値観・物事の優先度・大局観が変化する、人生の見識が強化される、新たな意義や目的を見出す、などである。[3、40]

修道女であるオルティスは、人権運動家としてサバイバーの苦痛について次のように書いている。「多くのサバイバーは、少しずつ強さを増すというところから、やがて他のサバイバーを助け、苦痛の体験について一般の人々の関心を高め、加害者に向き合い、または、何らかの希望をもって新しい人生を生きることに自分のエネルギーを向けはじめられるようになるのです。[33]」

再評価の形としての感謝

驚かれるかもしれないが、レジリエントなトラウマ・サバイバーたちは、自分たちが経験した試練に対して、ある程度の感謝の念、その試練が彼らの人生を何らかの形で豊かにしてくれたと感じているともいう。「まずいえることは、そのような経験は人を謙虚にします」と、五年間のベトナムでの捕虜生活の影響について、元空軍パイロットのスティーブ・ロングは言う。

「失ってはじめてその価値がわかる」といったような格言が多く存在するのはそれが真実だからです。そして、このような経験をしたことがある誰もが――ワールドトレードセンターのような経験をした人、その家族など、誰もが皆――遅かれ早かれ人生はかけがえのないものであるということを理解するでしょう。それを手にしているうちに味わっておくことです。いとも簡単に奪われてしまう可能性があるのですから。

ベトナムから帰還して以来長い間、ロングは戦争体験について講演するために招待されてきた。聴衆には高校生や大学生もいた。過去のトラウマについて語ることは、人によっては、痛みを伴い、かつての恐怖の感情や悲しみを再活性化するものだ。しかし、ロングにとって講演をすることは、道徳的品位、忍耐、ロールモデルから学ぶこと、信頼する同僚や友人とともに恐怖に立ち向かうことの重要性を、人々に伝えるよい機会であった。また、講演をすることで、その経験から学んだことを思い出すことになった。

話をすることで、覚えておきたい体験が新鮮なものであり続けたのです。今自分が手にしていること、かつて奪われた自由を今はもっていることを忘れずに感謝したいのです。私は家族が第一だということを忘れたくないのです。物事を当たり前だと思う昔の自分に戻りたくありません。戦争から帰った時、ベーコン一切れに感謝することを忘れないと誓いました。なぜならそれは私が捕虜だった時に何度も何度も考えたことの一つだったからです。生活の中のほんのささやかなことにも

感謝する、と。

二〇〇三年、ノーマン・アンダーソンとエリザベス・アンダーソンはその著書の中で、大きな危機を生き延びた人が驚くほど高い割合で、その出来事が自身の人生に少なくとも何らかの重要な意味でポジティブな影響を与えた、と述べていることを指摘している。加えて、戦闘や自然災害の後、その危機的状況をポジティブに捉えなおした人々はのちにＰＴＳＤを発症しにくく、家族を失ったことに対する適応がよかったという研究結果を引用している。同様のことが近親姦の被害者でもいえる。医療現場でも、心臓発作を発症した人がそれを警鐘として捉え、生活習慣を見直す機会とした場合、二回目の発作が起こることが少なかった。

トラウマに伴う認知の再構成は人生を変えることがある。ジャノフバルマン[19]は、トラウマ・サバイバーたちと行った革新的な研究の中で、トラウマと関連した心理面や人格面での変化は、世界に対するもともとの思い込みに疑問をもち、それを打ち砕き、再構成した結果であることを示唆した。

そして、実際、私たちがインタビューを行ったベトナム帰還兵の多くが、捕虜として捕えられていた期間のことを、それまでの人生に対する姿勢を打ち砕くような体験だったが、結果的には意味があり、場合によってはポジティブなものであったと信じているのだ。例えば、スペンサー大佐は、人生はテストであり、地球上での人間の使命は成長することと成熟することで、人生における重要なことの多くは、試練の副産物であると信じている。

> 私は、人生は実験でありテストだと考えています。自分自身について学ぶために神からここに置かれていると思うのです。よい時よりも困難な時にこそ、本当に成長し成熟するのです。物事が順調に進んでいる時、私たちはだらしなくなり、社交的になり、時間を無駄にしがちです。仕事はうまくいっているし、すべてがすばらしい！　しかし、物事が何もうまくいかない時、もしそのことに集中すれば多くを学ぶことができます。楽しいことではありません。そうあって欲しいと望んだわけでもありません。楽しい時の方がずっといいでしょう。しかし、私たちが本当に成熟するのは、困難な試練の中においてなのです。

ベトナム捕虜としての経験以外にも、スペンサーはさらに大きな悲劇を経験することになった。彼の子どもの一人は身体に障害があり、若くして亡くなり、そのことは彼の家族に大きな影響を与えた。

息子を亡くしました。彼の病気がひどくなればなるほど、彼がどんなに価値のある存在であるかということ、彼が教えてくれたことすべて、彼から学んだ教訓がどんなに価値のあることかに気づきました。私は他の誰からよりも、どんなことからよりも彼から学びました。彼の人生は挑戦に満ちていました。彼は二四歳で亡くなりました。彼には障害がありました。私は若い頃、強健で、どんなことも簡単に行うことができました。それで、私は自分では何もできない息子を与えられました。私にとっては貴重な経験でしたが、気の毒なのは息子です。彼は、これらの教訓を私と家族に教えるために生まれてきたのだと思うのです。私は彼から多くを学びました。健常児からあれほど多くのことを学ぶことはないでしょう。不思議に聞こえるかもしれません。……私は自ら学んだわけではありません。しかし、すべてが終わった後、私は彼から学んだ一八のことを書き出せることに気づきました。それは他のどんなものから学んだことよりも多いのです。妻や彼の姉妹たち、彼をかわいがってくれた人たちにとってもそうでした。

彼の葬式で、私は今まで会ったことがなかった大勢の人に会いました。そして、彼らは息子が障害者だったことで彼らに教えたことについて話してくれました。私たちは誰かのケアをする時、多くのことを学ぶのです。彼らが自分のことをできない時に、私たちは本当に多くのことを学ぶのです。

ある朝、彼が三歳か四歳の時でしたが、私たちはフィリピンで買った小さな収納箱の周りで祈っていました。私たちはいつも跪いて、二人の娘と息子と妻とともに祈っていました。私がたいていまず祈りの言葉を唱え、時には残りの誰か一人に祈るよう求め、そして私は仕事に行くのでした。ある日の朝、私は仕事に間に合うように急いでいました。他の家族は誰も急いでおらず、急いでいたのは私だけでした。私は「立ったまま祈りを唱えよう。僕が祈るよ」と言いました。

祈りはじめ、下を向くと、3歳の息子が跪いていました。何も言わずに、私も跪き、家族も同じようにしました。彼が私たちをリードしたのです。そしてこれはほんの一例にすぎません。彼は私に祈りを、どのように祈るかを教えてくれました。祈る時には急がないのです。祈るのならば、正しく祈るのです。彼は多くのことをそのように行いました。彼にとっては簡単なことだったのです。彼は決して急ぎませんでした。彼は重要なことを飛ばしたりはしませんでした。

息子を失った悲しみにもかかわらず、スペンサーは、その悲劇の中にポジティブな教訓を探し続けている。そして、その悲劇を再評価することによって彼は苦しみの中に意味を見出し、それゆえに、自分自身の人生を豊かにし、また彼の周りの人の人生を豊かにしているのである。

認知再評価の科学

この本では、ｆＭＲＩやその他の画像技術を用いて、被験者が特定の行動をとったり思考プロセスを体験している時の脳のさまざまな領域の活動を測定した研究を紹介してきた。認知再評価の神経画像研究を計画するのは難しいことだが、コロンビア大学の研究者がこの分野でいくつかの研究を行っている。

感情を調整するための認知戦略に関する科学的論文のレビューの中で、アリソン・トロイとアイリス・マウスは、ポジティブな認知再評価が、ネガティブな感情に影響を与えることで、レジリエンスを強めるのではないかと述べている。もっと具体的に説明すると、ストレスフルな出来事の意味を、そのままネガティブに受けとるのではなく、よりポジティブに捉えなおすことで、その出来事に対する感情的な反応を変化させ、より適応的でレジリエントな反応となる。ポジティブな認知再評価を、ストレスへの感情的反応を変えるためのメカニズムとして使う人は、そうでない人よりも心理的満足度と予後がよいことを、複数の研究結果が示している。

近年、神経科学の研究によって、ある出来事を実際よりもネガティブに、または実際よりもポジティブに捉えることが、情動に関連する脳部位を活性化することがわかってきている。コロンビア大学のケビン・オシュナーら[31]は、被験者に視覚的刺激（中立的な写真、またはネガティブな写真）を、再解釈するように指示し、その間のｆＭＲＩを行う一連の研究を行っている。この研究において、被験者はまずはじめに、ネガティブなものを含むさまざまな状況を写した複数の写真を見せられ、それに注意を向け、普段通りに反応するように指示される。次に、被験者は写真を見た時にその状況のネガティブな面を少なく感じるような解釈をしながら写真を見るように指示される。オシュナーの研究は、ネガティブな状況を再評価することで、ネガティブな感情が減少し、認知コントロールに関係のある前頭葉の活性が増し、扁桃体の活性が低下することを見出した。

序章や他の章で述べたように、前頭葉は計画、意思決定、抑制の上位中枢で、扁桃体は無意識下で情動と恐怖を処理する「アラームセンター」である。オシュナーの研究は、意識的に嫌悪状況をポジティブに捉えなおすことにより、脳の上位部位を活性化し、情動の中心を抑制できることを示している。

失敗の認知再評価

レジリエンスであるためには、失敗にうまく対処するための感情的な安定が必要となる。このことをジェームズ・ストックデールは「感情を麻痺させたりひきこもったりせずに、スケープゴートを過度に非難したり現実逃避したりせずに、自分の敗北に対応することができる能力である」と述べている。著者たちの経験では、レジリエントな人たちは一般的に、失敗に正面から向かい合い、失敗を学びと自分の方向性を正すための指標として用いる。ストックデールは歴史の知識をそのために用いた(38)。

私が知っている失敗に対処するための唯一の方法は、歴史的な視点をもつこと、宗教や古典の中で失敗を上手に受け入れた人たちのことを考えることです。捕虜だった時、私たちは旧約聖書の伝道の書を思い出していました。「私は再び見た。早い者が競争に勝ち、強い者が戦いに勝つとは限らない。(中略)時と機会は誰にでも与えられている」……失敗はすべての終わりではなく、人は自分自身をリングから拾い上げて、もう一ラウンド戦うことができます。悲劇に対処できることは、実際、教養のある人の証明かもしれません。教育の主な目標の一つは、失敗に備えることだと思います。

「何回転んだかではない、何回起き上がったかが重要だ」という格言がある。調整・適応すること、改善すること、新しい方法を見つけること、困難を克服することなどを、失敗から学ぶのだ。トーマス・エジソンは、物事の受けとめ方を変えることに関する古典的な例をあげている。「もし私が一万回うまくいかない方法を見つけたとしても、失敗ではない。私は決して失望などしない。なぜなら、どんな失敗も、新たな一歩となるからだ。」

「他人の失敗から学べ。自分ですべての失敗を体験できるほど人生は長くない」という有名な格言も、覚えておく価値がある。

ユーモア――別の形の認知再構成

フランクルは、著書『夜と霧』（みすず書房）で、「ユーモアは自己保存のための戦いでの、魂の武器の一つである。ユーモアは、たとえそれがほんの数秒であったとしても、人間が作り上げた他の何よりも、距離をとって状況を眺めたり、状況を突破したりする力を私たちに与えうる」と書いている。(14) フランクルにとっては、ユーモアが大局観を得るための健全な手段だった。そして大局観が、再評価や、別の解決法を見つけたり問題解決力を生み出すのに役立つのである。

他のポジティブな感情のように、ユーモアは注意の幅を広げる傾向があり、その結果、探究心、創造性、柔軟性が思考の中に生まれてくる。そうする中で、ユーモアは、認知的再評価、能動的な問題解決、日常の出来事にポジティブな意味をもたせるなど数多くのレジリエントな対処メカニズムをとり入れるのかもしれない。哲学者のコンテ・スポンヴィレ(9)が述べたように、

最高の深いユーモアは、私たちの人生の重要な領域に触れ、私たちを覚醒させ、より大きくて意義深い領域、例えば信念、価値観、錯覚といったものを揺さぶる。時に、ユーモアは思考を内側から破壊することがあるようだ。ユーモアは、行動と反応の意味に焦点をしぼり、その根幹を揺さぶり、疑問を投げかけ、私たちの価値観や自負心、評価基準を混乱させる。

ユーモアはまた、私たちが恐怖に直面するのを助ける道具ともなる。ユーモアにより、否認することなしに痛みや恐

怖から距離をとり、その全体像を捉えられる。ユーモアは物事のポジティブな側面とネガティブな側面をなんとかまとめて、まるごと一つのパッケージとして差し出すもので、フランクルの弟子のグレイバーによれば、ユーモアとは、楽観主義と現実的な見方で捉えた悲劇が組み合わさったものだという。極端な楽観主義は別にして、ユーモアは悲劇に能動的に直面し、その意味を前向きに捉えなおし、時に変容させるのである。脚本家で映画監督のウッディ・アレンが死の運命についてじっくり考えているとしよう。彼はこのように言うだろう。「死ぬことは怖くありません、でももし死ぬなら、その場にいたくないですね。」そしてさらに「仕事で消えることのない名声を築きたいわけではありません。死なないことで、いつまでも消えずにいたいですね。」

ユーモアを、回避として用いたり、まじめでいなければならない状況でジョークを言う人もいる。これはここで勧めているものとは別物である。しかし、悲劇の中においてさえもユーモアを見出すことのできる能力は、レジリエンスの重要な構成要素といえるだろう。不条理なこともあるかもしれないが、ユーモアは私たちが恐れたり痛みを感じることに直面し対処するための創造的な方法となりうるのだ。

この意味において、おそらく、ユーモアは使いやすく、暴露の創造的な方法と考えられるだろう。第二章で述べたように、暴露療法は、恐怖を引き起こす対象や状況に直面させる恐怖の治療法である。それは患者が、安全な環境の中で恐怖の対象に取り組むことによって、恐怖心を消失させたり弱めることを可能にする。ユーモアは一般に安全なものだ。恐怖刺激を口当たりよくして、時には実際より小さく見えるようにして取り込んでいるので、恐怖をいくらかコントロールしやすくなるのである。

ジェリー・ホワイトは、ティンバーランドの靴をひきあいにして義足にニックネームをつけた時にユーモアを使った。これ以外にも彼が思い出すことがある。

　私たちは同じ病院に入院していた別の切断患者をからかっていました。例えば、新しく入ってきた患者に、誰もそのことについては言わないけど、治療には美人の心理学者とのセックスセラピーも組み込まれている、これは君が自分は男だと実感できるように助ける方法なんだ、というように。

私はいつも、ユーモアは回復のすべてだと言ってきました。私はよく笑う人にひきつけられます。それがどんな内容であっても、ダークなものであったとしても、それはある種の助けになります。かつて、停電になった時、私は何かのジョークを言いました。するとある男性がこう言ったのです。「でも、この状況を見ろよ、何が起こったのかわかってるのか？」室内は静まり返りました。心の中で、この男性には関わらないでおこう、毒になる、と思いました。私は笑わずにはいられませんでした。だから、もし彼がなぜ私たちが笑っているのかと言って、私の人生で一番重要なサバイバルツールの一つであるユーモアを奪おうとし、それを否定しようとするなら、私はいらいらしてこう言いたいと思いました。「黙れ！　もちろん、わかってるさ。でも笑うことやジョークは、辛さを乗り越えるための筋肉のようなもの。なのに、なぜそれをわざわざなくそうとするんだい？」もしユーモアをなくしてしまったら、肋骨を失ったことを受け入れることができないでいるその男性のように、悲しみ、落ち込むことになるでしょう。

守衛官のボビー・ヘンラインは、退役軍人の中でも最も重度なトラウマから生還している。[23] ヘンラインは、結婚して三人の子どもに恵まれているが、弱冠一七歳の時に湾岸戦争の多国籍軍によるイラクへの空爆作戦に参加した。その後、一般人としての生活に戻り、二〇〇一年のテロの後、再び軍に入隊し、イラクに配置された。二〇〇七年までに、彼はイラクで三回目の任務に就き、そこで彼の幸運はつきた。護送部隊が移動している時、ヘンラインの車は爆撃にあい、同乗していた四人の兵士が死亡した。彼自身、体の五〇％以上の火傷を負い、左手と左腕の一部を失った。髪のほとんど、耳、まぶたを失い、彼の顔と頭蓋骨の形はすっかり変わってしまった。

ブルック軍医療センターの火傷ユニットに入院し、複数の手術を受け回復のために過ごしていた数カ月間、ヘンラインはスタッフとジョークを言いあっていた。その時に「お笑い芸人をするといいんじゃない？」と言われていたが、できるわけがないと彼は思っていた。しかし一年後、故郷のテキサス州サンアントニオのコメディクラブでステージ開放日にパフォーマンスをするという新しい趣味を見つけたのだ。二〇〇九年、ナショナルパブリック・ラジオのインタビューで、ヘンラインはこう語っている[16]。

「皆さん気づいていないかもしれないので申し上げておくと、私は火傷から回復しました。火を消してからもうずいぶん経ちます。実はこれは非常に稀な先天性異常なのです。悲しい話です。母は私を妊娠していた時に、サーカスで火を食べる芸をしていたんです。母さん、いいかげんにしてくれよ!」

ユーモアと脳

対処メカニズムとしてのユーモアの効果について、多くのエビデンスがある。退役軍人[18]、がん患者[7]を対象としたもの[7]、外科手術患者を対象とした研究[12]などによると、ユーモアがストレスフルな状況の恐怖心を軽減するために用いられると、それはレジリエンスやストレスに耐える力と関連した[27]。うつ病の患者でも、ユーモアは緊張感を減らし、心理的な不快感を減らし、サポートをする周囲の人の注意を引き、困難な状況の中にポジティブな視点を生み出すことによって、うつ症状を軽減させることがある。

ポジティブな感情や楽観主義のように、ユーモアはドパミン報酬系の中心的な要素である皮質下領域の神経ネットワークを活性化することがわかっている。健康なボランティアを対象にしたｆＭＲＩを用いた脳画像研究で、スタンフォード大学のモブら[28]は、面白くない漫画に比べて面白い漫画は扁桃体と側坐核を活性化することを発見した。時系列分析から、側坐核の活性はユーモアの度合いが高まるにつれて高まった。側坐核は心理学的にも薬理学的にも報酬と関連があり、扁桃体は、すでによく知られている恐怖や恐怖関連の行動との相関に加え、ポジティブな感情の処理、笑い、報酬の大きさとの相関があった[28、29]。

ユーモアに対する反応は、認知の要素（ジョークを理解すること）と感情の要素（ジョークを楽しむこと、それを面白いと感じること）に分けられるだろう。ジョークの研究で、ゴエルとドラン[17]は、二つの構成要素は脳の異なる領域を活性化すると報告している。ユーモアの認知的要素は後中側頭回の活性化と、感情的要素は腹内側前頭前皮質の活性化と関連している。側座核や扁桃体のように、腹内側前頭前皮質は報酬に関連した行動の表出と制御に関係があると考えられている。よって、ユーモアは、認知の再評価とともに、脳の報酬系、モチベーションを含む脳領域との関連があり、その能力はレジリエンスと相関があるようである。

生活の中で認知の柔軟性を適用すること

最近の研究で、適応がうまくいくかどうかは、ある特定の方法が用いられるかどうかよりも、ストレッサーの特質に応じて、いろいろな方法がいかに柔軟に使われたかによることが示されている(5、8、41)。状況を受け入れて耐えるのがよりよい選択のこともあれば、その状況を変えるのが最もよい場合もある。同様に、感情理論の専門家は、感情を表現することが必ずしも感情を抑えるよりもよいとは限らないと主張している。適応に役立つのは、状況によって感情を表したり抑えたりする柔軟性をもっていることなのである(4)。

ダイアン・コウトゥは、ハーバード・ビジネスレビューに書いたレジリエンスに関する記事で、ブリコラージュ（寄せ集めのもので自分で作ること）またはティンカリング（取り繕いをすること）というフランス人人類学者のレビ・ストロースが提案した概念を喚起している(11)。

現代の感覚の中にあるブリコラージュは、ある種の創造性、適切なツールや材料なしに問題解決を即興で行う能力と定義できるでしょう。状況を解決する時、ブリコラージュができる人たちは、他の人たちなら困惑するようなところで、可能性を想像しながらなんとかやり遂げます。配達人たちに何があっても荷物を時間内に配達するための権限を与えているUPS（訳注：米国の宅急便会社）を例にしましょう。CEOのマイク・エスクーによれば、「職員に仕事をやり遂げるようにと言ってあります。もし現場の判断でやらなければならないとすれば、彼らはそうします。そうしなければ、私たちが日々行っていることはできません。問題が起こった時のことを想像してみましょう。例えば、信号機が壊れている、タイヤがパンクした、橋が流されてしまったなどの状況です。もし今夜ルイスヴィルが大雪だったとしたら、担当者たちはその問題にどう対処するか、話し合うでしょう。誰かが指示するわけではありません。彼らはそれまでもそうしてきたからそうするのです。」

ＵＰＳではハリケーンのような状況でも、このようなことが実践されている。さらにコウトゥは、その会社が配達を続けることができる能力は、「混沌の中で、使命感を人々に与える」と結論している。

この章の戦略をまとめると以下のようになる。受容、再評価、失敗に対処する、ユーモアを生み出す。これらはすべて、認知と感情の柔軟性に関連がある。今後、認知の柔軟性を高めたいと考える人のために役立つであろうポイントを以下にあげる。

受容

この章の初めの方で紹介した平静の祈りは、「変えることができないことを受け入れる」という、レジリエンスに役立つ受容の本質を捉えている。このタイプの受容は、受動的に「諦める」のではなく、変えることのできないことを変えようとする実りのない試みのために無駄な努力とエネルギーを使うことをあえてしない、という熟考の上での決断なのである。マインドフルネス瞑想とＡＣＴも、受容と認知の柔軟性を高めたい場合に有用かもしれない二つの方法である。

平静の祈りは、実際、アルコホーリクス・アノニマス（訳注：アルコール依存症者の自助グループ、ＡＡ）の一二段階のプログラムでの重要な要素である。ＡＡの書籍には、受容について次のように書かれている。[1]

……受容は「すべて」の私の問題への答です。私が心のバランスを崩すのは、人、場所、もの、状況など私の人生における何らかの事実が、私にとって受け入れ難いものだからです。自分がその人、場所、もの、状況をまるごとそのまま受け入れるまで、自分が平安を得ることはないのです。変えることができないことをいったん受け入れれば、私たちは変えることができることに集中することができます。

再評価

再評価のテクニックは、この本で何度も述べてきた認知行動療法の中心である。治療者と一緒に行うにしろ、一人で行うにしろ、「これについて私はどう考えることができるのか？　他の人はどう考えるだろうか。他の関係する人にとって、これはどのようなものなのだろうか？」といつも問いかけることである。このような問いかけをすることで、自分自身の狭い視野から離れ、問題に取り組むための新しい可能性に目を向けることができる。マディとコシャバ(25)は、著書の『仕事ストレスで伸びる人の心理学』（ダイヤモンド社）の中で、「変容のための対処法」と彼らが呼ぶ、再評価の七つのステップをあげている。

・ストレスフルな状況について表現しましょう。
・どうしたらその状況はもっと悪くなるでしょうか？
・どうしたらその状況はもっとよくなるでしょうか？
・悪いバージョンのストーリーを書いてみましょう。
・良いバージョンのストーリーを書いてみましょう。
・良いバージョンにするために何ができますか？　悪いバージョンの可能性を減らすために何ができますか？
・状況を広い視野の中においてみてみましょう。

失敗から学ぶ

どんなに資源《リソース》が多くあるにもかかわらず、目標としたゴールに到達できないことがあるだろう。そのような状況で努力が実らなかった時に、その努力が大きなものであっても小さなものであっても、柔軟性が重要な意味をもつ。クエールら(22)は、著書『メンタルタフネス―最高の心理状態』で、「調整するための能力は、物事に対する姿勢から始まる。まずは、その失敗は学びであったと受け入れ、それから、失望に巻き込まれるよりも経験から学ぶようになるのである」と指摘している。シャーマン(35)は、著書『ストア派の戦士：軍精神の背後にある古代哲学』にこう書いている。「もし失敗をしても、いつでも再挑戦することができる。打ち負かされることは、必ずしもレースから外れたことを意味しない。人生は私たちに、幸せをもたらすであろう新しい挑戦や機会を与えるのだ。」

ユーモア

レジリエンスの側面の中でも、ユーモアは明らかに最も楽しいものだ。ユーモアの価値は、数千年にわたって認識されてきた。創世記17：22には「明るい心は薬のようなものだ」と書かれている。一九七九年に出版された古典的著作『死の淵からの生還』（講談社）で、カズンズ[10]は慢性の痛みのあるリウマチのような病気からの回復について書いている。痛み止めの薬に効果がなかった時、カズンズは面白い映画、本、その他のユーモアのあるものに囲まれた生活をすることにした。「一〇分間腹の底から笑うことには痛み止めの効果があり、少なくとも二時間痛みなしで眠ることができるという嬉しい発見をした。」カズンズの本は、ユーモアセラピーや笑いセラピーとして知られる新しい形の治療に影響を与えた。「笑いのワークショップ」さえ開かれており、それが役立っている人もいる。誰もがその方法をとり入れ、映画を見にいき、面白い本を読み、ユーモアのセンスがある人とつきあうことができる。「おかしな、まぬけな、ばかげた、面白い、突拍子もないことを考えなさい。……たいていの状況で、笑うことができることは感情のコントロールを可能にしてくれるのだ」と、レーヤー[24]は著書『メンタル・タフネス』（阪急コミュニケーションズ）の中で勧めている。

要約すると、レジリエントな人は、一般に柔軟性が高い。彼らは、変えられないことを受け入れるべき時を知っており、人生の困難な出来事や失敗をポジティブに捉えなおす方法を知っており、ユーモアを使って悲劇や恐ろしいことを捉えなおし、気持ちを抑えたり表現することによって感情を調整する。多くの点において、レジリエンスには、創造性と柔軟性が必要である。さまざまな視点を探求するための創造性と、困難な状況をポジティブに、同時に現実的に評価または再評価するための柔軟性がある。

第十章　意味、目的を知る——人生の出来事を成長につなげる

哲学者ニーチェは「なぜ生きるかを知る者は、ほとんどのことに耐えることができる」と、意味の力について述べた。他の有名な学者たちもまた、意味の大きな力、人生において価値ある目標と使命をもつことの大きな力について認識していた。ユングが古典的著書『人間と象徴』（河出書房新社）に書いたように、「人はひどく困難なことにも、自分自身がそれに意味があると納得した時には耐えることができる」[10]。南アフリカの反体制派、ネルソン・マンデラ氏は、その好例である。マンデラ氏は三〇年の投獄生活を品位と威厳をもって耐えることができた。なぜなら、彼の投獄は平等を求める闘いを象徴していたからである。意味は私たちに強さと勇気を与える。人生の中で、大切にしたい意見を擁護するため要求をする時、価値あることのために立ち上がる時、愛する人を守る時、おそらく、あなたは自分自身がもつ強さとレジリエンスに驚いた経験があるのではないか。

意味を見出すことの重要性を主張した人の中で、最も有名で影響力が大きい人物はホロコーストのサバイバー、フランクルだろう[5]。

人はフロイトが提唱した喜びの意志にも、アドラーが提唱した力への意志にも支配されておらず、意味への意志に支配されていると私は考える。根深いところで、より高次で究極的な、存在の意味を求めているのである。

ある人が明確で価値ある目的をもち、使命に献身的であることは、劇的にレジリエンスを高めるということが心理学

研究からわかっている。イェール大学の経営学教授のレゼスニエウスキーは「多くの人は、自分の仕事に対して、ジョブ（楽しみや満足としてというよりは経済的な報酬と必要性を重視、つまり仕事を人生の主要なポジティブな部分とは捉えていない）、キャリア（自身の進歩を重視）、コーリング（充実感を楽しむことを重視）のいずれかとして捉えている」という。フランクルが意味の中心をなすものとして奉仕の概念をあげていることを踏まえて考えると、自分の仕事を天職として見ることのできる能力はレジリエンスを高めるかもしれない。これは、いわゆる「汚い仕事」（例えば病院の掃除などを職業とする人々や、自分が選んだキャリアを追求することができていない人にも当てはまる。

陸軍士官学校の行動科学とリーダーシップ部門のキャンベルらが、将来の軍司令官たちに教えるのは、部下が自身の義務、任務、犠牲の意味を、真に理解し受け入れているかどうかが重要ということである。キャンベルは、自分の任務の重要性を信じている兵士は、そうでない兵士と比べて、その任務が危険なものであっても、その仕事からより心理的な報酬を得ていることを発見した。これは、ブリット、アドラー、バートンら[2]が行ったボスニアでの平和維持作戦に参加した一六一名のアメリカ軍兵士を対象にした前向き研究によってわかった。この研究で、仕事に意味があると考えていた兵士は、そうでない兵士と比べて、任務からより大きなものを得たとのちに報告していた。

民間人でも、自分の仕事に目的をもっている人は、仕事上のストレスに直面した時に耐える力が強い。市営バス運転手を対象にした研究で、バートン[1]は、ハーディネス（訳注：レジリエンスに関連した概念で、耐久力や不屈などと訳される）が高い人たちは一般的に自分の仕事に誇りをもっており、意味を感じていることを発見した。仕事上のストレスがあった時、仕事に誇りをもっている人たちは、バスを運転することが「ただの仕事」の人たちよりも、より適応できていた。同様に、イリノイ州のベルテレフォンでの一二年の縦断研究で、マディ[12]は、コミュニティや学校や仕事において、方向性をもっている人は、そうでない人と比べて、組織的な危機の時によりレジリエントであった。

著者たちの臨床と研究でも、トラウマの経験の中から、患者が強さを獲得するのに役立つ方法を探してきた。一五年前、イェール大学と提携しているＰＴＳＤの国立センターで、慢性のＰＴＳＤに苦しむ退役軍人のための治療プログラム開発に協力したことがある。そのプログラムはフランクルと彼の弟子によって開発されたロゴセラピーを基にしている。ロゴセラピーの意味は、「意味を通じての癒し」である。私たちは長年、自分の人生の意味を疑い、罪悪感と辛い記憶と恐怖に支配された多くの退役軍人と関わってきた。彼らの多くは、人間の最も暗い部分を体験し、生きる目的がないことに悩まされていた。そういった気持ちは、仕事、家族関係、精神性、人生に精一杯関わっていきたいという望みに影響を与えた。

二〇〇六年、この治療プログラムについての記事で、私たちはロゴセラピーが直接取り組んでいることについて次のように書いた[11、18]。

> 運命と自由の弁証法は次のように言い表せるだろう。私たち人間が自分の人生の環境（運命）を変えることができないとしても、その環境に対する自分の姿勢や環境に対してどう反応するかということをコントロールすることは可能である。フランクルの弟子の一人が言うように「運命の意味は、それにどう反応するかということの中にある……物事は起こるが、それをどう受けとめるかは自分自身が決めるのだ。」

記事の中で、私たちは社会奉仕が退役軍人たちの治療の一環であることについて述べた。彼らは社会奉仕を通じて他者に与えることで目的・意義を見出すことがよくある[18]。

> 社会奉仕のオリエンテーションの際、退役軍人たちは、自身が多くの点で誰よりも知識・経験の豊富な「専門家」であることを思い出すのである。彼らは恐怖や心理的トラウマについての専門家であり、個人的な精神的痛み、失うこと、失敗についての専門家であり、希望のないこと、空虚感についての専門家であり、負傷したメンバーを拒否する社会に適応することに関する専門家であり、生きることとレジリエンスの専門家である。私たちは彼らに次のように尋ねる。「あなたのその専門性を生かして何ができますか？　何をしたいと思いますか？」

退役軍人たちはそれぞれ、自身の専門性にあった社会奉仕の現場に配属される。例えば、ホームレスの経験のある人には、住宅支援を行う国際ＮＧＯのボランティアを勧めた。孤独な状態で数年間過ごした経験がある退役軍人は、老人への配食サービスのボランティアをした。食事を受け取る人も、ボランティアの退役軍人のように社会的孤立や不安を感じているかもしれない。[18]暴力を目にする機会が多い地域に住んでいて社会的に恵まれない学校の子どもたちの家庭教師をする人もいるかもしれない。また、退役軍人たちは、自分に求められていると感じたプロジェクトを自分たちで始めた。

例えば最初のプロジェクトとして行った、児童養護施設の子どもたちにおもちゃを寄付するパーティの主催は、子どもの時に虐待された経験があり、「子どもたちに彼らを気にかけている人がいることを伝えたい」と考えていたある退役軍人にとって意味があった。兵士として戦争孤児を効果的に助けることができなかったと苦しんでいた別の退役軍人は、この仕事をすることで、傷つけられた子どもたちを効果的に助けることができた。また別のある退役軍人にとっては、このプロジェクトは、トラウマに起因した長期にわたる感情の麻痺のために自分自身の子どもたちと十分に関わらなかったという後悔に向き合う機会となり、自分の孫との関わりに取り組むきっかけとなった。

奉仕の仕事への推進力の大部分は、戦争体験での苦しみ、罪悪感、喪失といった個人的体験によって支えられていた。[18]

あるメンバーは、自ら行動を起こし、軍の障害年金の一部を、ベトナムで亡くなった友人の名前を冠した奨学金の設立のために捧げることを決めた。この退役軍人は、長い間自分だけが生き残ったことへの罪責感に苦しんできたが、ベトナムから帰ったら大学に戻りたいと思っていた友人の栄誉となる価値ある方法を発見したのである。

プロジェクトの中での退役軍人たちの役割は、「何が起こるかは偶然によって決められているが、それをどのように受けとるかは私たちが決めることである」という考えに沿っている。[11]同様に、この本のためにインタビューを行った多くの人々が、トラウマの後遺症の中に意味を探すにつれ、彼らのもつ自由を行使する方法を発見していた。誘拐されレイプの被害にあったソーシャルワーカーのエリザベス・エボーは、自身の探求について雄弁に述べている。

私は自分の魂の内側に入り、これが私自身の人生に何を示そうとしているのかを問いかけます。これは何を私に教えようとしているのか？　私を導く包括的な哲学は、自分の対処方法の中にあります。レイプされたことに対しての怒りはありません。重要なことは、自分がどこにいるかということです。もし、私が怒りと「なんで私がこんな目にあうの？」「なんでこんなことが起きたの？」という地点に留まれば、私は小さなかごの中にいるハムスターのようになるだけでしょう。だから、私はもっと別の場所に行くことにしました。どこで、どのようにしたらこれを自分のスピリチュアルな旅に生かすことができるだろう？　それは起こる必要はなかったかもしれないし、起きたことに理由はないかもしれない。でも、もしその体験に自分が理由を与えれば、その中に自分の人生をよりよくするための理由を見出せば、それを何か恐ろしいものではなく、私の人生の中の金の卵とすることができるのです。

彼女はその夜に体験した恐ろしい出来事の運命を変えることはできなかったが、どう自分の運命に反応するかをかなりの部分で決めることができ、実際、決めたのである。徐々に、エリザベスはトラウマの中に価値を見つけ、それによって強められ、それを自身の情緒的・精神的成長の動機づけとして使うことを選択した。

エリザベス同様、地雷を踏んで足を失ったジェリー・ホワイトも、トラウマの中に意味を見つけることを選んだ。

トラウマ被害者には三つのタイプがいます。なぜ私がこんな目にあうのだろうと嘆く人たちがいます。それから、「なぜあらゆる苦しみとともにあるのが私ではないのだろう、なぜ私は車椅子や障害や、火傷などに値しないのだろう？」というキリスト教の殉教者タイプの人がいます。３番目のタイプは単純に「なぜ？」と尋ねます。これは健全な問いです。この問いは意味を探します。長い間、私はこのシンプルな「なぜ」という問いをしませんでした。「なぜ地雷を踏んだのだろう？」「そもそもなぜ地雷原がそこにあったのだろう？　誰が地雷をそこにおいたのだろう？　なぜ地雷敷設地域では戦争期間中も、終わってからも人々を被害にあわせるのだろう？」今、二〇年を経て、全体像を把握し十分に生きた上で、私はよりよい問いが「なぜ？」だということが理解できます。

被害者にならないことは選択できるのです。私や地雷サバイバー・ネットワークからの助けが必要な人は、私たちに対して何か行動を起こさなければいけません。なぜなら私たちは被害者の集まりとして集まっているのではないからです。それは根本的な姿勢です。本人が立ち上がると決めなければならず、死なずに生き続けることを選ばなければならないのです。

サバイバーとは、生き延びること、負けを受け入れることを拒否することです。理想主義ではありますが、私はそこに完全に到達するために努力しています。私は打ち負かされるつもりはありません。

この活動には人を救うという側面があります。人の命を救うという側面です。これは、人々が被害者側に留まっていることへの理解と関連します。私たちは、彼らがそこから抜け出し、前進するのを助けたいのです。

しかし、ジェリーはサバイバーたちに「被害者の集まり」をやめる以上のことを期待するのである。

ただ死の側から生の側に移動したり、被害者からサバイバーになるだけではなく、さらに前進し地域社会に与える立場のサバイバーになることを期待します。彼らは地域社会のリーダーや変化の担い手、将来のピアサポーターになる可能性があります。私たちが地雷サバイバー・ネットワークにはじめから期待していたのは、地域社会に感謝し、荒廃した生活を終わらせ、克服のためのツールを提供し、個々のサバイバーたちに再び立ち上がるよう励まし、ロールモデルとして、そしてサバイバーの生き証人として他の人たちに奉仕する、そんな活動を前に進めることでした。

ジェリーは、被害者からサバイバーに移行することに成功し、さらにその先に到達することができた人を表現するのに「スーパー・サバイバー」という言葉を使う。スーパー・サバイバーは「恩送り（誰かから受けた恩を別の人に返すこと）」の価値を取り戻し、強め、他者と地域社会に何かを与える人たちである。

高名なトラウマ研究者ハーマンは、この転身を「サバイバー・ミッション」と呼ぶ。そのような使命をみつけたトラウマ・サバイバーは、「自身の不運の中に、政治的、または宗教的な側面を認識し、自身の個人的な悲劇を社会的な行動の基礎とすることによって、その意味を変換させることができると発見する。残虐行為を受けたことに対しての補償はないが、自分の体験を他者へのギフトにすることによってそれを乗り越えることができる[8]」。つまり、このような人々は彼ら自身の逆境を他の人に援助の手を差し伸べるための触媒として使ってきたのである。そうすることで、彼らは家族や地域社会だけでなく、個人的な経験や日々の生活をはるかに超えて、社会の人々の人生をよりよくしようとしているのである。彼らは基金や支援団体を作り、熱心なボランティアになり、困難なリーダーとしての責任や他の人の相談相手を引き受けるのである。

サバイバー・ミッション——スーダンの大虐殺に光を当てる

もし「サバイバー」という言葉を誰かに用いるとすれば、それはバレンティノ・アチャク・デングと、彼のように二〇世紀の人道的危機の中でも最も恐ろしい出来事の一つ——しかし、ほとんど知られていない——を耐えた数万の人たちにであろう。バレンティノは南スーダンに生まれた。そこは川沿いにある草原と熱帯雨林地帯からなり、祖先の先住民のディンカ族は牛を飼い、粟やとうもろこしなどの作物を育ててきた。近年、アメリカ人の多くが西スーダンのダルフール地方での虐殺を報道で知ったが、同じ国の南半分で、一九七〇年後半、石油が発見されて以降始まった、同様の残虐行為については注目されてこなかった。

バレンティノは一九八八年当時、六〜七歳だった。北の民兵によって何千人もの子どもたちの家が襲われた。彼らは親が殺され、村全体が焼かれ、井戸が汚染され、牛や農産物がだめにされたのを目撃した。草や木の陰、河岸の沼などに隠れて難を逃れた「ロストボーイズ」の多くは（少女は大人と一緒に殺されるか、奴隷として連れていかれることが少年より多かった）、エチオピア国境を越えたあたりの、民兵が食料源を破壊した紛争地域にたどり着いた。多くの子どもたちは、移動の途中に病気や脱水で死亡した。野生動物に殺されたり民兵グループの銃弾で死んだ子どもたちもいた。バレンティノは村から八〇〇キロ以上を歩き、生き残った仲間とともに国連の難民キャンプにたどり着いた。

キャンプでの生活はそれまでと比較すれば快適だった。難民たちは麻袋と棒を使ってシェルターを建て、乾燥トウモロコシと豆の定期的な配給があり、近くの川から水を汲んで料理した。バレンティノら多くの少年は、病院テントからキャンプの埋葬場に死体を運び、遺体を埋める作業をする役割が割り当てられた。スーダン人たちが難民キャンプで暮らすようになって数週、数カ月、そして数年が経ち、その人数は四万人を超え、彼らは帰国許可が出るのを待っていた。

一九九一年、エチオピア政府の崩壊により、彼らは再び逃げなければならなくなった。今度は彼らはケニアに向かった。バレンティノにとって二つ目の国連キャンプだった。

バレンティノは、出身の村から逃げて一〇年以上たった後、難民移住者としてアメリカに受け入れられた。ロストボーイズ基金というNPOが、彼がアトランタで生活できるよう援助を行った。そこで彼は低賃金の職につき、大学に入学した。皮肉なことに、アメリカに来てから、彼は白人の黒人に対する偏見だけでなく、アフリカ系アメリカ人からアフリカ出身の移住者に対する偏見、そして、スーダン人グループ間での偏見を経験した。彼は、アルコールやドラッグ、強迫的なギャンブル、暴力が仲間のスーダン移民をどんなにダメにしているかを目の当たりにした。バレンティノや彼のような立場の人々が、世の中に敵意をもったり、怯えたり、遠ざけたりしても不思議ではない。しかし、そうするかわりに、バレンティノはこのように考えた、とアメリカ人の作家エガーズ(3)が記録している。

私は上に手を伸ばします。今よりよくなろうとします。重荷にならないようにします。…私は楽しんだこと、そしてまだ経験してない喜びに対していつも感謝します。私は神の良き子どもとして生き、自分の愛する人が神のもとに召される時、神を許します。私は神が私に計画していることを受け入れ、理解しようとします。私は自分を憐れみません。

バレンティノはアメリカに来てまもなく、ロストボーイズ基金から作家エガーズを紹介された。エガーズはのちに、バレンティノの体験を著作の中に記録した。バレンティノがこの本に関わった目的は、現在も南スーダンで続く苦しみと、二〇〇五年に不安定ながら和平にこぎつけたものの政治的に複雑な現状に人々の関心を集めることだった。彼は講演を引き受け続け、本からの収入を「バレンティノ・アチャク・デング基金」に投入した。スーダン・サンライズのような人道支援組織のように、バレンティノの基金も、南スーダンに学校や図書館を作り、教師の研修施設を作った。二〇〇九年、基金は、バレンティノの出身の村のマリアル・バイに一五の建物からなる教育複合施設をつくった。彼が本の序文に書いているように(3)、この本が書かれてほしいという願いは、私の人道的信念から生まれました。私は、国際社会におけるスーダンの境遇を人々に理解してもらうために、声を届けたかったのです……。

どんな暗闇の中で暮らしていた時にも、私はいつの日か自分の経験を他の人たちに伝えることができる日が来ると信じていました。今こうして伝えられることに感謝しています。この本は、苦闘が形になったもので、この本のおかげで私の魂《スピリット》は戦うために生き続けられます。苦しむことは私の信念、希望、人間性への信頼を強めるのです。みなさんと私がいるから、ともに状況を改善することができるのです！

彼の他にも、不運な出来事をサバイバー・ミッションに昇華した「スーパー・サバイバー」の例が数多く存在する。わずかだがその名前を紹介しよう。

・下院議員のカロリン・マッカーシーは、ロングアイランド鉄道での無差別発砲事件で夫を亡くした後、銃規制法案の基礎を作った。

・キャンディ・ライトナー、シンディ・ラムらは、子どもが飲酒運転の車によって殺されたり負傷させられた後、「飲酒運転に反対する母親の会」を設立した。

・テリー・フォックスは若いがん患者で「マラソンオブホープ」の創設者。毎年カナダで行われるマラソンレースで、設立以来三〇億ドル以上をがん研究に寄付してきた。

・ジム・ミラー、チャールズ・ケネディ、ペギー・トープと仲間のローマカトリック教会員は、「性的虐待に対して声をあげるキリスト教徒の会」を設立した。この団体の目的は、「信仰をもち続けよう、教会を変えよう」である。

・エディー・カナルスとマイク・キップは、カナルスの息子がフットボールによる負傷で麻痺状態になった後、怪我をした高校生フットボール選手を援助するために「グリディロン・ヒーローズ脊髄損傷基金」を作った。

・テレビ番組『アメリカズ・モストウォンティッド』の司会者であるジョン・ウォルシュは、一九八一年に六歳の息子を誘拐され殺害された後、犯罪者に裁きを受けさせ、行方不明の子どもたちを探すのを助けるための運動を始めた。

小さな変化を起こすことは何もしないよりもいい

フランクルの見解の一つに、最も不幸な状況でも、生きる意味を見出すことはできるというものがある。(6)

希望のない状況に直面している時、変えることのできない運命に直面している時ですら、人生に意味を見出せる可能性があることを忘れてはならない。肝心なことは、他に類を見ないような可能性を人間がもっていることの証人となることだ。つまり、個人的な悲劇を人生の勝利へと転換し、個人の苦しみを人類全体の到達点にするのだ。私たちが状況を変えることができない時——手術で取り除けないがんのような治癒不可能な病気を想像してみてほしい——自分自身の方を変えることに挑戦するのだ。

フランクルは、逆境の中に意味を見出すことのできる能力を「悲劇の中の楽観主義」——苦痛、罪悪感、時には死に直面する中での楽観主義、と呼んだ。悲劇の中の楽観主義は、苦痛を人類の到達点に転換し、罪悪感を意味のある行動に転換する人間の潜在能力を含む。

ポール・モリセイ中佐は救急医学の素養をもつ精神科医である。二〇〇八年から、ウェストポイントのアメリカ軍アカデミーのメンタルヘルスプログラムを率いている。二〇〇六年、彼はイラクに派遣されたが、そこでの任務は、南バクダッドの前進作戦の基地スカニアのアメリカ軍駐屯地で、兵士たちのストレスコントロール・サービスを提供することだった。隣り合った基地に、イラクの子どもたちのための仮設火傷治療クリニックがあった。

公式に通訳として助けてくれたイラク人の医師がいたのですが、彼は火傷の子どもたちの治療の中心人物でもあり、私たちの医療チームメンバーも彼らの治療を手伝いました。現地で私が頭から追い出したことの一つは、その「クリニック」は明かりとテーブルがあるだけのコンテナだということでした。子どもたちは舗装されていない道を何時間もかけて連れてこられ、傷は黄色いネバネバした膿で覆われハエがたかっていました。子どもたちはハエがたかる中に座っていました。それは見るに耐えないことでした。栄養失調のために歩くことができず、担架で運ばれてくる子どももいました。私たちはできるだけの治療をし、抗生剤を投与し、新しい包帯を巻き、来た時よりよい状態で送り出せるようにし、そして必ずいくつかのキャンディを渡しました。少なくともほんの少しの楽しみを提供し、数週間でも長く生きる可能性を高めたかもしれません。

強く印象に残っている出来事は、火傷を負った二人のイラク人の少年が運ばれてきた日のことです。一人は朝に、もう一人は午後に運ばれてきました。一人目はかわいらしい一五カ月の男の子でした……彼は青白くなり、火傷による感染性ショックのため血圧が下がり、脈が触れませんでした。蘇生し、彼の命を救うことができた時はとても嬉しかったです。達成感があり、プライドを感じ意気が上がりました。しかしその後一八カ月の子どもがほとんど同じ状況で運ばれてきました。そしてすぐに心肺停止となり死んでしまったのです。彼の死は大きなショックで、私たちは遺体を目の前にし、父親がすすり泣く声を聞き、多くのイラク人の子どもたちが適切な医療を受けられないために死んでいくことに対し、落ち込みました。

これが、治療可能な病気で死んでいく子どもを診ている戦場医師のストレスです。看護師やスタッフ、治療をするために必要な数億ドル相当の医療機器がない場合、無力さを感じるしかないのです。五〇人のイラク人の子どもとコンテナの中にいて、何ができるというのでしょう。アメリカにいれば、いつでも誰かに質問することができ、助けてもらうことができます。ここには自分と子どもたちだけしかいません。そしてあるのはわずかな道具のみ。しかし重大な問題を抱えた人が目の前にいるのです。百年前の医者がどのように治療をしていたかを理解することが、役に立ちます。

モリセイは、子どもの火傷の多くは戦争とは関係なく家の暖炉が原因の場合が多く、時には虐待の例もあるという。火傷だけでなく、がんや先天的心疾患その他の、生命に危機的な状況でやってくる子どももいる。例えば、首のところにソフトボール大の腫瘍ができ呼吸困難のために来院した十代の子どもがいた。診断はホジキンリンパ腫であった。モリセイによれば、この病気にかかってイラクで生存できる可能性はとても低いという。多くのイラク人患者に共通していることは、イラク人医師たちはすでに彼らができることをすべて行っているということだった。

ある家族は「あなたの運命はアラーの手の内にあります、家にお帰りください」と病院で言われたそうです。なぜなら、火傷の治療は多くの人手を要し、イラクの病院には基本的な医療用品が足りなかったからです。しかし、患者たちの中には、四～五時間かけてアメリカ軍基地に来ることを決心する人がいました。イラクではとても危険なことです。

顔と頭の皮膚の約五〇％に火傷を負った五歳の男の子がいました。あるイラク人医師が皮膚移植を試みたのですが、うまくいかず、彼の頭の半分は浸出液の出ている開放創でした。数カ月の間、その男の子は週に二～三回包帯を交換しに来ました。それはとても痛い処置で、彼は泣くのを我慢していましたが、時に我慢できないこともありました。私たちはフラストレーションを抱えていました。なぜなら私たちがしていることは、この子を「助ける」ことだと考えられているけれども、実際は彼に痛みを与えていたからです。痛み止めを処方することもできましたが、薬を飲むとそのあと数時間めまいがするので、結局彼は痛み止めを飲みたがらなかったのです。私は彼の強さと冷静さと勇気に感心しました。しかし、彼には私たちがイラクでできたことよりもずっと多くの処置が必要でした。

モリセイはすぐに、軍の牧師とアメリカ大使館のスタッフにかけあい、この男の子と父親がイラクを出国するためのパスポートとビザを発行することを要請し、旅費のための費用を集め、治療を引き受けてくれるアメリカの病院を探した。前進作戦基地スカニアに所属していた兵士たちが少ない給料の中から旅費のために寄付をしてくれた。これがボストン・シュライナーズ病院とアメリカのさまざまな病院――マサチューセッツ総合病院、フィラデルフィアのジェファーソン医科大学、ニューヨーク州立大学病院などが連携した非営利イラク子どもプロジェクトの始まりだった。このプロジェクトは、重症の病気や怪我のイラク人の少年少女に最先端の治療を提供するものである。二〇〇九年時点で、子どもプロジェクトは一八人のイラク人の子どもと親または保護者代理人をアメリカに連れていった。

イラク子どもプロジェクトを組織する際、モリセイは不可能に思われた状況のさなかに意味のある行動をとった。確かにその成果は小さかったかもしれない。助けを必要とする数千人、数万人の子どもの数からすれば一八人はわずかな人数だが、しかし誰も助けないよりずっとよい。希望のない状況にもかかわらず、モリセイは意味を生み出した。これはユダヤ教の格言を思い出させる。「暗いと不平を言うよりも、ろうそくに明かりを灯したほうがよい。」モリセイは、前に悲劇の楽観主義のところで参照したように、人間の苦しみに直面する中での楽観主義をもっていた。彼とイラク子どもプロジェクトは、彼らにできることを行い、暗闇にやる気をそがれてしまうことはなかった。

モリセイの行ったことは、第三章の道徳指針で述べた考え方のよい例である。私たちは自分にコントロールできることに対して責任をもち、コントロールを超えたことについては責任はない。ストア派の哲学の中核となるこの区別は、序章で紹介した世界貿易センター《ワールドトレード》のサバイバー、ジミー・デュンも述べていた。二〇〇四年の講演で、デュンは、個人がコントロールすることができない「運命」——株式市場や飛行機がビルに突っ込んでくるようなこと——と、コントロールできること——姿勢、努力、行為などについて区別した。

自らの不運を、他の人を助けるためのきっかけにすることを選ぶ際に、トラウマ・サバイバーたちが自分が今まで気づいていなかった頑強さ、強さをもっていることに気づくことはよくあり、これが彼らの生きる目的や人道的支援の基盤となる。どのように偉大な人道主義が生じるかを理解することは心的外傷後の成長と関連している。

ケースによっては「スーパー・サバイバー」になるという選択肢がないと認識しておくことは重要である。例えば、終末期の患者は、食べたり入浴したりといった基本的な日常のことさえ周囲の人に頼らざるをえないほど身体機能が低下しているかもしれない。病気の最終段階を生きる間、それを受け入れて、個人的意味をみつけることがその人にとって最善のこともある。自身の死や、愛する人の死を受け入れることは、人として直面することの中で最も困難なことであろう。元イギリス海軍でＰＴＳＤに苦しんだマンフォード[13]は、著書の中で、「キュア（治癒）」は医療用語で、すべての人が治癒することができるわけではないと指摘している。しかし、ヒーリングは精神的、感情的なもので、治癒とは異なり、それを選ぶことができる能力をもつ人誰もが手に入れられるものである。グラバーは、死と死にゆくことについて記した著書『家への旅路』にこう書いている。[7]

ホスピスが治療チームに導入される最初の段階として、回復するだろうという幻想を諦めなければならない。患者自身も家族も、死が近づいていることを否定することはもはやない。避けられないということを受け入れた人は、そのことで苦しむかもしれないが、最期に帰っていく場所への旅路を調和的なものにする準備をしているのだ。避けることができない苦しみを内在した移行の過程の中で、悲劇の中にしばしば恩寵の種があることに気づかされる。人生が与える逆境に向かい合うことによって、私たちは以前より大きな自分に成長することができるのだ。

心的外傷後成長

トラウマ・サバイバーが、無慈悲で意味のないような世界の中に、どのように意味と目的を見出すかということを理解する上で、マサチューセッツ大学のジャノフバルマン(9)は意味には二つの種類、つまり理解としての意味と、重要性としての意味があると述べている。トラウマの直後、トラウマ・サバイバーたちは何が起こったかを理解しようとする。彼らは愛する人が永遠にいなくなってしまったことや、すべての財産を失ってしまったことを受け入れることが難しいかもしれない。彼らが信じてきた世界は安全な場所であるという信念は揺るがされ、自分が脆く迷子になったように感じられ、トラウマについて、くり返す侵入的な思考を経験するかもしれない。人によっては、トラウマを理解しようとする段階を経て、徐々に、トラウマの中に意味を見出そうとするようになり、そこから成長するかもしれない。

近年、多くの研究者が自己を超越する、心的外傷後成長の機能的・建設的側面について述べているが、それは自己欺瞞で幻想であると述べている人もいる(22)。テデスキとカルホーン(19)は、心的外傷後成長に関する質問紙を作った(PTGI)。この質問紙は以下の三つの領域で構成されている。自己に対する知覚の変化、他者との関係性をどのように体験するかについての変化、人生における哲学の変化である。一つめの自己に対する知覚の変化は次のように要約されるだろう。「私は最悪の経験をした。これから何が起こっても、それに対処することができるだろう。」「私は思っていたよりも脆かった、しかし、想像していたよりもずっと強い。」二つめの他者との関係性の経験の変化については、他の人々との強いつながりや苦しんでいる人に対して同情をより強く感じるということなどが含まれる。三番目の人生哲学の変化については、苦しみに満ちた世界の中での生きる意味や目的についての実存的な問いからしばしば生じてくる。たとえ意図したことではなかったとしても、トラウマによって成長があったと認識することが、トラウマに意味を与えるかもしれない。

私たちはアフガニスタンでの不朽の自由作戦、イラクの自由作戦、そしてベトナム捕虜を経験した退役軍人たちの研究[14]でＰＴＧＩを使用した。約三〇〇人のベトナムとイラクの退役軍人を対象にした研究で、私たちの同僚ピエトザクは、七二%が中東任務の結果、少なくとも一つの評価項目で成長をしたと報告した。変化したという答えが多かった項目を上から順に、人生においての優先順位の変化（五二、一%）、困難に対処する能力の向上（四八、五%）であった。難民、がん患者、第二次世界大戦と朝鮮戦争の退役軍人もまた、心的外傷後成長を報告した。

強い心理的な苦しみが、心的外傷後成長を阻害するわけではないと理解することは重要である。実際、他の研究者たちが報告しているように、私たちの研究でも、イラクやアフガニスタンでの任務後、重いＰＴＳＤ症状がある人は、軽いＰＴＳＤ症状のある人よりも、成長したという報告が多かった。おそらく、一部のサバイバーにとって、成長するためには、トラウマ的な出来事が、個人の世界観と彼らの居場所を揺さぶるのに十分な苦しみを引き起こさなければならないのかもしれない。おそらく、人が自分の心理的、哲学的、そしてスピリチュアルな側面を再評価し、書きかえ、再構築するほどに破壊的でなければならないのかもしれない。

実際に、私たちがＰＴＧＩで三〇人のベトナム帰還兵の評価をした時、[4]九三%が捕虜として幽閉された結果、人生に対する感謝が強まったと回答し、八〇%が個人的な強さを感じ、五〇%以上が、他者との関係性の改善、新しい可能性、スピリチュアルな変化があったと回答した。ＰＴＳＤ症状がある人とない人で、得点に差はなかった。再び同じ経験をしたいという項目を選んだ人は一人もいなかったことは容易に理解できるだろう。しかし、大半の人が、辛い経験を深く受けとめ、自分自身の性格形成に役立つ力とみなすことで、その経験を意味のあるものにしていた。

あなた自身の生きる意味、目的、成長

私たちの子ども時代をふり返ってみると、多くの人は、大人になったら意味のある目的をもち、努力するように励まされてきた。「大人になったら、何になりたい？」と尋ねられた。もちろん、成長するにつれて人生の目標は変化し、自分のもつ選択肢についてもよりよく理解できるようになる。願わくば、人生を通じて、私たちは自分の才能、強み、興味を生かすことができる方向に進むことを選択する自由があり、また、自分自身の才能と強さを定期的に再評価する選択肢があるといい。特に、自分自身の世界観が揺さぶられるような挫折や出来事に遭遇した時にはそうである。先に、グレーバーの格言を引用したように、この過程を通して私たちは以前の自分を越えた自分になれるのである。

フランクル[6]は、著書『夜と霧』と『生きる意味』（）の中で、ある人物にとって意味のあることが、他の人にとっても意味があるとは限らない、また同じ人にとっても時が違えば意味が違うかもしれないと指摘した。フランクルにとって生きる意味とは、誰かから渡されたり与えられるものではない。対照的に、それは日常生活の具体的経験の中で探究され、発見されるべきものである。

意味と目的を探すことは、心理療法や牧師によるカウンセリングの中でオープンに話し合われるテーマである。この章のはじめの方で、他の多くの伝統的な心理療法とは異なる形式のロゴセラピーについて触れたが、ロゴセラピーは、過去を分析するよりも未来に目を向け、心理学的な症状ではなくむしろ本人の強みに焦点を当てる。ロゴセラピーは、自己《セルフ》距離化《ディスタンシング》（自分と距離を取ることを学び、客観的に観察する）、逆説《パラドキシカル》志向《インテンション》（恐怖の対象となっていることを望む、または取り組む）、ソクラテス式対話（患者自身の良識を引き出すために考案された面接）、反省除去《ディリフレクション》（自分に向いていた注意を他の人や、または意味のある目的に向ける）などいくつかの基本的な技法を用いる[18]。

意味と目的を探求することを組み込んだもう一つの治療法に、ウェルビーイング・セラピーと呼ばれるものがある。

これは、リフの幸福感《ウェルビーイング》の多面的モデルに基づいたものである。(15) このモデルには自律性、環境統制、個人的成長、肯定的な対人関係、人生の目的、自己受容という六つの側面が含まれる。ウェルビーイング・セラピーは、三つの段階を踏まえて行われる。最初の段階では、クライエントは幸福を感じた時を特定し、その時の状況を描写するように言われる。第二段階では、クライエントは自分の行動や思考がその幸福感を阻害していた可能性を認識することを学ぶ。そして最終段階で、セラピストがクライエントにリフの多面的モデルを導入し、クライエントの生活の満足度を大きくするためにそれらの側面をどのように使うことができるかを話し合う。

意味と目的の力を示す例として、著者らの友人エリザは、最近、彼女が意味のある目的を個人的にとり入れた際に、強さとレジリエンスが高まったことについて話してくれた。大人になってから、エリザは現代アメリカ社会における経済、健康、社会面での不平等について、密かに懸念してきた。しかし自分にはそれを変える力はないと感じ、また、そのことを自身の人生の中での優先事項にしたことはなかった。二〇〇八年にバラク・オバマが大統領に選ばれた時、それは変わったという。

彼の母親が卵巣がんで亡くなりかけていた際、それが既往歴としてあったかどうかを保険会社と彼が議論しなければならなかったと話すのを聞いた時、大統領は単に母親のことを話しているのではなく、本当に意味していることは国全体の保険改革についてだと確信しました。それで私は、選挙から数週間のうちに、保険改革についての集会に参加し、さらに集会を企画しました。地元の郵便局の外に立って冊子を配るようなことは、今まで一度もしたことがありません。地元の新聞の編集者に手紙を書き、教会で案内をしました。私は止まることを知りませんでした。なぜなら、これは私が本当に重要だと信じていたことだからです。周りの人が自分をどう考えるかとか、良いか悪いかを気にすることはありませんでした。「この正義が達成されるのをこの目で見たい、今こそチャンスで、それまで決して諦めない」と素直に思いました。

エリザのレジリエンスは保険改革のキャンペーンをすることにより表に現れた。なぜなら、それは彼女が信じ、意味を見出したことだったからである。彼女の人生においてはじめて、大きなリスクを進んで受け入れ、人々からの批判も恐れず、反論に耐えた。意味と目的に対する強い信念は、彼女が耐えることの助けとなった。

著者の一人サウスウィックは、新兵が訓戒を受ける軍の基礎トレーニング時の軍曹の講義を思い出す。「間違っても母親に電話をしないように。またここでの扱いに対する不平を言わないように。母親をここでの出来事に巻き込んではならない。なぜなら怒った母親は軍が対処できない唯一のものだからだ。怒った母親たちは規定のことなど気にしないし、階級も気にしない。逮捕されることも気にしない。彼女たちが気にかけるのは、かわいい息子を守ることだけだ。」軍曹の皮肉はわれわれ新兵には通じなかったが、仲間も私も彼の言ったことの中に真実があることに気づいていた。母親に、訓練生たちに課せられる百回の腕立て伏せはできないだろうが、愛するわが子を守る母親を、または子のために復讐する母親を止めることは不可能である。

ブッシュ元大統領は、このことを二〇〇五年にシンディ・シーハンから学んだ。シーハンはイラクで息子のケイシーが殺された後、テキサス州クロフォードにある基地の前でイラク戦争に抗議するために数週間座りこみをした。シーハンは回想録に、息子が亡くなったと知らされた日のことをこう記している。[17]「私は心と魂からの決断をしなければなりませんでした。この世にとどまって悲しみと後悔にふさぎこんで暮らしていくのか。それとも、この世から離れ、自殺をしてケイシーのもとにいくのか。それとも、ここにとどまり、戦うのか？」シーハンにとって、とどまって戦うことは、「普通の母親」から「平和活動のつむじ風」に転身することを意味した。数カ月のうちに、彼女は世界中でおそらく最もよく名の知られた平和活動家となり、州知事と会い、「勇気ある母」や「ミセス・ホープ」といったニックネームで呼ばれるようになった。シーハンは彼女の回想録をこう締めくくっている。「たった一人の人が変化をもたらすことができます。私が生きた証拠です。今すぐ一歩を踏み出して世界を変えてください。世界は私たち一人ひとりにかかっているのです。[17]」

終章　レジリエンスの実践《プラクティス》

レジリエンスは概念にとどまらないものだ。レジリエンスを高めるためには実践が必要である。しかし、何から始めたらよいのだろう？　この問いに対する科学的な答えはまだない。しかし、ストレス、トラウマ、レジリエンスの分野での私たちの経験からいえることは、レジリエンス要因の中から自分の価値観に一致しているもの、自然に感じられること、ライフスタイルに合っているもので、実行できそうなものを、まず一つか二つ選んで始めてみるのが最もよさそうだということだ。そして、一貫性のある練習を辛抱強く続けよう。なぜならレジリエンスを高めるには時間と継続して努力することが必要だからである。

時間とともに、トレーニングに新たなレジリエンス要因を追加することができるかもしれない。要因を実践に追加するにつれ、それぞれが相互的に作用し、レジリエンスをより高めるだろう。例えば、より楽観的になった人は、より人に好かれるだろう。そうなることで、より社会的サポートを得ることになるかもしれない。社会的なサポートによって、セーフティネットが整えられ、多くの課題に対して新しく、より積極的で、創造的で、効果的な対処法を試すために必要な自信が増すかもしれない。

レジリエンスを形成するには、スポーツで抜きん出たり健康法を守り続けるために必要な取り組み《コミットメント》・粘り強さと同じものが必要である。運動で養われる心の質と習慣――根気強さ、意欲、集中力、根気強い取り組みと、痛みを耐える意志――は、レジリエンスを高めるためのトレーニングを行う時に大いに役に立つ。のちにやる気を起こさせる《モチベーショナル》講演家《スピーカー》にとなったオリンピックの体操選手のミルマン(14)は、ある朝目覚めたら突然変化していた、ということはあり得ないということを理解している。そのかわりに「勝者たちは、多くの人が退屈でおもしろくないと思うことをする習慣を身につけてしまいます。成功の秘密は、秘密でもなんでもないのです。それは徹底的な準備と、段階的な過程を踏むことと、ハードル、頂上、谷を通して常に集中して努力することです」と言う。レジリエントになりたいと願うことは、継続した努力を必要とする長い道のりの初めの一歩にすぎないのである。

どのようなトレーニングをしたとしても、成功することもあれば失敗することもあるだろう。もしある方法を試してみて失敗したら、自分に合ったものをみつけるまで他の方法を試してみることだ。「失敗」は必ずしも道から外れたことを意味するのではなく、再評価や見直しの機会となる可能性があるということを覚えておこう。NBAのワールドチャンピオンに6回なったマイケル・ジョーダン(10)は、次のように語り、このことを強調した。「バスケットボール選手としてのキャリアの中で九千回以上ゴールを失敗しました。約三百の試合で負けました。ウィニングショットを任され、失敗したことが二六回あります。これまでに何度も何度も失敗を経験してきました。だから、私は成功したのです。」

二〇〇九年に出版された著書『戦う時のための50の禅の原理』で、武術チャンピオンのグリフィン(9)は、重要な点について述べている。「……はじめての時にすべてを完璧に行う必要はない。もし最初から完璧にできたら、何も面白くないだろう。失敗から、私は自分を良くするために必要な一歩を学んだ。無理な背伸びは勧めない。」かわりに、彼は自分の悪い習慣について学び、それをなくすための、数週間ではなく数カ月から数年の厳しい訓練《トレーニング》をする長期戦略に集中するのである。

常にすべての局面に対してレジリエントは人など誰一人としていないということを理解することもまた重要である。心理学者のガードナーは、『傑出した精神』など多くの著書で知られ、さまざまな種類の知性を特定したことで知られているが、彼が示唆しているのは、誰もがそれぞれに高めることのできる強みをもっているということである。他の心理学者たちも、とくにセリグマン(17)は、個人の「特徴的な強み」を見出す同様のアプローチを支持している。

例えば、ベトナムで捕えられ、自分自身とハノイ・ヒルトンでの仲間たちを救う方手段として、運動を活用した消防士のルー・メイヤーを考えてみよう。ルーは、帰還した後も、消防士として仕事を続けた。彼は消火の専門家だった。火事の時に恐ろしいと思うことはないのかと尋ねられ、彼はこう答えた。「いいえ。私は火と戦うのが好きなのです。私にとって、上手に消火するということは、ノーヒットノーランの投球をするようなものです。」この側面において、ルーは並外れてレジリエントである。しかし、キャリアで成功を収めた人の常として、彼は管理職に昇進した。この職では、仕事のスケジュールを作り、職員を評価し、予算を作り、安全基準を実施することなど、新しいスキルが必要だった。メイヤーにとってこれらの仕事内容は消火作業よりずっと難しかった。この側面については、ルーはもはや自分がレジリエントであるとは思わなかったのである。このことが、ルーに欠陥があることを示しているだろうか？　彼は失敗したのか？　決してそうではない。重要なのは、誰もが他の人より得意な分野があるということである。

自分の強みにあった活動に関わっている時、「フロー」といわれる状態を体験するかもしれない。これは心理学者のチクセントミハイ[6]による概念である。彼によれば、私たちがフローを経験する時、「完全にその活動そのものの一部となり、エゴは消え、時間はあっという間に過ぎる。すべての行動、動き、思考がまるでジャズを演奏するようにつぎつぎに必然的に生まれ、自分の能力を最大限に使っている[7]」のだという。

ルー・メイヤーは、火事現場で消火活動をする時、フローのような感じ、または「完全に集中した状態」を経験するということである。

レジリエンスを現代社会に応用する方法

なんでも手軽な現代社会に、レジリエンスについて「考える」ことは、それを高める「実践」をするよりも簡単かもしれない。ここにあげるのは、日々の暮らしの中のさまざまな領域において、レジリエンスの原則を応用するための実際的な提案である。

個人

この本の大半は、個人に関連する一〇のレジリエント要因について述べている。

・楽観主義を育むこと
・恐怖に直面すること
・道徳指針の強化
・宗教やスピリチュアリティの実践
・社会的サポートを受けることと与えること
・レジリエントなロールモデルを真似ること
・運動（身体トレーニング）をすること
・精神面、感情面（情緒面）のトレーニングを行うこと
・認知、感情の柔軟性を高めること
・生きる意味、目的、成長を見出すこと

しかしながら、レジリエンスは、例えば家族、育児、仕事やキャリア、社会そのものといったより広い文脈とも関連している。

家族

誰もが家族を必要とする。家族はレジリエンスの源として最も重要なものの一つで、安全であること、愛されていること、受容されていることを学べる場所であることが理想的である。それは自分が脅威から守られ、防御され、ベストの状態でいるように励まされる場所である。また、家族は一般的に、その人の価値の根幹を作るものである。多くの人にとって、家族の中での幼少期の体験が、彼らをレジリエントにし、それを維持するための核の部分を作り上げるのだ。

幼い時の体験が、あまりよいものでない人々もいる。子どもの時に兄弟げんかで打ち負かされたり、親と大声で争った鮮明な記憶がある人もいるかもしれない。大人になると、自分の両親が家庭を築く上で直面した困難を理解することから得るものがあるかもしれない。おそらく、親自身の家族がうまくいっていなかったり問題を抱えていたのかもしれない。もしかしたら、厳しい状況のもとで、自分にできるベストを尽くしていたのかもしれない。理解しようとすると、場合によっては家族を「許す」ことによって、きっと私たちはよりよい関係、支持的な関係へのドアを開くことができるだろう。

ミュージシャンのジョーン・バエズ[1]は、自伝の中で、成人してからの妹ミミとの関係の再構築についてこう書いている。

しばらくの間、私たちはお互いに話すことがほとんどありませんでした。話をしても、その会話は形式的で、防衛的で、一言で言うと偽物でした。妹はいつも怒っているように見え、私は何度か指摘されたこと、つまり、自分のことだけを話し続けていました。そして七〇年代のある日、自分たちの間にかつて存在していた親密で特別な関係の名残すらもないことに気がつきはじめ、一緒にランチを食べ「話をする」ことを決めました。二人とも約束の時間に遅れ、そして、二人とも、相手と顔を合わせて話すために抗不安剤を飲んできたことを告白しました。

このランチで一番よく覚えていることは、ミミが彼女自身の強さと成長について何も気づいていなかったことです。「あなたは私の感情をしばしば傷つけたのよ」と私が言うと、彼女は私が騙しているか嘘をついているのだと思いました。彼女はいまだに私のことを強く、手の届かない存在として見ており、自分自身のことを、力がなくとるに足りない存在だとみなしていました。二人とも多くの涙を流し、どちら正しくてどちらが間違っているかと言い争いました。しかし、それは正直な努力で、親しく正直な関係に戻るための長い道のりの始まりだったのです。

この逸話は、ランチの二〇年後にミミが五六歳の若さでがんで亡くなったことを知ることでより心を打つものとなる。

残念なことに、家族によっては、あまりにも問題が大きいために、関係を新たにすることが害でしかないこともある。その場合は、健康的な強さの源になる新しい「家族」を作ることが最もよいことかもしれない。結婚や恋愛関係、友人関係、職場の同僚、宗教的な集まりの中に、そのような関係を作ることができる可能性があるだろう。

家族歴がどんなものであったとしても、自分を好きで受け入れてくれる人、親切に敬意をもって接してくれる人、ベストの自分でいることを励ましてくれる人などの味方に常に囲まれて暮らすことは賢明な方法だ。物事がうまく行っている時、これらの人たちは善意や資源《リソース》を共有する枠組みを提供してくれるだろう。問題が起こった時には、あなたがその人たちのためにしたように、あなたのために「そこにいてくれる」人となるだろう。

今日の社会では、私たちは家族が受け継いできた強さの核について忘れがちである。両親、祖父母、さらに以前の祖先についてどれだけのことを知っているだろうか？　彼らの人生はどのようなものだったのか？　彼らがどんな困難に直面し、どのように対処したのか？　彼らの挑戦は自分自身が直面しているものと比べてどうだろう？　仏教徒の著述家ティク・ナット・ハンは祖先は私たち自身の中にいると言っている。彼らは私たちの遺伝子の中におり、私たちの育てられ方の中にいる。彼らが現在の私を作った。瞑想や家族の物語を通して、私たちは自分たちの前に生きてきた人の強さを活用できるようになる。レジリエンスのモデルを探す時に、私たちは「建国の父たち」やマーチン・ルーサー・キングやヘレン・ケラーのような歴史的に有名な人だけに頼る必要はないのである。自分の祖先、祖父母、おば、おじ、両親を強さのモデルとすることもできるのだ。

家族力動の専門家ウォルシュ[25、26、27]は、逆境に取り組むための治療的アプローチとして「ファミリー・レジリエンス・フレームワーク」を提唱した。これは、レジリエントな家族がトラウマやストレスに反応する時に使う九つのキーとなるプロセスからなっている。家族療法家は、家族の危機を支援する時にこれらのプロセスからいくつかを使うことを勧めるだろう。

・逆境の中に意味を作り出す。
・ポジティブな見通しを維持する。
・超越性やスピリチュアリティを育む。
・柔軟思考の実践をする。
・家族とのつながりを強める。

・社会的経済的資源を利用する。
・明晰な状態を保つ。
・感情をオープンに話す。
・協力して問題を解決する。

もしこの本をはじめから読めば、これらのレジリエント・ファミリープロセスが、私たちの研究に参加した人々の中に観察されたレジリエント要因と似ていることに気づくだろう。個人に当てはまるレジリエンスの原則の多くはまた、家族の幸福度と関連していることを示している。

育児

私たちの子どもたちは、大人になって世界に直面する準備ができているだろうか？　レジリエントな子どもに育てるためには、子どもを守ることと、彼らが現在の能力や成熟度を超えられるように背中を押すことの間に、適切なバランスをみつける必要がある。

序章に書いたように、多くの批評家が今日の社会の自己中心主義《ナルシシズム》と皮肉《シニシズム》な考え方の傾向について書いている。二〇〇七年に出版された著書『自分本位の《ジェネレーション》世代《ミー》：なぜ現代の若いアメリカ人は自信があり自己主張が強く権利をもっているのか、そしてこれまでになく惨めなのか』で、心理学者のトゥエンジ[23]は、一八歳から二五歳の若者の姿勢と感情について分析を行った。彼女は、「自分は特別である」という信念、自分の人生はコントロールできないという感覚、社会的認知に対する要求が増加していることを立証するために、第二次世界大戦以降の人格テストの結果を参照している。同時に、トゥエンジは、若い世代は、批判を受け入れたり、目標に向かって働いたり、他者に同情する能力が低いことも発見した。例えば、トゥエンジとキャンベル[24]は「リアリティテレビ番組で、自分の一六歳のお祝いを計画している女の子が、自分がマーチングバンドに先導されてレッドカーペット上を歩くことができるように、主要幹線道路を通行止めにしたいと思っている」というようなことを観察した。

近年、教師や児童発達の研究者たちは、いわゆる「ヘリコプター・ペアレンティング」――親が常に子どもの上空を飛んで見守り、子どもが困難に直面すると急降下して助けるという、過剰に親が関わるスタイルの子育てについてコメントしている。タイム誌二〇〇九年一一月号の特集記事には次のように書かれている。[8]

狂気が徐々に忍び寄ってきた。私たちはただ、子どもたちにとって最善なことをしたかっただけだった。……しかし、一九九〇年代に何かが劇的に起こった。そして、針は越えてはならない一線をはるかに超えてしまった。平和と繁栄から、恐怖と不安が起こった。犯罪は減少したが、親たちは子どもたちを自分の視界から離れたところに行かせなくなった。徒歩や自転車で通学する子どもの割合は一九六九年の四一％から二〇〇一年には一三％まで低下した。怪我による死亡は、一九八〇年から五〇％以上減少したが、親たちは公園からジャングルジムをなくすよう陳情し、ベビーカーには「たたむ前に子どもを降ろしてください」というラベルがつけられた。六歳から八歳の子どもの自由な遊び時間は、九七年には八一年より二五％減少し、宿題の量は二倍以上になった。……混乱がピークに達した頃には、大学は「ハイ、マム！」ウェブカメラを共用スペースに設置し、アーンストとヤング（訳注：米大手会計会社）のような雇用主は、母親や父親である人たちを募集するための「子どもがいる人のための雇用プラン」を作った。なぜなら、それらが給料や福利厚生の交渉に含まれるようになってきたからである。

二〇〇八年のCNNの記事で、臨床心理学者のワイスマンは、なぜこの養育スタイルがレジリエンスに有害か、また、子どもがボールを落とした時に親がいつも手を出し助けることによって子どもたちが身につけてしまう「特権意識」について説明している。なんでも親が手助けすると、子どもは自分の行動の結果を学ぶことがなく、自分自身の問題をどのように解決したらよいか、どのようにして自分の感情を調整したらよいか、どのようにしてストレスを前向きに処理したらよいかを学ぶ機会がない。つまり、彼らは基本的な対処スキルを学ぶことがないのである。「子どもにとって、助けてもらえないと知ることが重要なのです」とワイスマンは言う。[4]

もちろん、極端に過剰な子育ての原因となるのは、ふつうは善意からである。ヘリコプター・ペアレントの対極にあるのが、子どものための時間がない、子どもの世話をしない、子どもが適切な成熟に達する前にゲーム機を与えて「鍵っ子」にするなどの、子どもの面倒を見ない親《ネグレクトフル》である。研究者たちはまた、子どもを恐怖や罰でコントロールする権威的な親についても懸念している。教育者のレーヤー(11)は、このようなやり方の弊害についてこう指摘している。「怯える子どもは、怯える大人になる。間違えることの恐怖、罪悪感、失敗の恐怖、拒否されることの恐怖、愛することへの恐怖など、恐怖によってコントロールされてきた子どもは、必然的に、レジリエントではない思考や行動を身につけてしまうことになるだろう。」

イギリス人の小児科医ウィニコット(28)は、「ほど《グッド》よい《イナフ》母親《マザー》」という新しい言葉を作った。ほどよい母親とは、幼児を過剰にではなく、ほどよく守り、幼児のニーズを満たすが子どもが成長するにつれ徐々に手を出すのを控え、逆境によく適応できるようにする母親のことである。このスタイルの育児は、子どもが徐々に、困難なことを経験し克服していくことを可能にする。ほどよい母親は、対処できないようなストレスに子どもをわざと晒すことはしない。しかし彼女は、子どもが乗り越えられそうなことには挑戦するよう、背中を押すのだ。この意味で、ほどよい母親は最もよい母親である。同じことがよい父親、先生、相談相手《メンター》、上司にも当てはまる。

ジャーナリストで母親であるスクナージ(19)は、『自由に羽ばたける子どもを育てよう』(バベルプレス)という実践書を書いた。その中で彼女は、学校に通う年齢の子どもたちが常に大人に管理されることなく、人生における山や谷の体験ができるようにすることを提唱している。「自由に羽ばたける子どもブログ」で、スクナージは次のように書いている。(18)

> 子どもが自転車から落ちることを望む親はいません。しかし、どのようにして自転車に乗るかということは学んで欲しいと思っているのです。そのためには二つの選択肢があります。一つは彼らのハンドルを、永遠に補助し続けるという方法です。この方法をとれば、彼らが落ちたり倒れたりすることは決してないでしょう。もう一つは、彼らの幸運を祈り、(手を離して)行かせるのです。こうすれば、どの時点かで子どもが倒れる可能性はあります。再び起き上がった時、子どもには二つの大きなことが起こるのです。
>
> ・子どもたちは倒れても再び起き上がることができると知るでしょう。これが人生の教訓でなかったら、なんでしょう?

・子どもたちは自転車の乗り方の実際を学ぶでしょう。
人生で起こることの多くは、うまくいく前に何度か転ぶものなのです。

著書『メンタル・タフネス』の中で、レーヤー(11)も同様の考えをくり返し書いている。

子どもたちに問題の解決の仕方、パニックにならない方法、行動する前に物事をよく考える方法を教えることは、わきあがってくる否定的な感覚や感情をコントロールする能力に大きな影響を与えます。子どもたちは思考と行動が、意識や感情に影響を与えることを学ぶ必要があります。困難な時に備えるとは、自己コントロールを強化する行動基準をもつことです。困難な時にレジリエントな考え方や行動のモデルとなる親は、子どもにとって最も強力な教師となるでしょう。人生への愛、生きることへの情熱を授ける親は、子どもに力強いメッセージを送るでしょう。どんなに困難な人生にも、喜びや幸せは存在します。

一九世紀後半と二〇世紀初期、レジリエンスな若い人材を増やすという目的のため多くの組織が設立された。YMCAやYMWA、ウッドクラフト・インディアンズ、サンズ・オブ・ダニエル・ボーン、ボーイスカウト、ガールスカウトなどである。これらの組織は、精神的、身体的、社会的、宗教的発達に焦点を当てた組織である。今日でも、アメリカのボーイスカウトの使命《ミッション》は、「若者が人格を形成し、市民として社会に参加するという責任感を身につけ、健康を増進するためのプログラム」を提供することである。ガールスカウトの使命は、「勇気、自信、人格を形成し、世界をよい場所にする女子を育てること」である。

子どもたちの中のレジリエンスの、ある側面を育むプログラムもある。例えば小・中学校の教師を対象とした、ペン・レジリエンシー・プロジェクトというプログラムがある。グラハムとレイビックが率いるこのプロジェクトでは、生徒たちがネガティブな信念に取り組み、自己主張、交渉、意思決定、社会的問題解決、リラクゼーションを学べるように考案された一連の授業が行われる。また、ブルックスとゴールドスタイン(3)は、著書『レジリエントな子どもを育てる』に、教師たちが認知の柔軟性を促進するために活用できる、授業の中でできるエクササイズについて書いている。授業の初日に先生が、生徒たちに「この一年、間違いや何かわからないことがあるだろうと思う人？」と尋ねる。そして、生徒が手を上げる前に、教師自身が手を上げ、間違うことと、そこから学ぶことの価値についての話し合いを始めるのである。子どものレジリエンスを高めることのできるプログラムの三つ目の例は、第4章で紹介した、きりんプロジェクトである。きりんプロジェクトでは、子どもたちに、正しいことを行うために「あえて危険をおかす」ように言う。

仕事とキャリア

多くの人が、仕事で困難な状況に直面したことがあるだろうし、またこれから直面するだろう。低い評価を受けたり、昇進から外されたり、さらには職を失うこともあるかもしれない。ソネンフェルドとウォード[20]は、著書『逆境を乗り越える者』（武田ランダムハウスジャパン）の中に、職業《キャリア》に関する苦悩は、人生でのストレスの中でも最も大きなものでありうると書いている。例えば解雇は、人生で最もストレスフルな出来事の一つに位置づけられており、家族の死、投獄されること、怪我や病気の次にランクされている。しかし、どんなに職を失うのが悲惨なことでも、起こったことの現実に直面し、回復の踏み台として使うことを著者たちは勧めている。「リーダーたちは、達成したことによって評価されるべきではない。むしろ、喜びと苦労して手に入れた栄光が運命によって台なしになった時に、どのように反応したか、いかにうまく自分自身を立てなおし、レースに戻ったかということによって評価されるべきだ」と彼らは言う。

ソネンフェルドとウォードは、マイケル・ブルームバーグやスティーブ・ジョブズのような誰もが知っているビジネスリーダーたち自身が、起業前に解雇された経験があることについても指摘している。ジミー・カーターも、一九八〇年の大統領選で再選されなかったにもかかわらず、休むことなく人道的、公衆衛生、外交分野での活動を続け、世界中の民主化を強く支え続けた結果、ノーベル平和賞を受賞した。

誰もがスティーブ・ジョブズやジミー・カーターのようになることはできないが、誰もが恐怖に直面し、現実的な楽観主義を育て、ロールモデルから学び、社会的サポートを与え・受けることによって自分のキャリアを強化することができる。職場環境は「長いものには巻かれ」なければならない弱肉強食の世界とみなされることがある。しかし、それがたとえ出世の機会を辞退することになるとしても、レジリエンスは個人の価値と道徳指針に忠実であり続けることによってもたらされる。そして、認知の柔軟性、ユーモア、生きる意味と目的を見出すことが、個人的な生活において価値があるのと同様、仕事においても価値があるのだ。

実際、多くの研究者やビジネス・エキスパートが、どんなに小さくとも仕事に意味を見出すことの重要性を認識している。例として、心理学者のチクセントミハイ、デーモン、ガードナーらは、「質が高く、社会的責任があり、働く人にとって意味がある仕事」を守り推進するために、グッドワーク・プロジェクトという組織を設立した。仕事での自身の使命の重要性を理解している従業員は、全力で努力し、さらに前に進もうとする傾向がある。このことは、組織行動学研究のコール、ブルク、ヴォーゲルら[5]によって発見された。労働者は、上司から仕事の重要性を理解するための説明を十分に受けていた場合、組織が危機に陥った時のストレスに対して、悲観的になることが少なく、よりレジリエントだった。

私たちがこの本の中で同定してきたさまざまなレジリエンス要因に関連があり、キャリアにおける成功について書かれた多くの良書がある。コビーの『七つの習慣』や、UCLAの高名なバスケットコーチ、ウッデンの『成功のピラミッド』などである。ウッデンは、バスケットボール選手として、またコーチとしても高名で愛され、選手・コーチ両方でバスケットボールの殿堂入りを果した人物である。彼がヘッドコーチの時、UCLAの男子チームは全米大学体育協会の全国大会で七連勝し、一二年間のうちに一〇回優勝した。ウッデンは、成功の秘訣の基本は、著書『七つの信念』と『成功のピラミッド』の中で述べた「建築の基礎の部分」にあると考えた。彼は小学校を卒業した時に、父親のジョシュアからその七つの信念を与えられた[30]。

- 自分に正直でありなさい。
- 一日一日を自分自身の名作にしなさい。
- 他者を助けなさい。
- よい本から、特に聖書から深く学びなさい。

・友情を芸術にしなさい。
・雨をしのげる場所をつくりなさい。
・導きを受けるために祈りなさい、そして日々の恵みに感謝しなさい。

ウッデンは、一〇年以上、自分の「成功のピラミッド」を作って過ごした。彼は本当の強さは、強固な基礎を作ることからはじまると信じていた。彼によれば「ピラミッドのはじめの二つのブロックは、二つの礎石である。なぜなら、強くあるためには強い基礎が必要だからだ。成功の礎石は、何事においても、勤勉《ハードワーク》と自分がしていることを楽しむことだ。だから、一つの礎石は勤勉さ、もう一つは熱意である。ピラミッドの他の要素としては、友情、忠誠心、協調性、自制心、油断のないこと、集中力、率先力、熱心さ、身体的健康、技術、チーム精神、平静さ、自信、競争力などがある。」[29]

コミュニティ・レジリエンス

多くの人は、いろいろな社会資源やサービスを共有するコミュニティに住んでいる。ダートマス大学の教授ノリスが述べたように、コミュニティのメンバーは、良い時も悪い時も、お互いに依存している。例えば、自然災害や戦争のようなトラウマ的な出来事は、同時に多くの人が経験する出来事である。ノリスの記述によると、[16]

> ……サバイバーは互いにつながっており、互いの対処方法に依存していることを認識しなければならない。……彼らは互いに助け合うと同時に、乏しい社会資源を奪い合うことになるのだ。各家庭での備えが不可欠だが、一家庭にできることは限られていて、自分の家族のために災害に備えること、犯罪や病気から自分を守ること、子どもを教育すること、路上の安全を確保することくらいである。よって、個人のレジリエンスは、コミュニティが困難な状況に対して備え、反応し、受けとめる能力と密接にリンクしている。簡単に言うと、問題が共有される時、解決法がみえてくるのだ。

ノリスは、コミュニティのレジリエンスは社会資源の効果的な共有にかかっていると信じている。彼女のモデルによれば、コミュニティのレジリエンスは4つの基本的な資源による。経済的発展、ソーシャル・キャピタル（社会資本）、情報とコミュニケーション、そしてコミュニティの能力である。一番目の経済的発展は、量に加えて、その多様性と分配にも影響される。狭い範囲の社会資源に頼る場合や（例えば、大きな自動車工場が中心の都市）、分配が明らかに不平等な場合（最も貧しい地域は、自然災害の際に最も被害が大きいかもしれない）、コミュニティはもろく、レジリエントではなくなる。

ソーシャル・キャピタルは、個人とその周囲の人たち、コミュニティの中の組織、コミュニティ全体、それぞれの間の関係を指す。ソーシャル・キャピタルの構成要素でコミュニティのレジリエンスを育むものには、市民参加、コミュニティ内で共通の懸念事項と価値観を共有することへの感情的な結びつき、そして社会的サポートをお互いに与え・受け取ることが含まれる。

コミュニティのレジリエンスは、コミュニケーションと情報の効果的な共有にも依存している。例えば、緊急時にコミュニティで適切に情報が共有されることは、命を救うことにつながるだろう。ノリスは、意味のある計画的な行動の必要性について、レジリエントなコミュニティは、問題解決のために創造的に柔軟的に力を合わせて対応をすると述べている。

複数のレジリエンス要因を含む活動の例

これまでにも指摘したように、レジリエンスの要因は、他の要因の上に加えられたり、相乗的に効果をあげる傾向がある。いくつかの例を紹介しよう。

ボランティア

価値ある目的のためにボランティアをすることには、いろいろな面で役に立つ可能性がある。まずなんといっても、ボランティアをすること自体が、組織、理念、必要としている人々の役に立つ。そしてボランティアをすることにより、いくつかのレジリエンスの要因を強められ、その人自身が強くなる可能性もある。

著者の一人が、イェール大学の卒業生のグループにレジリエンスについての講演をした後、俳優で慈善家のポール・

ニューマンによって設立された「ホール・イン・ザ・ウォール・ギャング・キャンプ」という、がんやその他の重症疾患の子どものための無料アウトドア合宿の役員会から連絡があった。その役員は、レジリエンスの原則とキャンプの使命との強い関連を感じたということだった。次の年の夏、私はコネティカット州アッシュフォードにあるそのキャンプで、一週間、カウンセラーのボランティアをした。このキャンプの成功に続いて、他の同じようなキャンプが全米、世界各地で始まった。どれも重症疾患の子どもたちのための活動である。

車でアッシュフォードに向かう間、私は自分が何を期待しているのか、はっきりとわかっていなかった。私は二〇歳の時にキャンプカウンセラーをしたことがあったが、それはずっと昔のことだし、その時の子どもたちは病気ではなかった。唯一私にわかっていたことは、山小屋の二段ベットで一二歳の男の子たちと過ごすということだった。

その地に入った時、その場所の美しさが印象的だった。しっかりとした造りの、素朴な外見の建物が、ニューイングランドの美しい湖のほとりに建っていた。キャンプには、医療専門家のいる診療所、子どもたちがダンスや劇や音楽ができる劇場、図画工作のための建物、舟小屋、乗馬小屋、体育館、天蓋にカラフルな旗がかけられたアメリカン・インディアンの小屋を模した六角形の食堂があった。

新人ボランティアのための週に一度のミーティングで、私は二人の新しいボスに紹介された。彼らは大学生のカウンセラーで、このキャンプで数年働いた経験があった。彼らは私を家にいるような気分にさせてくれた。

はじめて山小屋に足を踏み入れた時、六～七人の少年が何かゲームをしていて、何人かのカウンセラーが他の少年の洋服をバックから取り出すのを助けていた。私は「こんにちは」と挨拶し、自分の名前が貼られている上の段の一つに案内された。私は自分の衣類を出してトイレに入った。鏡の中の自分が白髪の老人であることに驚いた。「これは自分ではない」と思った。自分は子どもたちにはか弱いおじいさんに見えるに違いない。キャンプに来る前、私は自分がまだ、子どもたちと走って競争し、バスケのゲームを楽しみ、最新のポップカルチャーとヒップな音楽に詳しい「クール」な二〇歳のカウンセラーだと言い聞かせようとしていた。しかし今、キャンプの参加者たちが、私のカセットテープに入っている、バーズ、スリードッグナイト・アンド・ピーター、ポール・アンド・マリーに興味をもつだろうか、と思いはじめた。心配になり、少々不安になり、かなり落ち着かなくなった。

子どもたちが私のような老人と遊びたいと思うだろうか？　思わないだろう。ボランティアのカウンセラーに登録することは、あまりいいアイデアではなかったのではないか?

その直後、少年が私のところに来て「スティーブ、僕のチームに入りたい?」と尋ねた。

私は「もちろんさ」と答えた。「でも、ルールを知らないし、うまくできるかどうかもわからないよ。」「心配しないでいいよ」と彼は答えた。「僕たちが教えてあげるよ。きっとうまくできるよ。そんなに難しくないよ。」

そして、実際、彼の招待で、私は認められた。チームメンバーになったのだ。

このキャンプの使命は、重症の病気の子どもたちに、郊外で楽しく過ごしてもらうというものである。それがポール・ニューマンがすべての子どもたちに、たとえどんなに重い病気にかかっていたとしても経験してもらいたいと考えたことなのだ。彼は、子どもたちがいろいろな心配をすることなく、楽しい一週間を過ごしてほしいと思っていた。

ここに来る子どもたちはみんな重い病気にかかっていても、身体的な障害があったとしても、楽しむ方法を知っている。新しいゲームを考え出し、ジョークを言い合い、会ってわずか数分で友達になる。彼らは、自己愛的でもなく、自己中心主義を特徴とするジェネレーションXと呼ばれる世代のようでもなかった。逆に、楽しいことが大好きでやさしくて親切な子どもたちだ。一週間のキャンプの間、私は彼らが自分の病気について不満を言うのを一度も聞いたことがなかった。

この一週間のキャンプをふり返って、レジリエンスについて考えると、複数の要因が見えてくる。ボランティア・カウンセラーとして働いたおかげで、私は自分が快適・安全だと感じる領域を離れ、柔軟性を増し、価値のある目的のために貢献し、社会的サポートを与えると同時に受け、人生での自分自身の目的とミッションをより間近で見つめた(と同時にそうすることを強いられたともいえるかもしれない)。しかし、私がレジリエンスを高めるのに最も大きな影響を受けたのは、ロールモデルからであった。献身的で不屈で私欲のないスタッフ、そして最も重要なことを教えてくれたのは、一緒の小屋で過ごした少年たちだった。私は彼ら幼い紳士たちのレジリエンス、勇敢さ、寛大さにずっと感心させられ続けており、彼らを真似るために最大限の努力をしている。

あなたの時間とエネルギーをつかってボランティアをする方法は数えきれないほど多くある。炊き出しのボランティア、聖歌隊に入ること、子どもたちの家庭教師、大人に読み方を教えること、ホームレスの人に家の建て方を教えること、近所の公園の掃除、世界平和のために働くことなどである。著者らの友人のマーサは、看護師の仕事を退職した後、地元の赤十字でボランティアをしている。毎月一回、週末、彼女は緊急の場合の呼び出しに備えて待機している。例えば、彼女の住んでいるコミュニティで、火事、洪水、水道管の破裂、ガス漏れなどが起きて、助けが必要な人が出た場合、マーサは赤十字の看護師として働くのである。別の友達のポールは、ビジネスマンとしての経験を活かし、SCORE（元管理職の集まり）のボランティアとして、納税申告書準備を助けている。絵を描くことと縫い物が得意なグレイディーズは、地元のシニアセンターで布に絵を描くクラスを教えている。数年前に未亡人になったドロシーは、地元のホスピスで、毎週行われる悲嘆からの回復を支えるグループの進行役のボランティアをしている。大学生の二年生のジョージは、宿題をするのに助けが必要な生徒たちがいつでも立ち寄れる個別指導教師のボランティアをしている。

ボランティア組織によっては、宗教的またはスピリチュアルの実践を深める機会や（宗教的な使命をベースにした活動など）、道徳的な勇気を実践する機会（不正を受けたことに対して戦うグループに参加すること）、身体的な健康を高める機会（がん研究の基金のための自転車レースに参加する）、脳の健康を高める機会（家庭教師やボランティアのコンサルタントとして働く）などを提供してくれるだろう。そして、そのボランティアの経験が、その人の認知的情緒的柔軟性を育むことになるかもしれない。これは、一つには、ボランティアをすることは、その人の普段のルーチンを離れ、時には社会的、地理的、文化的に自分が快適・安全だと感じる領域を離れることを含むからである。加えて、ボランティア組織は、異なる職業、家族的背景をもつ異種性をもつグループがまとまったものであることが多く、通常は、ボランティアたちが仕事や家庭でなじんでいるものとは異なる構造やヒエラルキーの中で活動をすることになる。

運動競技

第七章で述べたように、運動は、身体的レジリエンス、感情的レジリエンスの両方と相関がある。一人で運動をすることでもレジリエンスを高めることができるが、友達と一緒に運動をすれば、社会的サポートが加わることになり、大会に参加すれば、挑戦と自分自身を試す機会を積極的にもつことができる。チームスポーツの大会に参加すれば、仲間ができ、新しいロールモデルをみつけることもできるので、さらによいだろう。さらに、目的のある大会――例えば、がんのチャリティ一〇キロランなどには利他主義の側面も加わる。意識するにしろしないにしろ、そのようなイベントに参加することによって、少なくとも五つのレジリエンス要因を高められる可能性があるのだ。機会は多くある。数多くある中から一例を紹介すると、チーム・イン・プログラムは白血病とリンパ腫の基金のために、マラソン、ハーフマラソン、自転車レース、スキーマラソンなどの競技大会を行っている。

今日のアメリカでは、教師や親の中には、「競争」は子どもの情緒的健康に悪い影響を与えると考える人たちがいる。彼らは競争のかわりに、誰もが勝者となり誰もがトロフィーをもらえる世界を作ろうとしている。しかし、生きていく上で競争は避けられないもので、現代社会生活のあらゆるところに浸透している。運動競技、大学入試、就職、時には友情を争うのだ。勝つ時もあれば、負ける時もある。

この本の初めの方で登場した、身体障害をもって生まれた、並外れて優秀な若い女性デボラの父親であるジェフ・グルエンは、自分の娘たちから、競争の価値について学んだという。娘たちが地元の水泳チームに入るまで、グルエンは、競争は、自信や仲間意識、学ぶことの楽しさを台なしにする悪いことだと考えていたという。娘たちを守るために、彼は彼女たちをより「親切で」「優しい」私立学校に入学させた。

競争は悪いことだ、というのが人生において私の基本的な考え方でした。私たちは、子どもたちを競争のない小さな学校に入れました。体育の時間はありましたが、得点をつけることはない、そんな感じで、私はこの学校のそういうところが気に入りました。「そう、これが子どもたちがいるべき場だ」と思いました。

しかしジェフの長女ミシェルは別の見方をしていた。

彼女が七、八歳頃、彼女はより本格的に水泳をするようになりました。そしてある日、試合からの帰り道、その試合で彼女は上位にはなれなかったのですが、車の中で「お父さん、私はどうだった?」と聞いてきました。正直なところ、最悪でした。彼女は最下位でした。しかし私は「よかったよ」と言いました。するると娘は「違うの、タイムはどうだったの?」
「よくやったよ、いいタイムだったよ」
「違うの、私は他の子たちに勝ったの? 三位だった?」
こう思ったことを覚えています。「うわー、どういうことなんだ。競争のない学校に入れたのに娘は『何位だった? 知りたいの。知る権利があるわ!』と聞くのか」。まったく理解できませんでした。

徐々にミシェルと妹のデボラは、父親に競争というものについての考えを改めさせた。ジェフが娘たちから教えられたことは、彼が医学部での競争に耐え、それを受けとめたことの価値を理解するのに役立った。

私は、小児科の研究者としていかに生き残るか、そして自分の研究者としてのキャリアについて、娘たちのスポーツを通じて多くを学びました。私が若い頃スポーツをしなかった理由の一つは、私がスポーツというものを理解していなかったからです。もし勝つことができなかったらやりたいと思わない、それが私のスポーツに対する長年の姿勢でした。私の子どもたちは、勝たなくても、ただ好きだったのです。私は、彼女たちはハッピーになるために試合に勝つ必要がないのだ、ということを理解するのにとてもとても長い時間がかかりました。彼女らにとって、パーソナルベストが最も重要だということを、私は理解していませんでした。もし私が重要な論文を出せず、重要な実験ができず、大きな研究費をとることができなかったら、私は怒り、いらいらします。そのような状況では研究者としてのキャリアを続けていくことは困難ですが、もし私たち皆がしているように、自分をイェール大学の同僚と常に比較していたならば、なおさら困難になるでしょう。このことを学ぶのに長い時間がかかりました。

私たちがインタビューを行った多くのレジリエントな人たちもまた、さまざまな方法で競争をすることを好んだ。彼らは全体としてみた時に、競争は自己効力感を補強し自分の最高の状態を引き出しうることを認識している。競争はパフォーマンスを高め、競争がなければ到達しなかったであろう高さまで私たちを押し上げることができるのだ。

助言者《メンター》になる

人材育成《メンタリング》や指導教育はロールモデルの概念を用いた逆バージョンである。あなたは助言者として、スキルを高め励ましを必要としている人のモデルとなるのである。この過程の中で、あなた自身が自分のスキルを高めることになる。なぜなら、人は教える時に学ぶからだ。加えて助言者は、典型的には「教えている人《メンティー》の将来がよい方向に向かうと信じる」といった楽観的な展望をもち、「自分の時間と能力を与える」ような形で利他主義を実践し、プログラムの取りまとめ役や、同僚の助言者、自分のメンティーに社会的サポートを与えると同時にサポートを受けたりもする。

おそらく、最もよく知られている指導教育プログラムは、ビックブラザーズ・ビックシスターズアメリカ（BBBS：http://www.bigsnyc.org/v-stories.php#annette）で、六歳から一八歳の子どもと大人のメンターとを組み合わせるものである。BBBSには、親が軍隊や刑務所にいる子どもたちのための特別プログラムもある。参加時間は週に最低一時間である。ボランティアは、コミュニティや学校で「弟」や「妹」と会い、友情を築くことに最も重点が置かれている。二〇〇〇年に出版された研究で、ジョセフ・ティアネイと同僚は、BBBSに一八カ月以上所属していた子どもたちは、対照群と比較して、ドラッグやアルコールを始めた人数が少なく、人に暴力をふるうことが少なかったという。また、学校への出席、成績、宿題をきちんとすることに対する姿勢、友達や家族とのよい関係などの点で改善が見られた。

BBBSのメンタリングは構造的で長期間の関係だが（多くは五年以上ペアを組む）、他のプログラムには、一度限りの参加でメンタリングを提供するものもある。例えば、企業家育成ネットワークでは、低所得家庭の高校生にビジネスを始める方法を教える。ビジネスの経験がある大人が自分の専門分野の授業をし、生徒を現地見学に連れていき、生徒のビジネスプランを評価する審査員としても名を連ねている。

サバイバーとしての使命――前に進もう、ボブ・ウッドルフやジュリー・ホワイトを目指そう

第九章で、イラクで取材中に爆破のため脳損傷に苦しんだABCニュースのジャーナリスト、ボブ・ウッドルフを紹

介した。妻リーとともに、ボブは著書『一瞬のうちに：家族の旅』に、彼の怪我とリハビリテーションの過程を記録した。ウッドルフ家はまた、戦場での負傷からのサバイバーを助けるための「ボブ・ウッドルフ基金」を設立した。基金のウェブサイト「ReMind.org」によると、この基金は「軍人、退役軍人とその家族が、再びコミュニティの一員に戻り、身体的、心理的、社会的、経済的に生き延びるための資源とサポートを提供する」とある。国際地雷サバイバー・ネットワークを作ったジェリー・ホワイトのように、ウッドルフ夫妻は自身のトラウマ経験を、他の人を助けるための土台として使うことを選んだのである。

サバイバー・ミッションを推進するために、経済的に豊かだったり有名である必要はない。ヴァレンティノ・アチャク・デングと彼が設立したロストボーイズ・ファンデーションや、飲酒運転反対をする母親の会を始めた女性を思い出してほしい。財政的支援は確かに助けとなるが、情熱、明確な目的、そして継続性が欠かせない要素である。

レジリエンス——それはあなた自身の責任である

究極的には、レジリエンスとは、運命と自由の違いを理解し、自分の人生の責任を引き受けることを学ぶことであるといえる。人間は自由な存在だが、自由は責任とともにあるものだ。レジリエントなロールモデルを自分自身で探して真似する責任、ポジティブな感情と楽観主義を養う責任、自分自身の恐怖に直面する責任、問題を避けるのでなく解決する責任、失敗から学ぶ責任、不快でストレスフルなトラウマ的出来事を前向きに捉えなおす責任、社会的サポートを得ることを求め引き寄せる責任、運動・栄養・十分な睡眠をとることで自分の身体をよい状態に保つ責任、自分のもっている強みを用い、これらの強みをさらに高める責任、自分の時間とエネルギーをスピリチュアリティと信仰に捧げる責任、助けを必要としている人に手を差しのべる責任、意味を求め引き出し創造する責任、トレーニングを通してゴールに到達するために必要な知識とスキルを身につける責任、多大な努力と苦労なしに業績を得るのが難しいことを受け入れる責任、必要な場合サバイバー・ミッションを探し推進する責任、諦めたほうが楽な時にも粘る責任、逆境の中に好機をみつける責任、変えられないことを受け入れる責任、避けることができない身体的心理学的痛みを品位と尊厳をもって耐えるためにベストを尽くす責任、そして、運命が課してくることから、それがたとえ悪いことであったとしてもそこから学び成長する責任。これらが私たち誰もが人生を通してずっとくり返し直面し、選択していくことなのである。

「いつ訓練を始めるべきでしょうか」と尋ねる人がいるかもしれない。その答えは「今」である。ジョン・マケイン(13)が著書『なぜ勇気が重要か』に書いているように、

もしあなたが自分にはできないと思ったことを行えば、あなたは自分の抵抗力、希望、尊厳、勇気を感じ、それを示すたびに強く成長することを感じるだろう。いつの日か、もっと勇気を必要とする困難な選択に直面することがあるかもしれない。その時のために準備をするのだ。

次に「どのようにすれば、自分の訓練がうまくいっているかどうかわかるのでしょう?」「誰と比べるべきでしょうか?」と尋ねるかもしれない。グリフィン(9)の著書『神は戦うか?』によい答えがある。

自分が一番にはなれないと認めるのはくやしいことかもしれないが、同時に開放感も感じる。誰よりもうまくなろうなどと傲慢なことを目指すのではなく、自分のできる範囲での最良の状態になることに集中すればいいのだ。自分に与えられた能力を最大限に生かして自分にできることをしたことに誇りをもっていい。達成したことすべてに誇りをもっていい。それ以上何を望むというのか?

友人のウィリーが、知的障害をもつ人たちの運動競技大会のスペシャル・オリンピックでボランティアをした時のことを話してくれた。ウィリーは、過去一〇年間ボランティアをしてきたという。なぜなら彼は、みんなの笑顔をみるのが好きで、誰もが一生懸命に挑戦していて、手加減しないのが好きだからだ。

今年、ウィリーは特にある選手のことを記憶しているという。彼は小柄な十代の少年で、金属製の装具を右足につけていた。ウィリーが最初に彼に気づいたのは、彼が青と金色のユニフォームを着ていたからだった。それは、ウィリー自身が高校生の時にブラスバンドでサクソフォンを吹いていた時に着ていた色と同じだった。ウィリーはその少年が足を引きずりながら他の六人の選手と一緒にスタートラインに立つのを見て、なぜスペシャルオリンピックの選手たちはこんなにも競争を求めるのだろうかと思った。何が彼らを自分の限界に挑戦させるのだろう？　同時にウィリーは、足に装具をつけた少年のことを心配した。いったいどうやって彼が他の選手と争うというんだ？　彼に一〇〇ヤード（約九〇メートル）を競争するだけの強さと身体の協調性があるのか？

ピストルが鳴り、観客、親、コーチ、選手たち皆が歓声を上げた。それを聞いて、ウィリーは、高校時代、フットボールのハーフタイムショーのために競技場にマーチングバンドが入っていった時の興奮を思い出した。今、その歓声は、目の前にいるスペシャルオリンピック選手のものだ。背の高いやせた赤い髪の少女が一等になった。次に来たのはダウン症の小柄で筋肉質な少年だった。選手たちが一人ひとりゴールするたびに、ウィリーは装具をつけた少年がずっと離れた場所にいることに気づいた。神経疾患のため、彼の動きは痙性で不規則だった。彼は右から左に、左から右にと向きをかえ、ゆっくりとゴールに向かっていた。

ついに彼がゴールラインにたどり着いた。彼のコーチはすぐに彼の手を握り、肩を叩き、「よくやった！」と讃えた。それから出場者の一人である一〇代の少女が彼に近づいてきて大きな声で言った。「あなたは最後にゴールしたのよ！」「そ、そ、それでいいんだよ」彼はどもりながら、彼女の目を見て言った。「ゴールしたんだ。」

これが、この本の核心なのだろう。一番速い必要も、最も強い必要もないのだ。大事なことは「ゴールすること」。つまり、自分自身の才能を育て最善の努力を尽くし、目的と成長とレジリエンスのある人生を生きることなのだ。

付録

PTSD、外傷後ストレス障害とは何か？

ＰＴＳＤは人類の歴史を通して存在し、世界中のすべての文化においてみられるが、公式に医学心理学の専門家たちによって認識されはじめたのは一九八〇年代からである。最初は、ＰＴＳＤは主にベトナム戦争の退役軍人に発症するものとされていた。しかし、すぐに、他の多くのカテゴリーに含まれる外傷・トラウマ――強姦、性的虐待、強盗や暴力犯罪、事故、テロリズム、拷問、自然災害、これらを目撃することなどもＰＴＳＤの原因となる可能性があることが認識された。

ＰＴＳＤに苦しむサバイバーは、自分の受けたトラウマを、侵入的で辛い記憶、悪夢やフラッシュバック（まるで外傷的な出来事が今現在起こっているように感じること）などの形でくり返し再体験する。そして多くの人が、心理的に苦しみ、またトラウマ的な出来事を思い出した時に身体的に過覚醒となる。ＰＴＳＤはまた、トラウマを思い出させる人、場所、活動、会話、感情や思考などの回避によって特徴づけられる。他者からの孤立、感情の制限もよくみられる。ＰＴＳＤ患者は、一般的に、過覚醒、不眠、いらいら、驚愕反応、そして人によっては怒りの爆発に悩まされる(2)。

罪悪感、恥、他者を信頼できないことは公式にはＰＴＳＤの診断には含まれないが、トラウマに苦しむ人たちの間ではよくみられる。生き残った人たちはしばしば、自分が生き残っていることに罪悪感を感じ、それがその当時不可能なことであったとしても、トラウマを未然に防いだり、その出来事の際に他の人を助けるためにもっとできることがあったかもしれないと考える。例えば、サンドラー社のジミー・デュンの同僚何人かは、誰だったら彼らの命を救えただろうか、という考えにとりつかれたという。「私は罪悪感を感じます。なぜ彼らに逃げるように言わなかったのか？　そう言うべきだったのに。[5]」自責感は強まり、時に自殺を考えるほどになる。実際、ＰＴＳＤの退役軍人の増加に伴い、イラクやアフガニスタンでの任務中の軍人の自殺に対する懸念が高まっている。[6]

無力感とトラウマによって永久に変えられてしまった感覚も、またよくみられるものである。人権運動家の修道女、ダイアナ・オルティスは、トラウマの記憶が日々の生活のあらゆる部分にいかに浸透し続けているかについて、拷問からのサバイバーが語ったことを引用している。[20]

安全になった時、拷問から自由になったと思いました。私は実際に、二度と彼らに会うことはないし、彼らの匂いを感じることも声を聞くこともないと思いました。しかし、すぐに悟ったのは、彼らは私の中にいたということです。文字通り、私の魂の内側に入り込んでいました。私は悪魔によって汚染されて自分がとても汚いと感じます。

ＰＴＳＤのサバイバーは、自分の症状に折り合いをつけるために、過活動な神経システムを落ち着かせ、睡眠を改善し、トラウマ的な記憶を抑えることを期待して、自己治療的に依存性の薬物を摂取することがある。毎晩の不眠と悪夢に疲れ果てた人たちは、入手可能な薬物を試すことがよくある。アルコール、ベンゾジアゼピン（ジアゼパム、ソラナックス、ロラゼパム）、オピオイド（コデイン、ヘロイン）などは中枢神経系を抑制し、ＰＴＳＤに典型的な過覚醒を鎮める効果をもつ。これらの薬物はとても効果が高いので、多くのＰＴＳＤをもつ人たちが薬物乱用障害となる。[10] 実際、五〇％に近いＰＴＳＤ患者が、生涯のどの時点かで、アルコール依存症の診断基準に当てはまる。[10] さらに、トラウマ・サバイバーは、うつ病やパニック障害などの精神障害を一つ以上併発する可能性がある。これらの関連障害についての詳しい説明はこの本の目的を超えるので省略するが、この点についてはトラウマに対する心理的反応の複雑さを強調するために述べておきたい。

ＰＴＳＤの症状がいかに人を消耗させ、著しく日常生活を妨げるかを理解するのは容易なことである。これらの症状は職業上のキャリア、結婚生活、家族関係、友情を狂わせる可能性がある。一九九九年のマリクら[15]の研究から、ＰＴＳＤはうつ病や強迫性障害よりも生活の質を著しく障害するということがわかった。

どのようにしてＰＴＳＤは評価されるのか？

研究者たちは、ＰＴＳＤを評価するための評価尺度を多く開発した。ＰＴＳＤ臨床診断面接尺度（ＣＡＰＳ）、ＰＤＳ、ＰＣＬなど[4、7、8、9、22]である。ＣＡＰＳはトレーニングを受けたメンタルヘルスの専門家によって行われる。これは症状の頻度と強度の二つの点に重点を置いている。ＣＡＰＳの質問をいくつか紹介すると、「これまでに、トラウマの記憶で思い出したくないのに思い出してしまったことがありましたか？　それはどのようなものでしたか？　何を思い出しましたか？」「そのような記憶は、どの程度の苦痛や不快な感じを伴いましたか？　頭の中から追い出そうとして他のことを考えることができましたか？　そうするのにどれくらい努力が必要でしたか？　そのような記憶は、どれくらいあなたの生活の妨げになりましたか？」ＰＤＳ、ＰＣＬはアメリカ精神医学会にリストされた同様の評価尺度であるが、質問紙で、患者自身が自分の症状のレベルと苦痛について評価する。ＰＣＬにはいくつかのバージョンがあり、軍人用、民間人用などに分けられる。ＣＡＰＳと同じように、この一カ月に患者がＰＴＳＤの症状にどの程度悩まされたかについて次のような質問をするものである。「ストレスフルな出来事がまるで再び起こっているかのように、突然行動したり感じたりする（例えば痛みを和らげようとする）」「ストレスフルな経験を思い出した時に身体的反応（心拍数の増加、呼吸困難、発汗）が起こる」「無感情、親しい人に対して愛情を感じられない。」

どのようにしたらPTSDを予防できるのだろうか

ＰＴＳＤの有病率の見積もりはさまざまである[9]。一九九五年に行われた十分に計画された研究では、アメリカ人の約八％が人生のどの時点かでＰＴＳＤの診断基準に当てはまり、うち五％が男性、一〇、四％が女性であることがわかった。ある種のトラウマから生き残った人たちは、そうでない人たちよりも、影響を強く受けていた[11]。女性のレイプの被害者の三〇～五〇％がＰＴＳＤを発症し、男性のレイプ被害者の発生率はさらに高く、ある報告によると最大六五％であるとされる[21]。交通事故被害者の約一二％がＰＴＳＤを体験し[18]、戦場体験のある退役軍人では一五～三〇％である[17]。イラク・アフガニスタンから帰還した軍人のＰＴＳＤの割合の見積もりについてはさまざまなものがある。二〇〇六年のＷＨＯの報告によると一一、二～一七、一％であり、任務前は五％であった[23]。二〇〇八年のランド研究所の報告によると、退役軍人の一九％がＰＴＳＤかうつ病を経験していることがわかった[1]。

この本のはじめのほうに書いたように、トラウマを体験した人の多くはＰＴＳＤを発症しない。もちろん、より強烈、深刻な、圧倒的なトラウマを体験した場合は、その後にＰＴＳＤ症状を体験する可能性は高くなる。幸い、ＰＴＳＤやその他の不安関連障害の回復を助けるために効果のある治療法が広く用いられている。その治療法のいくつかはこの本の中でも簡単に紹介している。

監訳者あとがき

本書は『Resilience: The Science of Mastering Life's Greatest Challenges』の邦訳です。著者のサウスウィック博士とチャーニー博士は、レジリエンス（＝逆境をしなやかに乗り越える能力やその過程）に関する研究を国際的にも牽引している著名な研究者です。本書の特徴は、トラウマを乗り越えたサバイバーたちの語りを大切にしたうえで、それを裏打ちする疫学的・生物学的な研究成果を十分に紹介していることです。両方のバランスがよくとれているため、専門家・研究者にも読みごたえのある内容であるとともに、一般の読者の方々にも関心をもっていただける内容になっていると思います。学術的な研究内容にそれほど関心のない方は、サバイバーのエピソードが中心になっている各章の前半だけを読み進めていってもいいかもしれません。

このような良書を世に送り出した原著者のお二人に、そして本書のために語りを提供された多くの方々に、この場をお借りして改めて敬意を表したいと思います。

本書は、森下愛先生が翻訳を担当し、私と森下博文先生が監訳を担当しました。森下愛先生はマウントサイナイ医科大学精神科で、本書の原著者であるチャーニー博士が所属する気分障害・不安障害の臨床研究部門で臨床研究に関わっておられます。私はＰＴＳＤやうつ病、レジリエンスに関する疫学・臨床研究に携わってきた研究者で、森下博文先生は脳の発達とその障害に関する生物学的な研究で先駆的な成果を上げている研究者です。また、岩崎学術出版社の小寺美都子さんには編集者として多大なサポートをいただきました。この四人のチームで本書を作成できたことを、とても幸運だったと思っています。

翻訳・監訳にあたっては、原書に忠実であることを常に心がけましたが、日本語に訳すことでユーモアが伝わらなくなってしまう箇所や、翻訳書が出版されていない英語書籍のタイトル、索引など、割愛させていただいた箇所がいくつかあります。外来語として使われている単語はなるべく日本語に訳しましたが、複数の和訳が存在する場合や、日本語のニュアンスと少し異なると思われた場合は、読者の方々が原文を推測できるようにルビをふりました。もし訳に不適切な点があったとしたら、その責は私にあります。お気づきの点がありましたら、ご教示をいただければありがたく思います。

私は監訳のために本書を何度も読み返しましたが、そのたびに新しい気づきや学びがあり、私自身が励まされました。本書には、ベトナム戦争の退役軍人、特殊部隊の教官、重い身体障害や深刻なトラウマを経験した人たちの語りがたくさん紹介されています。私たちの多くは、本書に登場する人たちほどの厳しい経験をすることはないかもしれません。しかし、本書から得られた教訓をいかす機会は、私たちの人生にもあふれています。たとえば自分自身の内面をしっかり見つめることは、時に「恐怖と向き合う（第二章）」ことになります。「ロールモデル（第六章）」は私たちの生活の中で見つけられる場合が少なくありませんし、「道徳的指針・利他的行為（第三章）」については毎日の通勤・通学のような場面でも試されます。ストレスを感じる出来事にさらされた時には「社会的サポート（第五章）」を求めたり「認知と感情の柔軟性（第九章）」を活用したりする機会かもしれませんし、立ち直るのが難しいほどの出来事を経験した時は、人生の「意味（第十章）」について、あるいは「スピリチュアリティ（第四章）」について知り、日々の生活の中でそれを深めていくきっかけになるかもしれません。そして、そうやって逆境を何とか乗り越え、あるいは逆境と共存する過程で、自分が意識的には望んでいない結果が起きる可能性を受け入れることも含めた「現実的な楽観主義（第一章）」にもたどり着けるのかもしれません。それは、大いなる存在に自分を委ねるという境地に近いのかもしれないと個人的には思います。

著者が本書の中で何度も繰り返しているように、本書は理解するだけでなく、その内容を実践することが非常に重要なのだと思います。もちろん、いきなりすべての実践を始めることは難しいですし、それを自分の身につけるまでには練習を繰り返す必要があります。ただ、本書で紹介されたレジリエンスの要因はお互いにつながっていて、一つの要因を高めることができれば他の要因にもその影響が波及します。ですから、本書の中から自分がやりやすいところ、自分に合うと感じたところを拾い上げて、なにか一つでも実践を始めることができれば、素晴らしいと思います。

私は、本書のラストシーンがとても気に入っています。人より強いこと、人より速いことが大切なのではなく、一人ひとりに自分自身のゴールがあるということ、そしてゴールすること以上に、自分の足で走るその過程が大切であるということ。わかっているつもりでも、日々の中で忘れてしまいがちになることを鮮やかに思い出させてくれる、本書の最後としてとてもふさわしいメッセージだと思います。

本書が、読者の方々にとって少し背中を押してくれるような存在になることを、そして読者の方々のレジリエンス向上とより良い人生の一助となることを、心より願っています。

監訳者を代表して　西　大輔

com/2008/04/18/us/18vets.html.
2) American Psychiatric Association. (1994). Diagnostic and statistical manual of mental disorders (4th ed.). Washington, DC: Author.
3) American Psychological Association (2010). The road to resilience. Washington, DC: American Psychological Association, http:/www.apa.org/helpcenter/road-resilience.aspx (accessed June 25, 2010).
4) Blake, D.D., Weathers, F.W, Nagy, L.M., Kaloupek, D.G., Gusman, F.D., Charney, D.S., et al. (1995). The development of a clinician-administered PTSD scale. Journal of Traumatic Stress, 8, 75-90.
5) Brooker, K. (2002). Starting over. Fortune, January 21, 50-68.
6) Dao, J. (2010). At War: Notes from the front lines: Presidential condolences and troop suicides. New York Times, February 1. Accessed 2/15/10 at http://atwar.blogs.nytimes.com/2010/02/01/presidential-condolences-and-troop-suicides/.
7) Foa, E.B. (1995). The Posttraumatic Diagnostic Scale (PDS) manual. Minneapolis, MN: National Computer Systems.
8) Foa, E.B. (1997). Psychological processes related to recovery from a trauma and an effective treatment for PTSD. In R. Yehuda & A. McFarlane (Eds.), Psychobiology of post-traumatic stress disorder (pp.410-424). New York, NY: New York Academy of Science.
9) Friedman, M.J., Keane, T.M., Reside, P.R. (eds.) (2007). Handbook of PTSD: Science and practice. New York: The Guilford Press.
10) Jacobsen, L.K., Southwick, S.M., & Kosten, T.R. (2001). Substance use disorders in patients with posttraumatic stress disorder: A review of the literature. American Journal of Psychiatry, 158 (August), 1184-1190.
11) Kessler, R.C., Sonnega, A., Bromet, E., Hughes, M., & Nelson, C.B., (1995). Post-traumatic Stress Disorder in the National Comorbidity Survey. Archives of General Psychiatry, 52, 1048-1060.
12) Litz, B.T. (2005). Has resilience to severe trauma been underestimated? American Psychologist, 60, 262.
13) Luthar, S.S. (2006). Resilience in development: A synthesis of research across five decades. In D. Cicchetti & D.J. Cohen (eds.), Developmental psychopathology, Vol.3: Risk disorder, and adaptation, 2nd edn (pp.740-795). New York: Wiley.
14) Maguen, S., Lucenko, B.A., Reger, M.A., Gahm, G.A., Litz, B.T., Seal, K.H., Knight, S.J., & Marmar, C.R. (2010). The impact of reported direct and indirect killing on mental health symptoms in Iraq War veterans. Journal of Traumatic Stress, 23(1), 86-90.
15) Malik, M.L., Connor, K.M., Sutherland, S.M., Smith, R.D., Davison, R.M., &. Davidson, J.R.T. (1999). Quality of life and posttraumatic stress disorder: A pilot study assessing changes in sf-36 scores before and after treatment in a placebo-controlled trial of Fluoxetine. Journal of Traumatic Stress, 12(2), April, 387-393. DOI 10.1023/A:1024745030140
16) McEwen, B.S. (2007). Physiology and neurobiology of stress and adaptation: Central role of the brain. Physiological Reviews, 87, 873-904.
17) National Center for PTSD, Department of Veterans Affairs (2009). How common is PTSD? Accessed January 2009 at http://www.ptsd.va.gov/.
18) Norris, F.H. (1992). Epidemiology of trauma: Frequency and impact of different potentially traumatic events on different demographic groups. Journal of Consulting and Clinical Psychology, 60, 409-418.
19) Norris, F.H., & Slone, L.B. (2007). The epidemiology of trauma and PTSD. In Friedman, M.J., Keane, T.M., & Resick, P.A. (Eds.), Handbook of PTSD (pp.78-98). New York, NY: Guilford Press.
20) Ortiz, D. (2001). The survivor's perspective: Voices from the center. In Gerrity, E., Keane, T.M., & Tuma, F. (Eds.), The mental health consequences of torture. New York: Kluwer Academic / Plenum Publishers.
21) Rothbaum, B.O., Foa, E.B., Riggs, D.S., Murdock, T., & Walsh, W. (1992). A prospective examination of post-traumatic stress disorder in rape victims. Journal of Traumatic Stress, 5(3), 455-475.
22) Weathers, F.W., Litz, B.T., Herman, D.S., Huska, J.A., & Keane, T.M. (1993). The PTSD Checklist (PCL): Reliability, validity, and diagnostic utility. Paper presented at the Annual Meeting of International Society for Traumatic Stress Studies, San Antonio, TX, October, 1993.
23) World Health Organization (2006). Report of a workshop on tracking health performance and humanitarian outcomes. Accessed 11/22/09 at http://www.who.int/hac/events/benchmarkmeeting/en/index.html.

4）CNN online article by Donna Krache, How to ground a "helicopter parent" (2008, August 19). Accessed 7/2/10 at http://www.cnn.com/2008/LIVING/personal/08/13/helicopter.parents/index.html.
5）Cole, M.S., Bruch, H., & Vogel, B. (2006). Emotion as mediators of the relations between perceived supervisor support and psychological hardiness on employee cynicism. Journal of Organizational Behavior, 27(4), 463-484.
6）Csikszentmihalyi, M. (1990). Flow: The psychology of optimal experience. New York, NY: Harper and Row.
7）Geirland, J. (1996). Go with the flow. Wired magazine, September, Issue 4.09. Accessed 5/7/10 at http://www.wired.com/wired/archive/4.09/czik_pr.html.
8）Gibbs, N. (2009, November 20). The growing backlash against overparenting. TIME Magazine. Accessed July 2, 2010 at http://www.time.com/time/nation/article/0,8599,1940395,00.html.
9）Griffin, R, & Krauss, E. (2009). Got fight? The 50 Zen principles of hand-to-face combat. New York, NY: William Morrow.
10）Goldman, R. & Papson, S. (1999). Nike culture: The sign of the swoosh. Thousand Oaks, CA: Sage.
11）Loehr, J. (1993). Toughness training for life: A revolutionary program for maximizing health, happiness and productivity. New York, NY: Dutton.
12）Madeod, D.L. (1583). Building character in the American boy: The Boy Scouts, YMCA and their forerunners, 1870-1920. Madison, WI: University of Wisconsin Press.
13）McCain, J., & Salter, M. (2008). Why courage matters: The way to a braver life. New York, NY: Ballantine Books.
14）Millman, D. (1999). Body mind mastery: Training for sport and life, 3rd edn. Novato, CA: New World Library.
15）National Foundation for Teaching Entrepreneurship (NFTE), available at http://www.nfte.com/Volunteer/.
16）Norris, F.H., Sherrieb, K., & Pfefferbaum, B. (2010). Community resilience: Concepts, assessment, and implications for intervention. In Southwick, S., Charney, D., Friedman, M., & Litz, B. (Eds.), Resilience: Responding to challenges across the lifespan. Cambridge: Cambridge University Press.
17）Seligman, M.E.P. (2002). Authentic happiness: Using the new positive psychology to realize your potential for lasting fulfillment. New York, NY: Free Press.
18）Skenazy, L. (2009). Free-Range Kids blog post. Accessed 7/2/10 at http://freerangekids.wordpress.com/faq/#7.
19）Skenazy, L. (2010). Free-range kids: How to raise safe, self-reliant children (without going nuts with worry). Hoboken, NJ: Jossey-Bass.
20）Sonnenfeld, J., & Ward, A. (2007). Firing back: How great leaders rebound after career disasters. Cambridge, MA: Harvard Business Press.
21）The GoodWork Project: Excellence, ethics, and engagement in the professions. http://www.goodworkproject.org/
22）Tierney, J.P., & Grossman, J.B., with Resch, N.L. (2000). Making a difference: An impact study of Big Brothers Big Sisters. Philadelphia,, PA: Public/Private Ventures.
23）Twenge, J.M. (2007). Generation me: Why today's young Americans are more confident, assertive, entitled - and more miserable than ever before. New York, NY: Free Press.
24）Twenge, J., & Campbell, W.K. (2009). The narcissism epidemic: Living in the age of entitlement. New York, NY: Free Press.
25）Walsh, F. (2002). A family resilience framework: Innovative practice applications. Family Relations, 51(2), 130-137.
26）Walsh, F. (2006). Strengthening family resilience, 2nd edn. New York, NY: Guilford Press.
27）Walsh, F. (Ed.) (2003). Normal family processes: Growing diversity and complexity, 3rd edn. New York, NY: Guilford Press.
28）Winnicott, D.W. (1958). Mind and its relation to the psyche-soma. In Collected papers, through paediatrics to psychoanalysis (pp. 243-54). London: Tavistock Publications. (Reprinted from British Journal of Medical Psychology, 27(1954), 201-209.)
29）Wooden, J. The Pyramid of Success. Accessed 4/4/11 at http://www.coachwooden.com/index2.html. See also http://sports.espn.go.com/espn/eticket/story?page=wooden.
30）Wooden, J., & Tobin, J. (2004). They call me coach. New York, NY: McGraw-Hill.

付　録

1）Alvarez, L. (2008). Nearly a fifth of war veterans report mental disorders, a private study finds. New York Times, April 18. Accessed 2/ 1 5/10 at http://www.nytimes.

40) Tedeschi, R. G., Park, C. L., & Calhoun, L.G. (Eds.) (1998). Posttraumatic growth: Positive changes in the aftermath of crisis. Mahwah, NJ: Lawrence Erlbaum Associates.
41) Whealin, J.M., Ruzek, J.I., & Southwick, S. (2008). Cognitive behavioral theory and preparation for professionals at risk for trauma exposure. Trauma, Violence, and Abuse, 9, 100-113.
42) White, J. (2008). I will not be broken: Five steps to overcoming a life crisis. New York, NY: St. Martin's Press.

第十章

1) Bartone, P.T. (1989). Predictors of stress-related illness in city bus drivers. Journal of Occupational Medicine, 31, 657-663.
2) Britt, T.W., Adler, A.B., & Bartone, P.T. (2001). Deriving benefits from stressful events: The role of engagement in meaningful work and hardiness. Journal of Occupational Health Psychology, 6(1), 53-63.
3) Eggers, D. (2006). What is the what: The autobiography of Valentino Achak Deng, a novel. New York, NY: Vintage.
4) Feder, A., Southwick, S. M., Goetz, R. R., Wang, Y., Alonso, A., Smith, B. W., et al. (2008). Posttraumatic growth in former Vietnam prisoners of war. Psychiatry, 71 (4), 359-370.
5) Frankl, V.E. (1958). The search for meaning. Saturday Review, 41 (September 13), p.20.
6) Frankl, V.E. (1963). Man's search for meaning: An introduction to logotherapy. A newly rev. and enl. ed. of From death-camp to existentalism. Translated by Use Lasch. Pref. by Gordon W Allport. Boston, MA: Beacon Press.
7) Graber, A. (2009). The journey home: Preparing for life's ultimate adventure. Birmingham, AL: LogoLife Press.
8) Herman, J. (1997). Trauma and recovery: The aftermath of violence - from domestic abuse to political terror, 2nd edition. New York, NY: Perseus Books.
9) Janoff-Bulman, R. (1992). Shattered assumptions: Towards a new psychology of trauma. New York, NY: The Free Press.
10) Jung, C.G., von Franz, M-L., Henderson, J.L, Jacobi, J., & Jaffe, A. (Eds.). (1968): Man and his symbols. New York, NY: Random House.
11) Lukas, E. (2000). Logotheraphy textbook. Toronto: Liberty Press.
12) Maddi, S.R. (1987). Hardiness training at Illinois Bell Telephone. In J.P. Opatz (Ed.), Health promotion evaluation, pp.1001-1115. Stevens Point, WI: National Wellness Institute.
13) Mumford, N.W.D. (2000). Hand to hand: From combat to healing. New York, NY: Church Publishing Inc.
14) Pietrzak, R.H., Goldstein, M.B., Malley, J.C., Rivers, A. J., Johnson, D. C., Morgan, C.A. III., et al. (2010). Posttraumatic growth in veterans of Operations Enduring Freedom and Iraqi Freedom. Journal of Affective Disorders, 126(1), 230-235.
15) Ryff, C., & Singer, B. (1998). The contours of positive human health. Psychological Inquiry, 9(1), 1-28.
16) Ryff, CD. (In Press). The role of purpose in life and personal growth in positive human health. In P.T.P. Wong (Ed.), The human quest for meaning, 2nd edn. New York, NY: Routledge Publishers.
17) Sheehan, C. (2006). Peace mom: A mother's journey through heartache to activism. New York, NY: Atria Books.
18) Southwick, S.M., Gilmartin, R., McDonough, P., & Morrissey, P. (2006). Logotherapy as an adjunctive treatment for chronic combat-related PTSD: A meaning-based intervention. American Journal of Psychotherapy, 60(2), 161-174.
19) Tedeschi, R.G., & Calhoun, L.G. (1996). The Posttraumatic Growth Inventory: Measuring the positive legacy of trauma. Journal of Traumatic Stress, 9(3), 455-471.
20) Tedeschi, R.G., Park, C.L., & Calhoun, L.G. (Eds.) (1998). Posttraumatic growth: Positive changes in the aftermath of crisis. Mahwah, NJ: Lawrence Erlbaum Associates, p.6.
21) Wrzesniewski, A., McCauley, C.R., Rozin, P., & Schwartz, B. (1997). Jobs, careers, and callings: Peoples relations to their work. Journal of Research in Personality, 31, 21-33.
22) Zoellner, X, Maercker, A. (2006) Posttraumatic growth in clinical psychology - A critical review and introduction of a two component model. Clinical Psychology Review, 26, 626-653.

終 章

1) Baez, J. (1987, 2009). And a voice to sing with: A memoir. New York: Simon & Schuster.
2) Boy Scouts of America (2010). Statement at http://www.scouting.org/ accessed 11/1/10.
3) Brooks, R., & Goldstein, S. (2001). Raising resilient children: Fostering strength, hope, and optimism in your child. New York, NY: McGraw-Hill.

1/15/10 at http://www.eric.ed.gov/ERICDocs/data/ericdocs2sql/content_storage_01/0000019b/80/23/d2/bf.pdf.

16) Gildea, T. (2009). Wounded vet takes pain of war to comedy club. Texas Public Radio, December 26. Accessed 1/15/10 at http://www.npr.org/templates/story/story.php?storyld=121767614.

17) Goel, V., & Dolan, R.J. (2001). The functional anatomy of humor: segregating cognitive and affective components. Nature Neuroscience, 4, 237-238.

18) Hendin, H., & Haas, A.P. (1984). Wounds of war: The psychological aftermath of combat in Vietnam. New York, NY: Basic Books.

19) Janoff-Bulman, R. (1992). Shattered assumptions: Towards a new psychology of trauma. New York, NY: The Free Press.

20) Kazak, A.E., Simms, S., Barakat, L., Hobbie, W, Foley, B., Golomb, V., et al. (1999). Surviving cancer competently intervention program (SCCIP): A cognitive-behavioral and family therapy intervention for adolescent survivors of childhood cancer and their families. Family Process, 38(2), 175-191.

21) Koerner, P. (2010). Innovation - There's got to be a better way [eZine article]. Accessed 7/2/10 at http://ezineartides.com/?Innovation--Theres-Got-to-Be-a-Better-Way&id=1384677. Note:Pete Koerner is the author of The Belief Formula: The Secret to Unlocking the Power of Prayer (Bell Rock Press, 2007).

22) Kuehl, K., Kuehl, J., & Tefertiller, C. (2005). Mental toughness: A champion's state of mind. Chicago, IL: Ivan R. Dee.

23) Ledford, T. (2008). Nonprofit helps wounded vet start over: Home for a hero. OperationHomeFrontOnline, August 4. Accessed 1/15/10 at http://www.homefrontonline.com/article.asp?articleid=1296.

24) Loehr, J. (1993). Toughness training for life. New York, NY: Dutton.

25) Maddi, S.R., & Khoshaba, D.M. (2005). Resilience at work: How to succeed no matter what life throws at you. New York, NY: AMACOM, a division of the American Management Association.

26) Manne, S., DuHamel, K., Nereo, N., Ostroff, J., Parsons, S., Martini, R., et al. (2002). Predictors of PTSD in mothers of children undergoing bone marrow transplantation: The role of cognitive and social processes. Journal of Pediatric Psychology, 27(7), 607-617.

27) Martin, R. (2003). Sense of humor. In Lopez, S.J., & Snyder, C.R. (eds.), Positive psychological assessment: A handbook of models and measures (pp.313-326). Washington, DC: American Psychological Association.

28) Mobbs, D., Greicius, M.D., Abdel-Azim, E., & Menon, V. (2003). Humor modulates the mesolimbic reward centers. Neuron, 40, 1041-1048.

29) Moran, J.M., Wig, G.S., Adams, R.B.Jr., Janata, P., & Kelley, W.M. (2004). Neural correlates of humor detection and appreciation. Neuroimage, 21, 1055-1060.

30) Ochsner, K.N., Bunge, S.A., Gross, J.J., & Gabrieli, J.D.E. (2002). Rethinking feelings: An fMRI study of the cognitive regulation of emotion. Journal of Cognitive Neuroscience, 14, 1215-1229.

31) Ochsner, K.N. & Gross, J.J. (2008). Cognitive emotion regulation: Insights from social cognitive and affective neuroscience. Current Directions in Psychological Science, 17, 153-158.

32) Orsillo, S.M., Roemer, L., & Holowka, D. (2005). Acceptance-based behavioral therapies for anxiety: Using acceptance and mindfulness to enhance traditional cognitive-behavioral approaches. In S.M. Orsillo & L. Roemer (Eds.), Acceptance- and mindfulness-based approaches to anxiety: Conceptualization and treatment. New York, NY: Springer.

33) Ortiz, D. (2001). The survivor's perspective: Voices from the center. In Gerrity, E., Keane, T.M., & Tuma, F. (Eds.), The mental health consequences of torture. New York, NY: Kluwer Academic/Plenum Publishers.

34) Park, C., Cohen, L., & Murch, R. (1996). Assessment and prediction of stress-related growth. Journal of Personality, 64, 71-105.

35) Sherman, N. (2007). Stoic warriors: The ancient philosophy behind the military mind. New York, NY: Oxford University Press.

36) Siebert, A. (1996). The survivor personality. New York, NY: Pedigree Books.

37) Silver, R.C., Holman, E.A., Mclntosh, D. N., Poulin, M., & Gil-Rivas, V. (2002). Nationwide longitudinal study of psychological responses to September 11. Journal of the American Medical Association, 288, 1235-1244.

38) Stockdale, J.B. (1984). A Vietnam experience. Stan ford, CA: The Hoover Institution.

39) Sullenberger, C.B. III, with Zaslow, J. (2009). Highest duty: My search for what really matters. New York, NY: HarperCollins.

and auditory attention performance. Poster session presented at the annual meeting of the Society for Neuroscience, Neuroscience 2009, Chicago.

53) Sullenberger, C.B. III, with Zaslow, J. (2009). Highest duty: My search for what really matters. New York, NY: Harper Collins.

54) University of Southern California (2009, February 11). Computer exercises improve memory and attention, study suggests. Science Daily. Retrieved July 2, 2010, from http://www.sciencedaily.com/releases/2009/02/090211161932.htm.

55) Urry, H.L., Nitschke, J.B., Dolski, I., Jackson, D.C., Dalton, K.M., Mueller, C.J., et al. (2004). Making a life worth living: Neural correlates of well-being. Psychological Science, 15(6), 367-372.

56) Willis, S.L., Tennstedt, S.L., Marsiske, M., Ball, K., Elias, J., Koepke, K.M., et al. (2006). Long-term effects of cognitive training on everyday functional outcomes in older adults. Journal of the American Medical Association, 296(23), 2805-2814.

57) Woodruff, B. (2009). Why I've gone back to Iraq [Web log post at The World Newser: World News' Daily Blog, July 13, 8:40 AM]. Accessed 6/22/10 at http://blogs.abcnews.com/theworldnewser/2009/07/bob-woodruff-why-ive-gone-back-to-iraq.html.

58) Yoo, S., Gujar, N., Hu, P., Jolesz, F.A., & Walker, M.P. (2007). The human emotional brain without sleep - A prefrontal amygdala disconnect. Current Biology, 17(20), R877-R878.

59) Zarakhovich, Y. (2003). Tennis, everyone? Time magazine, August 24. Available at: http://www.time.com/time/magazine/article/0,9171,901030901-477901-3,00.html#ixzzOYeVMDwUR.

第九章

1) Alcoholics Anonymous (1976). Alcoholics Anonymous Big Book. New York, NY: Alcoholics Anonymous World Service.

2) American Psychological Association (2008). Acceptance and commitment therapy (abstract). Systems of Psychotherapy Video Series. Accessed 7/8/10 at http://www.apa.org/pubs/videos/4310860.aspx

3) Anderson, N.B., & Anderson, P.E. (2003). Emotional longevity: What really determines how long you live. New York, NY: Viking Press.

4) Barrett, L.F., & Gross, J.J. (2001). Emotional intelligence: A process model of emotion representation and regulation. In T.J. Mayne & G.A. Bonanno (Eds.), Emotions: Current issues and future directions (pp.286-311). New York, NY: Guilford Press.

5) Bonanno, G.A., Papa, A., O'Neill, K., Westphal, M., & Coifman, K. (2001). The importance of being flexible: The ability to both enhance and suppress emotional expression predicts long-term adjustment. Psychological Science, 15(7), 482-487. Available: https://www.psychologicalscience.org/pdf/ps/bonanno.pdf.

6) Campbell, D., Campbell, K. & Ness, J.W. (2008). Resilience through leadership. In Lukey, B.J., & Tepe, V. (Eds.). Biobehavioral resilience to stress. New York, NY: Taylor & Francis.

7) Carver, C.S. (1993). How coping mediates the effect of optimism on distress: a study of women with early stage breast cancer. Journal of Personality and Social Psychology, 65, 375-390.

8) Cheng, C., Hui, W., & Lam, S. (1999). Coping style of individuals with functional dyspepsia. Psychosomatic Medicine, 61, 789-795.

9) Comte-Sponville, A. (1996). A small treatise on the great virtues: The uses of philosophy in everyday life. New York, NY: Henry Holt & Company.

10) Cousins, N. (2001). Anatomy of an illness as perceived by the patient: Reflections on healing and regeneration, 2nd edn. New York, NY: W.W. Norton.

11) Coutu, D. (2002). How resilience works. Harvard Business Review, May, 46-55.

12) Culver, J.L., Arena, P.L., Antoni, M.H., & Carver, C.S. (2002). Coping and distress among women under treatment for early stage breast cancer: Comparing African Americans, Hispanics and non-Hispanic whites. Psychooncology, 11, 495-504.

13) Finkel, N.J. (1974). Strens and traumas: An attempt at categorization. American Journal of Community Psychology, 2(3), 265-273.

14) Frankl, V.E. (1963). Man's search for meaning: An introduction to logotherapy. A newly rev. and enl. ed. of From death-camp to existentalism. Translated by Ilse Lasch. Pref. by Gordon W. Allport. Boston, MA: Beacon Press.

15) Gerber, P.J., & Ginsberg, R.J. (1990). Identifying alterable patterns of success in highly successful adults with learning disabilities. Washington, DC: United States Department of Education Office of Special Education and Rehabilitative Services. Accessed

Neuropsychology Reviews, 19(4), 504-522.
30) Lutz, A., Greischar, L.L., Rawlings, N.B., Ricard M., & Davidson, R.J. (2004). Long-term meditators self-induce high- amplitude gamma synchrony during mental practice. Proceedings of the National Academy of Sciences, 101(46), 16 369-16 373.
31) Maas, J.B. (1998). Power sleep: The revolutionary program that prepares your mind for peak performance. New York, NY: Harper Paperbacks.
32) Nash, W.P. (2011). US Marine Corps and Navy combat and operational stress continuum model: A tool for leaders. In E.C. Ritchie (ed.), Operational behavioral health (pp. 193-204). Washington, DC: Borden Institute.
33) Newberg, A.B. (2011). Spirituality and the aging brain. Generations, 35(2), 83-91.
34) New York Times (2009, June 9). Times Topics: US Airways Flight 1549. New York Times. Available at: http://topics.nytimes.com/top/reference/timestopics/sub;ects/a/airplane_accidents_and_incidents/us_airways_flight_1549/index.html?scp=2&sq=Sullenberger&st=cse.
35) Niazi, A.K., & Niazi, S.K. (2010). Mindfulness-based stress reduction: A non-pharmacological approach for chronic illness. North American Journal of Medical Sciences, 3, 20-23.
36) Nowak, D. (2007). Mother of Russian Tennis. The Moscow Times, November 12. Available at: http://www.themoscowtimes.com/sitemap/paid/2007/ll/article/mother-of-russian-tennis/193046.html.
37) Ochsner, K.N., & Gross, J.J. (2005). The cognitive control of emotion. Trends in Cognitive Sciences, 9(5), 242-249.
38) Parbery-Clark, A., Skoe, E., & Kraus, N. (2009, October). Biological bases for the musician advantage for speech-in-noise. Poster session presented at the annual meeting of the Society for Neuroscience, Neuroscience 2009, Chicago.
39) Pascual-Leone, A. (2001). The brain that plays music and is changed by it. Annals of New York Academy of Sciences, 930 (June), 315-329.
40) Plumb, J. Charles (1973). I'm no hero: A POW story as told to Glen DeWerff. Calabasas, CA: author.
41) PositScience (n.d.). Brain training program design. Accessed 10/22/ 10 at http://www.positscience.com/science/teams-and-approach/design-approach.
42) Russia Today (2009). All-Russian tennis final: Recipe for success. June 6. Available at: http://rt.com/Sport/2009-06-06/All-Russian_tennis_finalrecipe_for_success.html.
43) Rochman, B. (2010, January 18). Workouts for your brain. Time magazine. Accessed 7/2/10 at http://www.positscience.com/news/workouts-your-brain.
44) Scholz, J., Klein, M.C., Behrens, T.E., & Johansen-Berg, H. (2009). Training induces changes in white-matter architecture. Nature Neuroscience, 12(11), 1370-1371.
45) Schwartz, J.M., & Begley, S. (2002). The mind and the brain: Neuroplasticity and the power of mental force. New York, NY: Harper.
46) Science 2.0 News Staff (2007). Sleep deprivation and the brain's emotional "disconnect" [Web log post, October 22]. Retrieved from http://www.science20.com/news_account/sleep_deprivation_and_the_brains_emotional_disconnect.
47) Singer, T., Seymour, B., O'Doherty, J., Kaube, H., Dolan, R.J., & Frith, C.D. (2004). Empathy for pain involves the affective but not sensory components of pain. Science, 303(5661), 1157-1162.
48) Smith, G.E., Housen, P., Yaffe, K., Ruff, R., Kennison, R.R, Mahncke, H.W., et al. (2009). A cognitive training program based on principles of brain plasticity: Results from the Improvement in Memory with Plasticity-based Adaptive Cognitive Training (IMPACT) study. Journal of the American Geriatric Society, 57(4), 594-603.
49) Song, J., Skoe, E., Banai, K. & Kraus, N. (2009, October). Enhancement of brainstem encoding of the fundamental frequency in listeners with good speech perception in noise. Poster session presented at the annual meeting of the Society for Neuroscience, Neuroscience 2009, Chicago.
50) Southern Methodist University (2008). Turner Construction Student Forum: Roadside bomb explosion changed their lives. News and communications, March 5. Available at: http://smu.edu/newsinfo/stories/bob-woodruff-4march2008.asp.
51) Stetler, B. (2009). TV journalist wounded in Iraq returns to the war. New York Times, July 13. Available at: http://www.nytimes.com/2009/07/14/arts/television/14woodruff.html.
52) Strait, D.L., Kraus, N., & Ashley, R. (2009, October). Musical experience shapes top-down auditory mechanisms: Evidence from masking

Cuijpers, P. (2010). The effects of mindfulness-based stress reduction therapy on mental health of adults with a chronic medical disease: A meta-analysis. Journal of Psychosomatic Research, 68(6) 539-544.
5) Caria, A., Veit, R., Sitaram, R., Lotze, M., Weiskopf, N., Grodd, W., et al. (2007). Regulation of anterior insular cortex activity using real-time fMRI. NeuroImage, 35(3), 1238-1246.
6) Castro, C.A. & Adher, A.B. (2011). Military mental health training: building resilience. In S. Southwfck, B. Litz, D. Charney, & M. Friedman (eds)., Resilience and Mental Health: Challenges across the Life Span. Cambridge: Cambridge University Press.
7) Cohn, N. (2008). Concentration camp music. OzArts Review, June 3. Available online at http://ozartsreview.hostingsuccess.com/tag/japanese-internment-camp/.
8) Contie, V. (2007). Lack of sleep disrupts brain's emotional controls. National Institutes of Health, Research Matters, November 5. Retrieved from http://www.sleepeducation.com/Article.aspx?id=637.
9) Creswell, J.D., Way, B.M., Eisenberger, N.I., & Lieberman, M.D. (2007). Neural correlates of dispositional mindfulness during affect labeling. Psychosomatic Medicine, 69(6), 560-565.
10) Elbert, T., Pantev, C., Wienbruch, C., Rockstroh, B., & Taub, E. (1995). Increased cortical representation of the fingers of the left hand in string players. Science, 270(5234), 305-307.
11) Ericsson, K.A. (2006). The Cambridge handbook of expertise and expert performance. New York, NY: Cambridge University Press.
12) Fackelmann, K. (2006). Study: Long hospital shifts, sleep deprivation can kill. USA TODAY, 12/1 1. Available at: http://www.usatoday.com/news/health/2006-12-ll-sleep-study_x.htm.
13) Fernandez, A. (2008). ABC reporter Bob Woodruff's incredible recovery from traumatic brain injury. Huffington Post, September 1 5. Available at: http://www.humngtonpost.com/alvaro-fernandez/abc-reporter-bob-woodruff_b_125863.html.
14) Gonzalez, A.C. (2007). Prepvolleyball.com. From http://www.volleyballforums.com/viewtopic.php?t=6033.
15) Grant, J.A., Courtemanche, J., Duerden, E.G., Duncan, G.H., & Rainville, P. (2010). Cortical thickness and pain sensitivity in zen meditators. Emotion, 10(1), 43-53.
16) Grossman, P., Niemann, L., Schmidt, S., & Walach, H. (2004). Mindfulness-based stress reduction and health benefits. A meta-analysis. Journal of Psychosomatic Research, 57(1), 35-43.
17) Hamilton, J. (2009, October 19). Music News: Say what?! Musicians hear better. National Public Radio. Available at: http://www.npr.org/templates/story/story.php?storyld=113938566.
18) Hamilton, J.P., Glover, G.H., Hsu, J.J., & Gotlib, I.H. (2008). Down-modulation of subgenual anterior cingulate cortex activity with real-time neurofeedback. Annual Meeting of the Society of Biological Psychiatry.
19) Hammond, C. (2004). Impacts of lifelong learning upon emotional resilience, psychological and mental health: Fieldwork evidence. Oxford Review of Education, 30(4).
20) Holzel, B.K., Carmody, J., Vangel, M., Congleton, C., Yerramsetti, S.M., Gard, T., et al. (2011). Mindfulness practice leads to increases in regional brain gray matter density. Psychiatry Research, 191(1), 36-43.
21) Jaeggi, S.M., Buschkuehl, M., Jonides, J., & Perrig, W.J. (2008). Improving fluid intelligence with training on working memory. Proceedings of the National Academy of Sciences, doi: 10.1073/ pnas.0801268105.
22) Johnston, S.J., Boehm, S.G., Healy, D., Goebel, R., & Linden, D.E.J. (2009). Neurofeedback: A promising tool for the self-regulation of emotion networks, NeuroImage, 49, 1066-1072.
23) Kabat-Zinn, J.(1990). Full catastrophe living: Using the wisdom of your body and mind to face stress, pain, and illness. New York, NY: Delacorte.
24) Kabat-Zinn S. (1994). Wherever you go, there you are: mindfulness meditation in everyday life. New York, NY: Hyperion.
25) Katz, L.C., & Rubin, M. (1999). Keep your brain alive: 83 neurobic exercises to help prevent memory loss and increase mental fitness. New York, NY: Workman Publishing.
26) Keller, H. (1903). The Story of My Life, chapter 20. New York, NY: Doubleday.
27) Kolditz, T.A. (2007). In extremis leadership: Leading as if your life depended on it. Hoboken, NJ: John Wiley & Sons.
28) Kuehl, K., Kuehl, J., & Tefertiller, C. (2005). Mental toughness: A champion's state of mind. Chicago, IL: Ivan R. Dee.
29) Lustig, C., Shah, P., Seidler, R., & Reuter-Lorenz, P. A. (2009). Aging, training, and the brain: A review and future directions.

with major depression. Archives of Internal Medicine, 159, 2349-2356.

8) CNN (2000, September 20). Sleep deprivation as bad as alcohol impairment, study suggests. Available online at http://archives.cnn.com/2000/HEALTH/09/20/sleep.deprivation/.

9) Cotman, C.W., & Berchtold, N.C. (2002). Exercise: A behavioral intervention to enhance brain health and plasticity. Trends in Neuroscience, 25, 295-301.

10) Department of the Army (2003). U. S. Army combat stress control handbook. Guilford, CT: The Lyons Press.

11) Dienstbier, R. A. (1989). Arousal and physiological toughness: Implications for mental and physical health. Psychological Review, 96, 84-100.

12) Duman, R. S., Malberg, J., & Nakagawa, S. (2001). Regulation of adult neurogenesis by psychotropic drugs and stress. Journal of Pharmacology and Experimental Therapeutics, 299(2), 401-407.

13) Gould, D.C. II (2000). Do sports build Character? A study of the intramural sports program of the United States Air Force Academy. Master's Thesis. Ft. Leavenworth, KS: Army Command & General Staff College.

14) Hambrecht, R., & Gielen, S. (2005). Essay: Hunter-gatherer to sedentary lifestyle. The Lancet, 366(Suppl 1:S60-1), 560-561.

15) Hoffman, B.M., Babyak, M.A., Sherwood, A., Hill, E.E., Patidar, S.M., Doraiswamy, P.M., et al. (2009). Effects of aerobic exercise on sexual functioning in depressed adults. Mental Health and Physical Activity 2(1), 23-28.

16) Krishnan, V., & Nestler, E.J. (2008). The molecular neurobiology of depression. Nature, 455, 894-902.

17) Loehr, J. (1993). Toughness training for life: A revolutionary program for maximizing health, happiness and productivity. New York, NY: Dutton.

18) Loehr, J., & Schwartz, T. (2003). The power of full engagement: Managing energy, not time, is the key to high performance and personal renewal. New York, NY: Free Press.

19) Lyons, D.M. & Parker, K.J. (2007). Stress inoculation-induced indications of resilience in monkeys. Journal of Traumatic Stress, 20, 423-433.

20) Maas, J.B. (1998). Power sleep: The revolutionary program that prepares your mind for peak performance. New York, NY: Harper Paperbacks.

21) Mayo Clinic Staff (2009). Exercise: 7 benefits of regular physical activity. Online article from http://www.mayoclinic.com/health/exercise/HQ01676.

22) Moore-Ede, M.D. (1993). The twenty-four-hour society: Understanding human limits in a world that never stops. Reading, MA: Addison-Wesley.

23) Morgan, C.A.III, Wang, S., Southwick, S.M., Rasmusson, A., Hazlett, G., Hauger, R.L., et al. (2000). Plasma neuropeptide Y concentrations in humans exposed in military survival training. Biological Psychiatry, 47(10), 902-909.

24) Morgan, C.A.III, Southwick, S.M., Hazlett, G., Rasmusson, A., Hoyt, G., et al. (2004). Relationships among plasma dehydroepiandrosterone sulfate and cortisol levels, symptom of dissociation and objective performance in humans exposed to acute stress. Archives of General Psychiatry, 61, 819-821.

25) Philpott, T. (2002). Glory denied: The saga of Vietnam veteran Jim Thompson, America's longest-held prisoner of war. New York, NY: Plume Books.

26) Salmon, P. (2001). Effects of physical exercise on anxiety, depression, and sensitivity to stress: A unifying theory. Clinicial Psychology Review, 21, 33-62.

27) United States Department of Agriculture (2005). Dietary guidelines for Americans 2005: Chapter 2, Adequate nutrients within calorie needs. Available online at http://www.health.gov/dietaryguidelines/dga2005/document/html/chapter2.htm.

第八章

1) Barger, L.K., Ayas, N.T., Cade, B.E., Cronin, J.W., Rosner, B., Speizer, F.E., et al. (2006). Impact of extended-duration shifts on medical errors, adverse events, and attentional failures. PLoS Medicine, 3(12):e487.

2) Baxter, L.R., Schwartz, J.M., Bergman, K. S., Szuba, M.P., et al. (1992). Caudate glucose metabolic rate changes with both drug and behavior therapy for obsessive-compulsive disorder. Archives of General Psychiatry 49(9), 681-689.

3) Bezzola, L., Merillat, S., Gaser, C., & Jancke, L. (2011). Training-induced neural plasticity in golf novices. J Neurosci, 31(35), 12 444-12 448.

4) Bohlmeijer, E., Prenger, R., Taal, E., &

21) Sarason, I.G., Levine, H.M., Basham, R.B., & Sarason, B.R. (1983). Assessing social support: The Social Support Questionnaire. Journal of Personality and Social Psychology, 44(1), 127-139.
22) Schwartz, C., Meisenhelder, J.B., Ma, Y., & Reed, G. (2003). Altruistic social interest behaviors are associated with better mental health. Psychosomatic Medicine, 65, 778-785.
23) Stockdale, J.B. (1984). A Vietnam Experience: Ten Years of Reflections. Stanford, CA: Hoover Institution, Stanford University.
24) White, E.B. (1952). Charlotte's Web. New York, NY: Harper & Row, p.164.
25) Winslow, J., & Insel, T. (2002). The social deficits of the oxytocin knockout mouse. Neuropeptides, 36(2), 221-229.
26) Wismer Fries, A.B., Ziegler, T.E., Kurian, J.R., Jacoris, S., & Pollak, S.D. (2005). Early experience in humans is associated with changes in neuropeptides critical for regulating social behavior. Proceedings of the National Academy of Science, 102, 17 237-17 240.

第六章

1) Aziz-Zadeh, L., Iacoboni, M., Zaidel, E., Wilson, S., & Mazziotta, J. (2004). Left hemisphere motor facilitation in response to manual action sounds. The European Journal of Neuroscience, 19(9), 2609-2612.
2) Aziz-Zadeh, L., Wilson, S.M., Rizzolatti, G., & Iacoboni, M. (2006). Congruent embodied representations for visually presented actions and linguistic phrases describing action. Current Biology, 16, 1818-1823.
3) Bandura, A. (1977). Social learning theory. Englewood Cliffs, NJ: Prentice-Hall.
4) Bandura, A. (1986). Social foundations of thought and action: A social-cognitive theory. Englewood Cliffs, NJ: Prentice-Hall.
5) Berger, S.M., & Hadley, S.W. (1975). Some effects of a model's performance on an observer's electromyographic activity. The American Journal of Psychology, 88(2), 263-276.
6) Cournos, F. (1999). City of One: A Memoir. New York, NY: W.W. Norton.
7) Iacoboni, M. (2008). Mirroring People: The New Science of How We Connect With Others. New York, NY: Farrar, Straus and Giroux.
8) Meltzoff, A.N., & Moore, M.K. (1989). Imitation in newborn infants: Exploring the range of gestures imitated and the underlying mechanisms. Developmental Psychology, 25, 954-962.
9) Southwick, S.M., Morgan, C.A., Vythilingam, M., & Charney, D.S. (2006). Mentors enhance resilience in at-risk children and adolescents. Psychoanalytic Inquiry, 26(4), 577-584.
10) Werner, E.E. (1993). Risk, resilience, and recovery: Perspectives from the Kauai Longitudinal Study. Development and Psychopathology, 5, 503-515.
11) Werner, E.E., & Smith, R.S. (1992). Overcoming the odds: High risk children from birth to adulthood. Ithaca, NY and London: Cornell University Press.
12) Wicker, B., Keysers, C., Plailly, J., Royet, J.P., Gallese, V., & Rizzolatti, G. (2003). Both of us disgusted in My insula: The common neural basis of seeing and feeling disgust. Neuron, 40(3), 655-664.

第七章

1) American Heart Association (2009). "Short-sleepers" may develop blood sugar abnormality that can lead to diabetes." Press release, March 11. Accessed 12/3/09 at http://americanheart.mediaroom.com/index.php?s=43&item=693.
2) American Psychological Association (2009, August 10). Sedentary lives can be deadly: Physical inactivity poses greatest health risk to Americans, expert says. Science Daily. Retrieved July 20, 2010, from http://www.sciencedaily.com/releases/2009/08/090810024825.htm.
3) Andel, R., Hughes, T.F., & Crowe, M. (2005). Strategies to reduce the risk of cognitive decline and dementia. Aging Health, 1(1), 107-116.
4) Armstrong, L., & Carmichael, C., with Nye, P.J. (2000). The Lance Armstrong performance program. Emmaus, PA: Rodale Press.
5) Ballantyne, C. (2009). Does exercise really make you healthier? We examine five claims about the benefits of weight lifting and aerobics to see which carry the most...weight. Scientific American, Jan. 9. Accessed 12/3/09 at http://www.scientificamerican.com/article.cfm?id=does-exercise-really-make&print=true.
6) Barbour, K.A., Edenfield, T.M., & Blumenthal, J.A. (2007). Exercise as a treatment for depression and other psychiatric disorders: A review. Journal of Cardiopulmonary Rehabilitation and Prevention, 7(6), 359-357.
7) Blumenthal, J.A., Bayak, M.A., Moore K.A., Craihead W.E., Herman, S., et al. (1999). Effects of exercise training on older patients

of neuroscience research in PTSD. Annals of the New York Academy of Sciences, 1071, 1-17.

28) Whittington, B.L., & Scher, S. J. (2010). Prayer and subjective well-being: An examination of six different types of prayer. The International Journal for the Psychology of Religion, 20, 59-68.

29) Zuckman, J. (2008). McCain and the POW church riot: GOP presidential candidate talks about the faith that sustained him during captivity. Chicago Tribune, August 15, p.1.

第五章

1) Bielsky, I.F., & Young, L.J. (2004). Oxytocin, vasopressin, and social recognition in mammals. Peptides, 25(9), 1565-1574.

2) Brown, S.L., Nesse, R.M., Vinokur, A. D., & Smith, D. M. (2003). Providing social support may be more beneficial than receiving it: Results from a prospective study of mortality. Psychological Science, 14; 320-327.

3) Carnegie, D. (2009, original 1937). How to win friends and influence people. Reissue edition. New York, NY: Simon & Schuster.

4) Hammock, E.A.D., & Young, L.J. (2006). Oxytocin, vasopressin and pair bonding: implications for autism. Philosophical Transactions of the Royal Society of London, Series B, Biological Sciences, 361.(1476), 2187-2198.

5) Heinrichs, M., Baumgartner, T., Kirschbaum, C., & Ehlert, U. (2003). Social support and oxytocin interact to suppress cortisol and subjective responses to psychosocial stress. Biological Psychiatry, 54, 1389-1398.

6) Heinrichs, M., von Dawans, B., & Domes, G. (2009). Oxytocin, vasopressin, and human social behavior. Frontiers in Neuroendocrinology, 30(4), 548-557.

7) Holahan, C.J., Moos, R.H., Holahan, C.K., & Brennan, P.L. (1995). Social support, coping, and depressive symptoms in a late-middle-aged sample of patients reporting cardiac illness. Health Psychology, 14(2), 152-163.

8) Insel, T.R., & Shapiro, L.E. (1992). Oxytocin receptor distribution reflects social organization in monogamous and polygamous voles. Proceedings of the National Academy of Science, 89(13), 5981-5985.

9) King, D.W., King, L.A., & Vogt, D.S. (2003). Manual for the Deployment Risk and Resilience Inventory (DRRI): A collection of scales for studying deployment-related experiences in military veterans. Boston, MA: National Center for PTSD.

10) King, L.A., King, D.W., Vogt, D.S., Knight, J.A., & Samper, R. (2006). Deployment Risk and Resilience Inventory: A collection of measures for studying deployment-related experiences of military personnel and veterans. Military Psychology, 18(2), 89-120.

11) King, L.A., King, D.W., Fairbank, J.A., Keane, T.M., & Adams, G.A. (1998). Resilience-recovery factors in post-traumatic stress disorder among female and male Vietnam veterans: Hardiness, postwar social support, and additional stressful life events. Journal of Personality and Social Psychology, 74, 420-434.

12) Kosfeld, M., Heinrichs, M., Fischbacher, U., & Fehr, E. (2005). Oxytocin increases trust in humans. Nature, 435, 673-676.

13) Lee, H.J., Macbeth, A.H., Pagani, J.H., & Young, W.S. (2009). Oxytocin: The great facilitator of life. Progress in Neurobiology, 88(2), 127-151.

14) Manne, S.L., Pape, S.J., Taylor, K.L., & Dougherty, J. (1999). Spouse support, coping, and mood among individuals with cancer. Annals of Behavioral Medicine, 21, 111-121.

15) Mehl, M.R., Vazire, S., Holleran, S.E., & Clark, C.S. (2010). Eavesdropping on happiness: Well-being is related to having less small talk and more substantive conversations. Psychological Science, 21(4), 539-541.

16) Mohr, D.C., Classen, C., & Barrera, M.Jr. (2004). The relationship between social support, depression and treatment for people with multiple sclerosis. Psychological Medicine, 34, 533-541.

17) Plumb, J. Charles (1992). Overcoming adversity. Audio cassette. Calabasas, CA: Author.

18) Revenson, T.A., Schiaffino, K.M., Majerovitz, S.D., & Gibofsky. A. (1991). Social support as a double-edged sword: the relation of positive and problematic support to depression among rheumatoid arthritis patients. Social Science and Medicine, 33, 807-813.

19) Rozanski, A., Blumenthal, J.A., & Kaplan, J. (1999). Impact of psychlogical factors on the pathogenesis of cardiovascular disease and implications for therapy. Circulation, 99, 2192-2217.

20) Sapolsky, R. M. (2004). Why zebras don't get ulcers: An updated guide to stress, stress related diseases, and coping (3rd ed.). New York, NY: Henry Holt & Co.

3) Connor, K.M., Davidson, J.R.X, & Lee, Li-Ching (2003). Spirituality, resilience, and anger in survivors of violent trauma: A community survey. Journal of Traumatic Stress, 16(5), 487-494.
4) Diener, E., Emmons, R.A., Larsen, R.J., & Griffin, S. (1985). The satisfaction with life scale. Journal of Personality Assessment, 49, 71-75.
5) Fallot, R.D., & Heckman, J.P. (2006). Religious/spiritual coping among women trauma survivors with mental health and substance use disorders. The Journal of Behavioral Health Services and Research, 32(2), 215-226.
6) Graber, A. (2009). The journey home: Preparing for life's ultimate adventure. Birmingham, AL: LogoLife Press, p.19.
7) Kadetsky, E. (2009). The art of defying death. New York Times, October 14. Accessed 10/21/10 at http://opinionator.blogs.nytimes.com/2009/10/14/the-art-of-defying-death/cp=1&sq=Kadetsky%20The%20art%20of%20defying%20death&st=cse.
8) Koenig, H.G., George, L.K., & Titus, P. (2004). Religion, spirituality and health in medically ill hospitalized older patients. Journal of the American Geriatrics Association, 52, 554-562.
9) Laird, S.P., Snyder, C.R., Rapoff, M.A., & Green, S. (2004). Measuring private prayer: Development, validation, and clinical application of the multidimensional prayer inventory. The International Journal for the Psychology of Religion, 14, 251-272.
10) Lambert, N.M., Fincham, F.D., Stillman, T.F., Graham, S.M., & Beach, S.R.H. (2009). Motivating change in relationships: Can prayer increase forgiveness? Psychological Science, 21(1), 126-132.
11) Lewis, C.S. (1963, 1964). Letters to Malcolm: Chiefly on prayer. New York, NY: Harcourt Brace Jovanovich, Inc.
12) Longman, R.Jr. (2002-2009). Prayer. Accessed 8/21/09 at http://www.spirithome.com/prayer.html#whatis.
13) Mason, P.H.C. (1993). An explanation of PTSD for 12 steppers: When I get sober I feel crazy. High Springs, FL: Patience Press, http://www.patiencepress.com
14) McCullough, M.E., Hoyt, W.E., Larson, D.B., Koenig, H.G., & Hioresen, C. (2000). Religious involvement and mortality: A meta-analytic review. Health Psychology 19(3), 211-222.
15) Newport, F. (2007). Americans more likely to believe in God than the devil, heaven more than hell: Belief in the devil has increased since 2000. Gallup News Service, June 13. Accessed at http://www.gallup.com/poll/27877/americans-more-likely-believe-god-than-devil-heaven-more-than-hell.aspx.
16) Pargament, K.I., Smith, B.W., Koenig, H.G., & Perez, L. (1998). Patterns of positive and negative religious coping with major life stressors. Journal for the Scientific Study of Religion, 37(4), 710-724.
17) Point Man International Ministries mission statement. Accessed 1/26/10 at http://www.pmim.org/.
18) Powell, L.H., Shahabi, L., & Thoresen, C. E. (2003). Religion and spirituality: Linkages to physical health. American Psychologist 58(1), 36-52.
19) Risner, R. (2004). The passing of the night: My seven years as a prisoner of the North Vietnamese. Old Saybrook, CT: Konecky & Konecky.
20) Rochester, S., & Kiley, F. (1998). Honor Bound: The History of American Prisoners of War in Southeast Asia, 1961-1973. Washington, DC: Historical Office, Office of the Secretary of Defense.
21) Rosenberg, M. (1965). Society and the adolescent self-image. Princeton, NJ: Princeton University Press.
22) Scheier, M.F., Carver, C.S., & Bridges, M.W. (1994). Distinguishing optimism from neuroticism (and trait anxiety, self-mastery and self-esteem): A reevaluation of the Life Orientation Test. Journal of Personality and Social Psychology, 67, 1063-1078.
23) Steger, M.F., Frazier, P., Oishi, S., & Kaler, M. (2006). The meaning in life questionnaire: Assessing the presence of and search for meaning in life. Journal of Counseling Psychology, 53, 80-93.
24) Streeter, C.C., Whitfield, T.H., Owen, L., Rein, T., Karri, S.K., Yakhkind, A., et al. (2010). Effects of yoga versus walking on mood, anxiety, and brain GABA levels: A randomized controlled MRS study. Journal of Alternative & Complementary Medicine 16(11), 1145-1152.
25) Tolle, E. (1999). The Power of Now: A Guide to Spiritual Enlightenment. Novato, CA: New World Library.
26) Torah and the Twelve Steps, Inc. Accessed 1/26/20 at http://www.torahtwelvesteps.org/our_philosophy.html.
27) van der Kolk, B. (2006). Clinical implications

com/joanscorner.html.
3) Boswell, J. (1791). The life of Samuel Johnson, LL.D. London.
4) Brooker, K. (2002). Starting over. Fortune, January 21, 50-68.
5) Buckley, C. (2007). Man is rescued by stranger on subway tracks. New York Times (January 3). Accessed 9/3/10 at http://www.nytimes.com/2007/01/03/nyregion/031ife.html.
6) Coutu, D. (2002). How resilience works. Harvard Business Review, May, 46-55.
7) Creswell, J.D., Welch, W.T., Taylor, S.E., Sherman, D.K., Greunewald, T.L., & Mann, T. (2005). Affirmation of personal values buffers neuroendocrine and psychological stress responses. Psychological Science, 16, 846-851.
8) Freeman, S.F., Hirschhorn, L., & Maltz, M. (2004). The power of moral purpose: Sandier O'Neill & Partners in the aftermath of September 11th, 2001. Organization Development Journal, Winter, pp.69-81.
9) Greene, J.D., Sommerville, R.B., Nystrom, L.E., Darley, J.M., & Cohen, J.D. (2001). An fMRI investigation of emotional engagement in moral judgment. Science 293(5537), 2105-2108.
10) Johnson, K.H. (2009). A better man: A book of positive role models for 21st century boys... and the adults who love them. Richmond, VA: Brandylane Publishers, Inc.
11) Kidder, R.M. (2006). Moral courage. Harper Paperbacks.
12) Lee, G. (2007). Courage: The backbone of leadership. San Francisco, CA: Jossey-Bass.
13) Mandela, N. (1995). The long walk to freedom. New York, NY: Little, Brown & Company.
14) McCain, J. (2004). Why courage matters. New York, NY: Random House.
15) Ortiz, D. (2001). The survivor's perspective: Voices from the center. In E. Gerrity, T.M. Keane, & F. Tuma (eds.), The mental health consequences of torture. New York, NY: Kluwer Academic/Plenum Publishers.
16) Rachman, S. (1979). The concept of required helpfulness. Behaviour Research and Therapy, 17, 1-6.
17) Reuter, M., Frenzel, C., Walter, N.T., Markett, S., & Montag, C. (2010). Investigating the genetic basis of altruism: The role of the COMT Val 158Met polymorphism. Social Cognitive and Affective Neuroscience, 6, 662-668.
18) Rushton, J.P. (2004). Genetic and environmental contributions to pro-social attitudes: A twin study of social responsibility. Proceedings of the Royal Society London, 271, 2583-2585.
19) Schwartz, C.E., Meisenhelder, J.B., Ma, Y., & Reed, G. (2003). Altruistic social interest behaviors are associated with better mental health. Psychosomatic Medicine, 65, 778-785.
20) Schwartz, C.E., & Sendor, M. (1999). Helping others helps oneself: Response shift effects in peer support. Social Science & Medicine, 48(11), 1563-1575.
21) Shapiro, Y. (1994). A reconsideration of altruism from an evolutionary and psychodynamic perspective. Ethics & Behavior, 4(1), 23-42.
22) Sherman, N. (2005). Stoic warriors: The ancient philosophy behind the military mind. New York, NY: Oxford University Press.
23) Shermer, M. (2011). The science of right and wrong. Scientific American, 304, Issue 1.
24) Stockdale, J.B. (1978). Naval War College Review, Volume 31.
25) Stockdale, J.B. (1984). A Vietnam experience: Ten years of reflection. Stanford, CA: Hoover Institution.
26) Stockdale, J.B. (1995). Thoughts of a philosophical fighter pilot. Stanford, CA: Hoover Institution.
27) Stockdale, J.B., & Stockdale, S.B. (1990). In love and war: The story of a family's ordeal and sacrifice during the Vietnam years (Third Edition). Annapolis, MD: Naval Institute Press.
28) Werner, E.E. and Smith, R.S. (1992). Overcoming the odds: High risk children from birth to adulthood. Ithaca, NY and London: Cornell University Press.
29) Whang, O. (2010). The Giraffe Program. Blog post, The Giraffe Heroes Project. Accessed 9/3/10 at http://www.giraffe.org/in-new-jersey-200707266/.
30) Zimrin, H. (1986). A profile of survival. Child Abuse and Neglect, 10, 339-349.

第四章

1) Ai, A.L., Tice, T.N., Peterson, C., & Huang, B. (2005). Prayers, spiritual support, and positive attitudes in coping with the September 11 national crisis. Journal of Personality, 73, 763-791.
2) Chopra, D. (2009). Day of prayer: What is it meant to be?" Huffington Post, May 7. Accessed 8/21/09 at http://www.huffingtonpost.com/deepak-chopra/what-is-prayer-meant-to-b_b_199109.html.

handbook of psychosocial care. New York, NY: Basic Books.

41）Stockdale, J.B. (1984). A Vietnam experience. Stan ford, CA: Hoover Institution.

42）Taylor, S.E. (1998). Optimism/pessimism. Summary prepared by Shelley Taylor in collaboration with the Psychosocial Working Group. University of California at San Francisco. MacArthur Research Network on SES & Health. Accessed 7/8/09 at http://www.macses.ucsf.edu/research/psychosocial/optimism.php.

43）Vanderbilt, T. (2008). Traffic: Why we drive the way we do (and what it says about us). New York, NY: Alfred A. Knopf.

44）Vythilingam, M., Nelson, E.E., Scaramozza, M., Waldeck, T., Hazlett, G., Southwick, S.M., et al. (2008). Reward circuitry in resilience to severe trauma: An fMRI investigation of resilient special forces soldiers. Psychiatry Research: Neuroimaging, 172(1), 75-77.

45）Zeidner, M., & Hammer, A.L. (1992). Coping with missile attack: resources, strategies, and outcomes. Journal of Personality, 60, 709-746.

第二章

1）Arnsten, A.F.T. (2009). Stress signaling pathways that impair prefrontal cortex structure and function. Nature, 10, 410-422.

2）Brunet, A., Orr, S.P., Tremblay, J., Robertson, K., Nader, K., & Pitman, R.K. (2008). Effect of post-retrieval propranolol on psychophysiologic responding during subsequent script-driven traumatic imagery in post-traumatic stress disorder. Journal of Psychiatric Research, 42(6), 503-506. Epub 2007 Jun 22.

3）Cahill, L., Prins, B., Weber, M., & McGaugh, J.L. (1994). β -Adrenergic activation and memory for emotional events. Nature, 371, 702-704.

4）Gunaratana, B.H. (2002). Mindfulness in plain English, expanded and updated edition. Somerville, MA: Wisdom Publications.

5）Hanh, T.N. (2000). The path of emancipation: Talks from a 21 -day mindfulness retreat. Berkeley, CA: Parallax Press.

6）Hanh, T.N. (2003). No death, no fear: Comforting wisdom for life. New York, NY: Riverhead Trade.

7）Hartley, C.A., & Phelps, E.A. (2010). Changing fear: The neurocircuitry of emotion regulation. Neuropsychopharmacology, 35(1), 136-146.

8）Jovanovic, T, & Norrholm, S.D. (2011). Neural mechanisms of impaired fear inhibition in posttraumatic stress disorder. Frontiers in Behavioral Neuroscience, 5, 1-8.

9）Junger, S. (2001). The lion in winter. In Fire. New York, NY: W.W. Norton.

10）Kolditz, T.A. (2007). In extremis leadership: Leading as if your life depended on it. Hoboken, NJ: John Wiley & Sons.

11）Lang, S., Kroll, A., Lipinski, S.J., Wessa, M., Ridder, S., Christmann, C., et al. (2009). Context conditioning and extinction in humans: Differential contribution of the hippocampus, amygdala and prefrontal cortex. European Journal of Neuroscience, 29(4), 823-832.

12）LeDoux, J.E. (1996). The emotional brain. New York, NY. Simon and Schuster.

13）LeDoux, J.E. (2002). Synoptic self: How our brains become who we are. New York, NY: Viking.

14）Mandela, N. (1995). The long walk to freedom. New York, NY: Back Bay Books.

15）McEwen, B. & Sapolsky, R. (2006). Stress and your health. Journal of Clinical Endocrinology & Metabolism, 91.

16）McGaugh, J.L. (2000). Memory: A century of consolidation. Science, 287, 248-251.

17）Phelps, E.A., Delgado, M.R., Nearing, K.I., & LeDoux, J.E. (2004). Extinction learning in humans: Role of the amygdala and vmPFC. Neuron, 43, 897-905.

18）Quirk, G.J., Pare, D., Richardson, R., Herry, C., Monfils, M.H., Schiller, D., et al. (2010). Erasing fear memories with extinction training. Journal of Neuroscience, 30(45), 14 993-14 997.

19）Resick, P.A. (2001). Stress and trauma. Hove: Psychology Press Ltd.

20）Schiller, D., Monfils, M.-H., Ledoux, J.E., Phelps, E.A., Raio, C.M., & Johnson, D.C. (2010). Preventing the return of fear in humans using reconsolidation update mechanisms. Nature, 463(7277), 49-53.

21）Southwick, S.M., Davis, M., Homer, B., Cahill, L., Morgan, C.A., Gold, P.E., et al. (2002). Relationship of enhanced norepinephrine activity during memory consolidation to enhanced long-term memory in humans. American Journal of Psychiatry, 159, 1420-1422.

第三章

1）Baez, J. (1987/2009). And a voice to sing with: A memoir. New York, NY: Simon & Schuster.

2）Baez, J. (2009). Joan's Corner: Notes from Joan. Idaho Falls. Blog post, updated 08/ 14/09. Accessed 3/29/10 at http://www.joanbaez.

15) Fredrickson, B., & Branigan, C. (2005). Positive emotions broaden the scope of attention and thought-action repertoires. Cognition & Emotion, 19(3), 313-332.
16) Giltay, E.J., Kamphuis, M.H., Kalmijn, S., Zitman, F.G., & Kromhout, D. (2006). Dispositional optimism and the risk of cardiovascular death: The Zutphen Elderly Study. Archives of Internal Medicine, 166, 431-436.
17) Goldman, S.L., Kraemer, D.T., & Salovey, P. (1996). Beliefs about mood moderate the relationship to illness and symptom reporting. Journal of Psychosomatic Research, 41, 115-28.
18) Guarnera, S., & Williams, R.L. (1987). Optimism and locus of control for health and affiliation among elderly adults. Journal of Gerontology, 42(6), 594-595. doi:10.1093/geronj/42.6.594.
19) Isen, A.M. (1990). The influence of positive and negative affect on cognitive organization: Some implications for development. In N.L. Stein, B. Leventhal, & T. Trabasso (eds.), Psychological and biological approaches to emotion. Hillsdale, NJ: Lawrence Erlbaum Associates.
20) Kaufman, J., Yang, B.Z., Douglas-Palumberi, H., Grasso, D., Lipschitz, D., Houshyar, S., et al. (2006). Brain-derived neurotrophic factor-5-HTTLPR gene interactions and environmental modifiers of depression in children. Biological Psychiatry, 59, 673-680.
21) Keller, H. (1903a). Optimism: An essay. New York, NY: Thomas Y. Crowell.
22) Keller, H. (1903b). The story of my life. New York, NY: Doubleday.
23) King, L.A. & Hicks, J.A. (2009). The detection and construction of meaning in life events. Journal of Positive Psychology, 4, 317-330.
24) King, L.A., Hicks, J.A., Krull, J., & Del Gaiso, A.K. (2006). Positive affect and the experience of meaning in life. Journal of Personality and Social Psychology, 90, 179-196.
25) Kruger J., & Dunning D. (1999). Unskilled and unaware of it: How difficulties in recognizing one's own incompetence lead to inflated self-assessments. Journal of Personality and Social Psychology, 77, 1121-1134.
26) Moskowitz, J.T., Folkman, S., Collette, L., & Vittinghoff, E. (1996). Coping and Mood during AIDS-Related Caregiving and Bereavement. Annals of Behavioral Medicine, 18(1), 49-57.
27) Munafo, M.R., Brown, S.M. & Hariri, A.R. (2008). Serotonin transporter (5-HTTLPR) genotype and amygdala activation: A meta-analysis. Biological Psychiatry, 63, 852-857.
28) Nestler, E.J., & Carlezon, W.A. (2006). The mesolimbic dopamine reward circuit in depression. Biological Psychiatry, 59, 1151-1159.
29) Peale, N.V. (1952). The power of positive thinking. Englewood Cliffs, NJ: Prentice-Hall.
30) Phillips, L.H., Bull, R., Adams, E., & Fraser, L. (2002). Positive mood and executive function: Evidence from Stroop and fluency tasks. Emotion, 2, 12-22.
31) Reivich, K., & Shatte, A. (2003). The resilience factor: Seven keys to finding your inner strength and overcoming life's hurdles. New York, NY: Broadway Books.
32) Scheier, M.E., Carver, C.S., & Bridges, M.W. (1994). Distinguishing optimism from neuroticism (and trait anxiety, self-mastery, and self-esteem): A reevaluation of the Life Orientation Test. Journal of Personality and Social Psychology, 67(6), 1063-1078.
33) Scheier, M.E., Matthews, K. A., Owens, J.F., Magovern, G.L., Lefbvre, R.C., et al. (1989). Dispositional optimism and recovery from coronary artery bypass surgery: The beneficial effects of physical and psychological well-being. Journal of Personality and Social Psychology, 57, 1024- 1040.
34) Schneider, S.L. (2001). In search of realistic optimism: Meaning, knowledge, and warm fuzziness. American Psychologist, 56(3), 250-263.
35) Segerstrom, S. C., & Sephton, S. E. (2010). Optimistic expectancies and cell-mediated immunity: The role of positive affect. Psychological Science, 21(3), 448-455.
36) Seligman, M.E.P. (1998). Learned optimism: How to change your mind and your life. New York, NY: The Free Press.
37) Seligman, M.E.P. (2002). Authentic happiness: Using the new positive psychology to realize your potential for lasting fulfillment. New York, NY: Free Press.
38) Sharot, f., Riccardi, A.M., Raio, C.M., & Phelps, E.A. (2007). Neural mechanisms mediating optimism bias. Nature, 450 (October 24), 102-115.
39) Skelton, K., Ressler, K.J., Norrholm, S.D., Jovanovic, T., Bradley-Davino, B. (2011). PTSD and gene variants: New pathways and new thinking. Neuropharmacology [Epub ahead of print].
40) Spiegel, D., & Classen, C. (2000). Group therapy for cancer patients: A research-based

68) Southwick, S.M., Ozbay, F., Charney, D., & McEwen B.S. (2008). Adaptation to stress and psychobiological mechanisms of resilience. In B.J. Lukey & V. Tepe (eds.), Biobehavioral Resilience to Stress (pp.91-115). Boca Raton, FL: CRC Press.

69) Southwick, S.M., Litz, B., Charney, D.S., & Friedman, M.J. (eds.) (2011). Resilience and mental health: Challenges across the lifespan. Cambridge: Cambridge University Press.

70) Stellman, J.M., Smith, R.P., Katz, C.L., Sharma, V., Charney, D.S., Herbert, R., et al. (2008). Enduring mental health morbidity and social function impairment in World Trade Center rescue, recovery, and cleanup workers: The psychological dimension of an environmental health disaster. Environmental Health Perspectives, 116(9), 1248-1253.

71) Twenge, J.M., & Campbell, W.K. (2009). The Narcissism epidemic: Living in the age of entitlement. New York, NY: Free Press.

72) US Census Bureau, Population Division, Fertility & Family Statistics Branch (2006). America's Families and Living Arrangements: 2005. Accessed 2/24/10 at http://www.census.gov/population/www/socdemo/hh-fam/cps2005.html.

73) Vaillant, G.E. (2002). Aging well: Surprising guideposts to a happier life from the landmark Harvard study of adult development. New York, NY: Little, Brown &Co.

74) Wayne, L., with Deutsch, C. (2002). It isn't easy, but Sandier thrives. New York Times, September 10. Accessed 1/22/10 at http://sandleroneillfamily.com/articles/nyt091002.htm.

75) World Health Organization (2006). Report of a workshop on tracking health performance and humanitarian outcomes. Accessed 11/22/09 at http://www.who.int/hac/events/

76) Zhou, Z., Zhu, G., Hariri, A.R., Enoch, M.A., Scott, D., Sinha, R., et al. (2008). Genetic variation in human NPY expression affects stress response and emotion. Nature 452(7190), 997-1001.

第一章

1) Affleck, G., & Tennen, H. (1996). Construing benefits from adversity: adaptational significance and dispositional underpinnings. Journal of Personality, 64, 899-922.

2) Ashby, F.G., Isen, A.M., & Turken, A.U. (1999). A neuropsychological theory of positive affect and its influence on cognition. Psychological Review, 106, 529-550.

3) Aspinwall, L.G., & Staudinger, U.M. (eds.) (2002). A psychology of human strengths: Fundamental questions and future directions for a positive psychology. Washington, DC: American Psychological Association.

4) Carver, C.S., Pozo, C., Harris, S.D., Noriega, V., Scheier, M.F., Robinson, D.S., et al. (1993). How coping mediates the effect of optimism on distress: A study of women with early stage breast cancer. Journal of Personality and Social Psychology, 65, 375-390.

5) Caspi, A., Sugden, K., Moffitt, T.E., Taylor, A., Craig, I.W., Harrington, H., et al. (2003, July 18). Influence of life stress on depression: Moderation by polymorphism in the 5-HTT gene. Science, 301, 386-389,

6) Caspi, A., McClay, J., Moffitt, T., Mill, J., Martin, J., Craig, I., et al. (2002). Role of genotype in the cycle of violence in maltreated children. Science, 297, 851-855.

7) Chang, E.C., Maydeu-Olivares, A., & D'Zurilla, T.J. (1997). Optimism and pessimism as partially independent constructs: Relations to positive and negative affectivity and psychological well-being. Personality and Individual Differences, 23, 433-440.

8) Charney, D.S. (2004). Psychobiological mechanisms of resilience and vulnerability: Implications for successful adaptation to extreme stress. American Journal of Psychiatry, 161, 195-216.

9) Cohen, S., Doyle, W.J., Turner, R.B., Alper, C.M., & Skoner, D.P. (2003). Emotional style and susceptibility to the common cold. Psychosomatic Medicine, 65, 652-657.

10) Coutu, D. (2002). How resilience works. Harvard Business Review, May, 46-55.

11) Danner, D.D., Snowdon, D.A., & Friesen, W.V. (2001). Positive emotions in early life and longevity: Findings from the nun study. Journal of Personality and Social Psychology, 80(5), 804-813.

12) Feder, A., Nestler, E.J., & Charney, D. (2009). Psychobiology and molecular genetics of resilience. Nature Reviews, 10, 446-466.

13) Folkman, S. (1997). Positive psychological states and coping with severe stress. Social Science & Medicine (1982), 45(8), 1207-1221.

14) Fredrickson, B.L. (2001). The role of positive emotions in positive psychology: The broaden-and-build theory of positive emotions. American Psychologist, 56(3), 218-226.

stress disorder: evidence from endocrine and gene expression studies. Archives of General Psychiatry, 68(9), 901-10.
48) Nader, P.R. (2003). Frequency and intensity of activity of third-grade children in physical education. National Institute of Child Health and Human Development Study of Early Child Care and Youth Development Network. Archives of Pediatric and Adolescent Medicine, 157, 185-190. Accessed 2010 at http://aappolicy.aappublications.org/cgi/content/full/pediatrics;117/5/1834.
49) National Center for PTSD, Department of Veterans Affairs (2009). How common is PTSD? Accessed January 2009 at http://www.ptsd.va.gov/.
50) Neumeister, A., Charney, D.S., Belfer, I., Geraci, M., Holmes, C., Sharabi, Y., et al. (2005). Sympathoneural and adrenomedullary functional effects of alpha 2C-adrenoreceptor gene polymorphism in healthy humans. Pharmacogenetics and Genomics, 15, 143-149.
51) Nocera, J. (2006). After 5 years, his voice can still crack. New York Times, September 9.
52) Norrholm, S.D., & Ressler, K.J. (2009). Genetics of anxiety and trauma-related disorders. Neuroscience, 164(1), 272-287.
53) Norris, F.H. (1992). Epidemiology of trauma: Frequency and impact of different potentially traumatic events on different demographic groups. Journal of Consulting and Climnical Psychology, 60, 409-418.
54) Norris, F.H., & Sloane, L.B. (2007). The epidemiology of trauma and PTSD. In M.J. Friedman, T.M. Keane, & P.A. Resick (eds.), Handbook of PTSD (pp. 78-98). New York, NY: Guilford Press.
55) Occupational Safety and Health Administration, U.S. Department of Labor (2002). A dangerous worksite: The World Trade Center. Washington, DC: author. Accessed 3/12/10 at http://www.osha.gov/Publications/dangerous_worksite.pdf.
56) Oishi, S. (2010). The psychology of residential mobility: Implications for the self, social relationships, and well-being. Perspectives on Psychological Science, 5(1), 5-21.
57) Ortiz, D. (2001). The survivor's perspective: Voices from the center. In E. Gerrity, T.M. Keane, & F. Tuma (eds.), The mental health consequences of torture. New York, NY: Kluwer Academic/Plenum Publishers.
58) Philpott, T. (2002). Glory denied: The saga of Vietnam veteran Jim Thompson, America's longest-held prisoner of war. New York, NY: Plume Books.
59) Prince-Embury, S. (2008). The Resiliency Scales for Children and Adolescents, Psychological Symptoms, and Clinical Status in Adolescents. Canadian Journal of School Psychology, 23(1), 41-56. DOI:10.1177/0829573508316592.
60) Rothbaum, B.O., Foa, E.B., Riggs, D.S., Murdock, X, & Walsh, W. (1992). A prospective examination of post-traumatic stress disorder in rape victims. Journal of Traumatic Stress, 5(3), 455-475. DOI10.1007/BF00977239.
61) Rutter, M. (1985). Resilience in the face of adversity: Protective factors and resistance to psychiatric disorder. British Journal of Psychiatry, 147, 598-611.
62) Saad, L. (2008). Few Americans meet exercise targets: Self-reported rates of physical exercise show little change since 2001. Gallup, Inc., January 1 (press release). Accessed 2/24/10 at http://www.gallup.com/poll/103492/few-americans-meet-exercise-targets.aspx.
63) Simon, S. (2002). Jimmy Dunne gets back to business: Firm works to recover from unthinkable losses on Sept. 11. National Public Radio, September 7. Accessed 12/4/09 at http://www.npr.org/news/specials/091102reflections/jimmydunne/index.html.
64) Skelton K., Ressler K.J., Norrholm, S.D., Jovanovic, X, & Bradley-Davino, B. (2011). PTSD and gene variants: New pathways and new thinking. Neuropharmacology [Epub ahead of print].
65) Southwick, S.M., Vythilingam M., & Charney, D. (2005). The psychobiology of depression and resilience to stress: Implications for prevention and treatment. Annual Review of Clinical Psychology, 1, 255-291.
66) Southwick, S.M., Gilmartin, R., McDonough, P., & Morrissey, P. (2006). Logotherapy as an adjunctive treatment for chronic combat-related PTSD: A meaning-based intervention. American Journal of Psychotherapy, 60(2), 161-174.
67) Southwick, S.M., Davis, L., Aikins, D.E., Rasmusson, A., Barron, J., & Morgan, C.A. (2007). Neurobiological alterations associated with PTSD. In M.J. Friedman, T.M. Keane, & P.A. Resick (eds.), Handbook of PTSD: Science and Practice (pp. 166-189). New York, NY: Guilford Press.

trauma? This article originated as a workshop presentation at the Annual Conference of the Maryland Mental Hygiene Administration, "Passages to Prevention: Prevention across Life's Spectrum," May 1999. Accessed2/24/10 at http://www.sidran.org/sub.cfm?contentID=88&sectionid=4.

26) Guarino, Col. Larry (1990). A POW's Story: 2801 Days in Hanoi. New York, NY: Random House, 1990.

27) Hasin, D.S., Stinson, F.S., Ogburn, E., & Grant,B.F. (2007). Prevalence, correlates, disability, and comorbidity of DSM-IV alcohol abuse and dependence in the United States: Results from the National Epidemiologic Survey on Alcohol and Related Conditions. Archives of General Psychiatry, 64(7), 830-842.

28) Hobfoll, S.E. (2001). The influence of culture, community, and the nested-self in the stress process: Advancing conservation of resources theory. Applied Psychology: An International Review, 50(3), 337-421.

29) Jacobsen, L.K., Southwick, S.M., & Kosten, T.R. (2001). Substance use disorders inpatients with posttraumatic stress disorder: A review of the literature. American Journal of Psychiatry, 158, 1184-1190.

30) Johnson, D.C., Polusny, J.A., Erbes, C., King, D., King, L., Litz, B., et al. (2008). The response to stressful experiences scale (RSES). Military Medicine, 176(2) 161-169.

31) Kessler, R.C., Sonnega, A., Bromet, E., Hughes, M., & Nelson, C.B. (1995). Post-traumatic Stress Disorder in the National Comorbidity Survey. Archives of General Psychiatry, 52, 1048-1060.

32) Kobasa, S.C. (1979). Stressful life events, personality, and health: An inquiry into hardiness. Journal of Personality and Social Psychology, 37, 1-11.

33) Kobasa, S.C., Maddi, S.R., & Kahn, S. (1982). Hardiness and health: A prospective study. Journal of Personality and Social Psychology, 42, 168-177.

34) Kroft, S. (2001). Sandier O'Neill fights back. CBS News, October 4. Accessed 12/4/09 at http://www.cbsnews.com/stories/2001/10/04/60minutes/main313589.shtml.

35) Kumar, J., Muntner, P., Kaskel, F.J., Hailpern, S.M., & Melamed, M.L. (2009). Prevalence and associations of 25-hydroxyvitamin D deficiency in US children: NHANES 2001-2004. Pediatrics, 124, e362. doi:10.1542/peds.2009-0051.

36) Layne, C.M., Warren, J.S., Watson, P.J., & Shalev, A.Y. (2007). Risk, vulnerability, resistance, and resilience: Toward an integrative conceptualization of posttraumatic adaptation. In T.K.M. Friedman & P. Resick (eds.), Handbook of PTSD: Science and practice (pp. 497-520). New York, NY: Guilford Press.

37) Litz, B.T. (2005). Has resilience to severe trauma been underestimated? American Psychologist, 60, 262.

38) Lukas, E.S. (1984). Meaningful living: A logotheraphy guide to health. New York, NY: Grove Press.

39) Luthar, S.S. (2006). Resilience in development: A synthesis of research across five decades. In D. Cicchetti & D.J. Cohen (eds.), Developmental psychopathology, Vol.3: Risk disorder, and adaptation, 2nd ed. (pp.740-795). New York, NY: Wiley.

40) Luthar, S.S., Cicchetti, D. & Becker, B. (2000). The construct of resilience: A critical evaluation and guidelines for future work. Child Development, 71, 543-562.

41) Maddi, S.R. (2005). On hardiness and other pathways to resilience. American Psychologist, 60(3), 261-262.

42) Maguen, S., Lucenko, B.A., Reger, M.A., Gahm, G.A., Litz, B.T., Seal, K.H., et al. (2010). The impact of reported direct and indirect killing on mental health symptoms in Iraq War veterans. Journal of Traumatic Stress, 23(1), 86-90.

43) Malik, M.L., Connor, K.M., Sutherland, S.M., Smith, R.D., Davison, R.M., & Davidson, J.R.T. (1999). Quality of life and posttraumatic stress disorder: A pilot study assessing changes in sf-36 scores before and after treatment in a placebo-controlled trial of Fluoxetine. Journal of Traumatic Stress, 12(2), 387-393. DOI 10.1023/A:1024745030140.

44) Masten, A.S. (2001). Ordinary magic: Resilience processes in development. American Psychologist, 56, 227-238.

45) McEwen, B.S. (2007). Physiology and neurobiology of stress and adaptation: Central role of the brain. Physiological Reviews, 87, 873-904.

46) McKay, M.J. (2002). '60 Minutes' looks at September 11. CBS News, September 5. Accessed 9/2/10 at http://www.cbsnews.com/stories/2002/09/05/60minutes/main520965.shtml.

47) Mehta D, Gonik M, Klengel T, et al. (2011). Using polymorphisms in FKBP5 to define biologically distinct subtypes of posttraumatic

文献一覧

序　章

1）Alvarez, L. (2008). Nearly a fifth of war veterans report mental disorders, a private study finds. New York Times, April 18. Accessed 2/15/10 at http://www.nytimes.com/2008/04/18/us/18vets.html.

2）American Academy of Pediatrics (2001). Children, adolescents, and television. Pediatrics, 107(2), 423-426.

3）American Psychiatric Association. (1994). Diagnostic and statistical manual of mental disorders (4th ed.). Washington, DC: Author.

4）American Psychological Association (2010). The road to resilience. Washington, DC: American Psychological Association. Accessed 6/25/2010 at http://www.apa.org/helpcenter/road-resilience.aspx.

5）Bartone, P.T. (1999). Hardiness protects against war-related stress in Army Reserve forces. Consulting Psychology Journal: Practice and Research, 51(2), 72-82.

6）Bartone, P.T. (2007). Test-retest reliability of the Dispositional Resilience Scale-15, a brief hardiness scale. Psychological Reports, 101(1), 943-944.

7）Bonanno, G.A. (2004). Loss, trauma, and human resilience: Have we underestimated the human capacity to thrive aftere xtremely aversive events? American Psychologist, 59, 20-28.

8）Bonanno, G.A. (2005). Resilience in the face of potential trauma. Current Directions in Psychological Science, 14, 135-138.

9）Bremner, J.D., Southwick, S.M., Johnson, D.R., Yehuda, R., & Charney, D.S. (1993). Childhood physical abuse in combat-related post-traumatic stress disorder in Vietnam veterans. American Journal of Psychiatry, 150, 235-239.

10）Bremner, J.D., Narayan, M., Staib, L.H., Southwick, S.M., McGlashan, T., & Charney, D.S. (1999). Neural correlates of memories of childhood sexual abuse in women with and without posttraumatic stress disorder. American Journal of Psychiatry, 156, 1787-1795.

11）Brooker, K. (2002). Starting over. Fortune, January 21, 50-68.

12）Carver, C.S. (1998). Resilience and thriving. Issues, models, and linkages. Journal of Social Issues, 54, 245-266.

13）Centers for Disease Control and Prevention. FastStats: Obesity and Overweight. Accessed 2/24/10 at http://www.cdc.gov/nchs/fastats/overwt.htm.

14）Charney, D.S., Deutch, A., Krystal, J.H., Southwick, S.M., & Davis, M. (1993). Psychobiological mechanisms of posttraumatic stress disorder. Archives of General Psychiatry, 50, 294-305.

15）Charney, D.S., Nagy, L.M., Bremner, J.D., Goddard, A.W., Yehuda R., & Southwick, S.M. (1996). Neurobiological mechanisms of human anxiety. In B.S. Fogel, R.B. Schimer, & S.M. Rao (eds.), Neuropsychiatry (pp. 257-278). Baltimore, MD: Williams & Wilkins.

16）Clark, B. (2006). A survivor's story. PBS Nova interview transcript. Accessed 3/9/10 at http://www.pbs.org/wgbh/nova/wtc/above.html.

17）Cohen, R. (2010). Op-Ed Columnist: The Narcissus society. New York Times, February 22.

18）Connor, K.M., & Davidson, J.R. (2003). Development of a new resilience scale: The Connor-Davidson Resilience Scale (CD-RISC). Depression and Anxiety, 18, 76-82.

19）Coutu, D.L. (2002). How resilience works. Harvard Business Review, May, 46-55.

20）Cramer, S.C., Sur, M., Dobkin, B.H., O'Brien, C., Sanger, T.D., et al. (2011). Harnessing neuroplasticity for clinical applications. Brain, 134 (6), 1591-1601.

21）Dao, J. (2010). At War: Notes from the frontlines: Presidential condolences and troop suicides. New York Times, February 1. Accessed 2/15/10 at http://atwar.blogs.nytimes.com/2010/02/01/presidential-condolences-and-troop-suicides/.

22）Dwyer, J., Lipton, E., Flynn, K., Glanz, J., & Fessenden, F. (2002). 102 minutes: Fighting to live as the towers died. New York Times, May 26.

23）Easterbrook, G. (2003). The progress paradox: How life gets better while people feel worse. New York, NY: Random House.

24）Feder, A., Nestler, E.J., & Charney, D.(2009). Psychobiology and molecular genetics of resilience. Nature Reviews, 10, 446-466.

25）Giller, E. (1999). What is psychological

【訳者紹介】

森下　愛（もりした・あい）

精神科医

佐賀医科大学医学部（現佐賀大学医学部）卒業、国立精神神経センター病院、熊本大学医学部付属病院神経精神科、熊本県立こころの医療センター、大阪市立大学医学部付属病院神経精神科勤務を経て、マウントサイナイ医科大学にて臨床研究に従事。

【監訳者紹介】

西　大輔（にし・だいすけ）

医学博士、精神科医、産業医

九州大学医学部卒業。国立病院機構災害医療センター精神科科長、国立精神・神経医療研究センター精神保健研究所室長などを経て、東京大学大学院医学系研究科精神保健学分野准教授。うつ病や外傷後ストレス障害などの予防をテーマに多数の学術論文を発表。主要著書に『うつ病にならない鉄則』（マガジンハウス、2012）、『今日の精神疾患治療指針』（医学書院、2012、分担執筆）、『PTSDの伝え方―トラウマ臨床と心理教育』（誠信書房、2012、分担執筆）、『抑うつの鑑別を究める』（医学書院、2014、分担執筆）、『職場のポジティブメンタルヘルス』（誠信書房、2015、分担執筆）など。

森下博文（もりした・ひろふみ）

マウントサイナイ医科大学准教授、医学博士

九州大学医学部 卒業、国立精神神経センター病院 精神科勤務後、大阪大学大学院医学系研究科、理化学研究所脳科学総合研究センター研究員、米国ハーバード大学医学部研究員を経て、現在ニューヨークのマウントサイナイ医科大学にて脳の発達と可塑性の基礎研究に従事。米科学誌『Science』などに多数の学術論文を発表。

レジリエンス：
人生の危機を乗り越えるための科学と10の処方箋

ISBN978-4-7533-1099-9

著者
スティーブン・M・サウスウィック，デニス・S・チャーニー

訳者
森下　愛

監訳者
西　大輔，森下博文

2015年9月28日　第1刷発行
2024年12月13日　第7刷発行

印刷・製本　（株）太平印刷

発行所　（株）岩崎学術出版社　〒101-0062　東京都千代田区神田駿河台3-6-1
発行者　杉田　啓三
電話 03 (5577) 6817　FAX 03 (5577) 6837